아로마테라피의 모든 것을 담았습니다

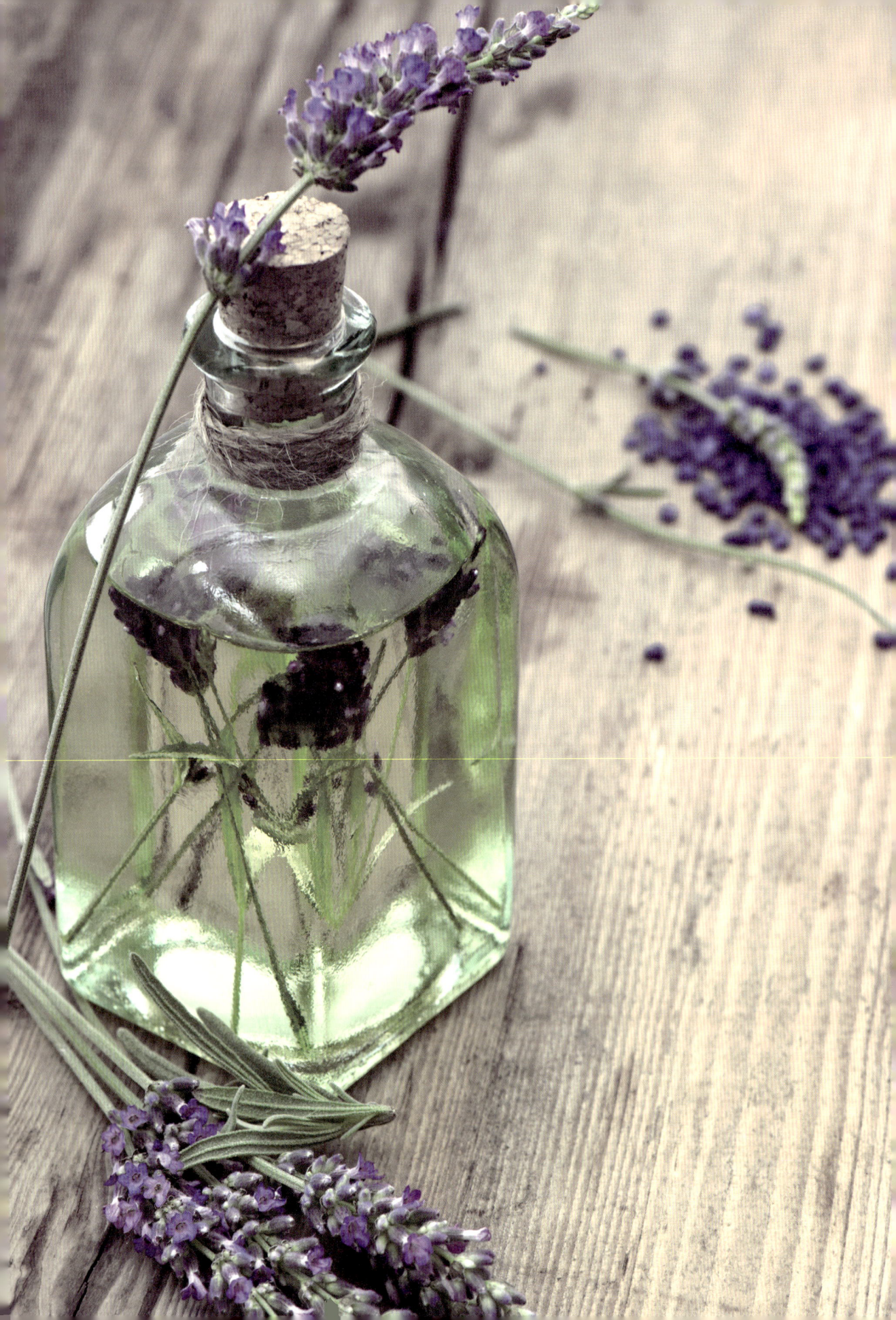

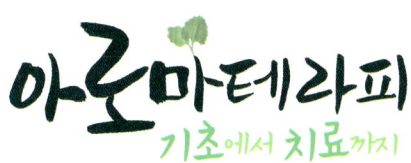

**아로마테라피
기초에서 치료까지**

초판 발행일	2015년 8월 31일
개정증보판 초판 발행일	2016년 11월 28일
개정증보판 4쇄 발행일	2021년 3월 15일
개정증보2판 발행일	2022년 11월 1일
개정증보2판 2쇄 발행일	2025년 9월 1일

지은이
김수경, 김언주, 류지원, 박은경, 서영민, 윤정식, 이상명
이지영, 이진호, 정도겸, 정미화, 조미자, 조연환, 최미경 공저

펴낸이 조준철
기획 박영숙
디자인 · 편집 김인경, 이가을
일러스트 오권환

펴낸곳 도서출판 빅애플
주소 경기도 수원시 팔달구 인계로 124번길 27-10, 1304호
전화 02-544-2010
홈페이지 www.BigA.co.kr
출판등록 제 2018-000095호

ISBN 979-11-6400-015-9 13590

* 본 책은 저작권법에 따라 무단 전재 및 배포할 수 없으며
  책 내용의 전부 또는 일부를 이용할 시 저자와 도서출판 빅애플에
  서면 동의를 받아야 합니다.
* 책값은 뒤표지에 있습니다.

아로마테라피
기초에서 치료까지

김수경 · 김언주 · 류지원 · 박은경 · 서영민 · 윤정식 · 이상명
이지영 · 이진호 · 정도겸 · 정미화 · 조미자 · 조연환 · 최미경 공저

도서출판 빅애플

Contents

아로마테라피와 사랑에 빠진 사람들   12

Lesson 01
아로마테라피 입문하기

1	허브이야기	20
2	아로마테라피란?	22
3	허브 & 아로마테라피의 역사	23
	고대 아로마테라피	24
	근대 아로마테라피	31
	현대 아로마테라피	34
	한국 아로마테라피	34
4	아로마테라피의 특징	36
story	이집트 미라를 만들 때 사용한 몰약(미르)	39
summary	주요 요점정리	40

Lesson 02
에센셜 오일 알아보기

1	에센셜 오일이란?	44
2	에센셜 오일의 구성성분과 작용	45
3	에센셜 오일의 작용기전	58
4	에센셜 오일의 등급	60
5	식물의 추출 부위와 에센셜 오일의 효능	65
6	에센셜 오일의 추출방법	67
7	에센셜 오일 보관 방법 및 사용시 주의사항	70
8	에센셜 오일 활용하기	72
9	시너지효과를 높이는 블랜딩	78
10	주요 에센셜 오일	86
11	한국산 에센셜 오일	142
story	로즈 오또와 로즈 앱솔루트의 차이	145

Lesson 03
캐리어 오일과 플로럴 워터 알아보기

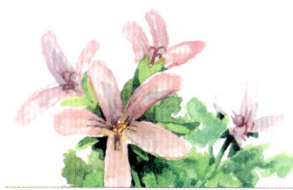

1	캐리어 오일이란?	148
2	주요 캐리어 오일 종류와 특성	150
3	플로럴 워터(Floral Water)	158
4	플로럴 워터의 종류	159

Lesson 04
증상별 에센셜 오일 선택 및 적용하기

1	근골격계	170
2	두피	171
3	비뇨기계	172
4	생식기계	173
5	소화기계	175
6	순환기계	177
7	신경계	178
8	호흡기계	179
9	피부	181

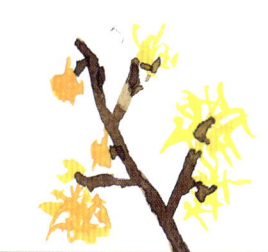

Lesson 05
쉽게 따라하는 증상별 아로마 처방전

1	아로마 처방시 체크리스트	188
2	아로마테라피를 받은 후 나타날 수 있는 증상들	189
3	골격, 근육계	190
4	두피	192
5	면역계	193
6	신경계	194
7	호흡기계	196
8	생식기계	198
9	비뇨기계	200
10	소화기계	202
11	순환기계	206
12	피부	208

Lesson 06
병원치료 임상자료

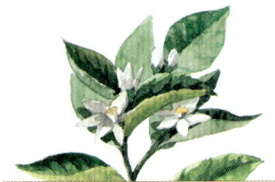

- 펜타힐의원 자료제공   216
- 사)참사랑문화교육진흥협회 자료제공   226

Lesson 07
에센셜 오일 생활에 적용하기

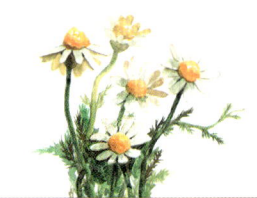

1. 애완동물에 적용하는 아로마테라피   234
2. 생활 아로마테라피 소품 DIY   239
3. 생활 속 에센셜 오일 활용법   250

Lesson 08
아로마를 이용한 두피, 모발, 탈모관리

1. 두피와 모발의 성장 주기   262
2. 탈모의 원인과 이상 증상   263
3. 아로마 오일의 효능 및 적용   263

Lesson 09
아로마테라피 마사지

1. 아로마 마사지의 이해 … 270
2. 마사지의 종류 … 271
3. 아로마 마사지의 효과 … 274
4. 아로마 마사지의 주의사항 … 274
5. 아로마 마사지 실기 … 275

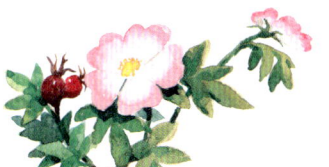

Lesson 10
복부 아로마 스톤 테라피

1. 스톤 테라피 개념 … 300
2. 적용 아로마 오일 … 301

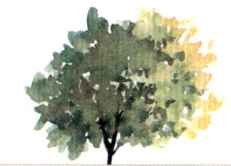

Lesson 11
아로마테라피스트 자격증 문제집 … 308

Lesson 12
부록

부록 1. 아로마테라피 용어 … 330
부록 2. AROMATHERAPY CONSULTING CHART … 332
부록 3. 상담 후 기록 … 333
부록 4. 참고문헌 … 334

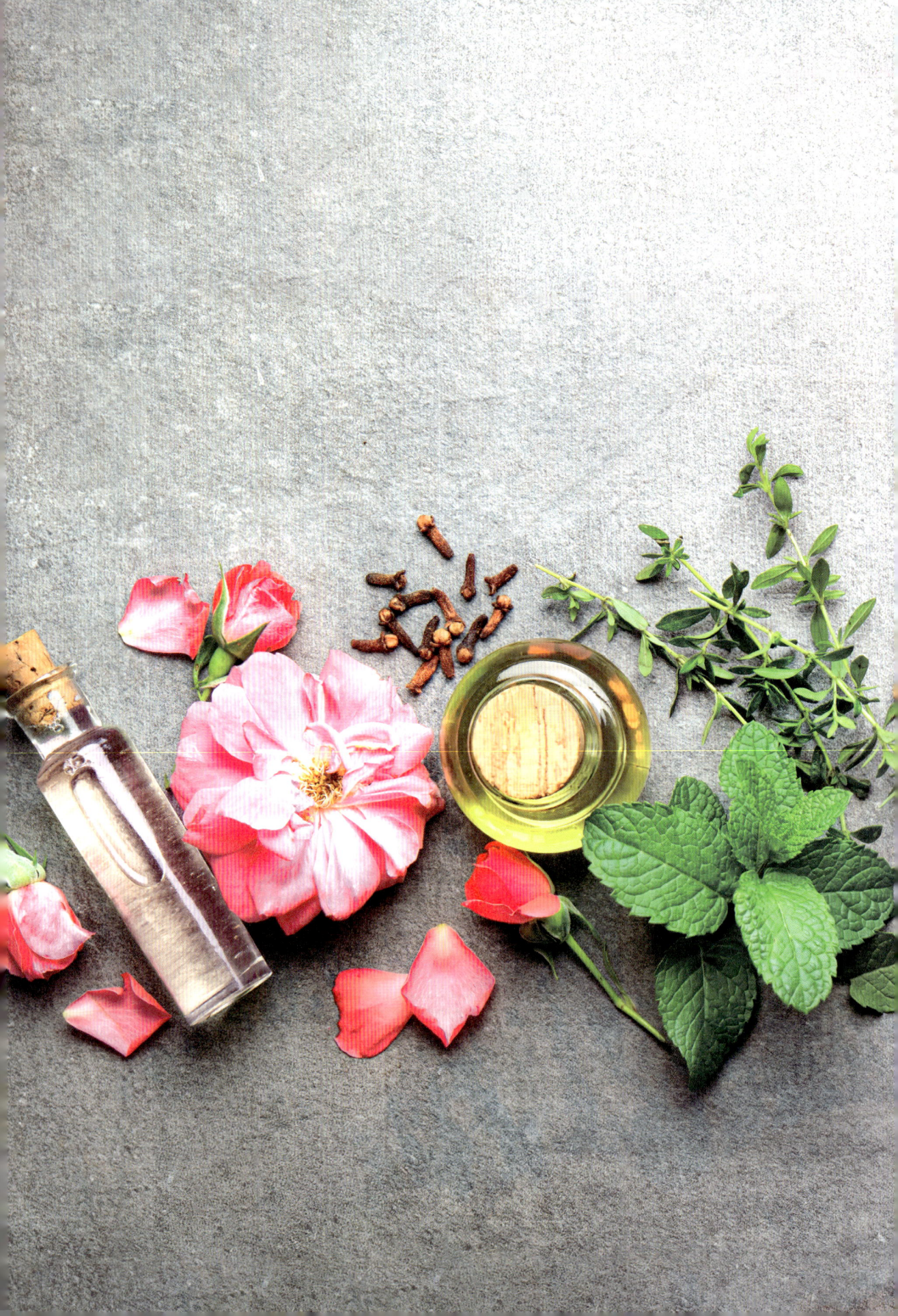

Aromatherapy is Healthy Living

수년간 실전에서 경험한
아로마테라피의 모든 것을 담았습니다.
자연으로부터 시작된 우리 몸,
자연에서 온 유익한 향기로
당신의 건강한 삶을 관리해보세요.
행복의 향기 가득한 삶의 지침서가 될 것입니다.

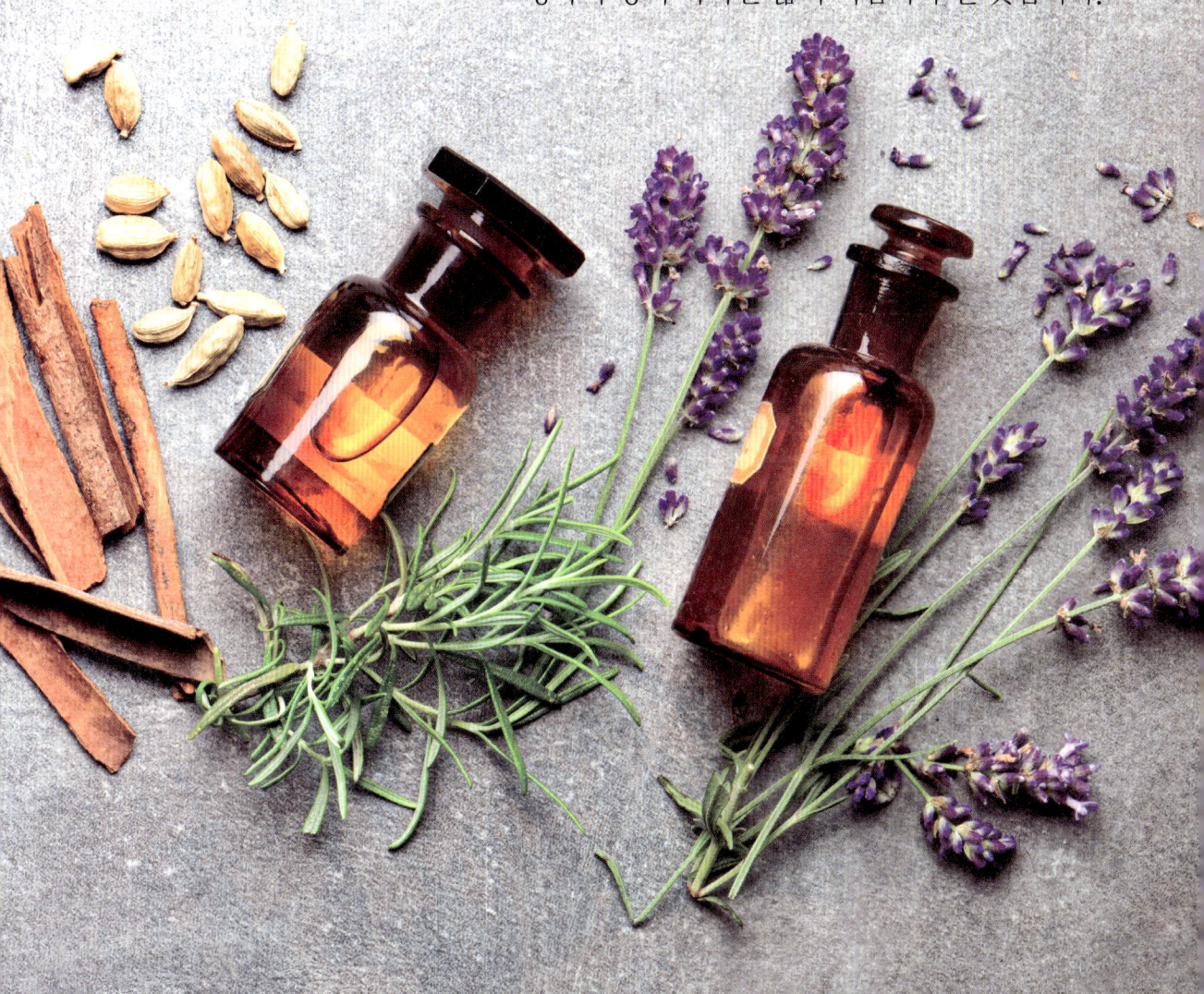

아로마테라피와 사랑에 빠진 사람들

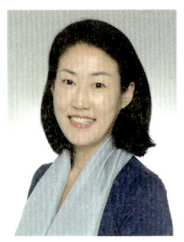

김수경
한의학 박사
메디컬허브센터 대표
수원여자대학교 바이오약용식물과 겸임교수
영국IFPA 공인 한국스쿨

자연을 알아보는 힘, 내 몸을 알아보는 힘…
어느 해 이름도 모르며 아로마 향을 맡게 된 그 순간부터 제겐 허브·아로마와 함께하는 행복한 삶이 시작되었습니다. 아로마 오일이 갖는 신비로움은 나의 신체를 변화시켰고, 나의 마음을 변화시켰습니다. 태도와 생활의 바뀜이 신체 건강한 삶이 되었죠. 이는 아로마테라피가 갖은 최고의 강점이라 할 수 있습니다. 아로마테라피는 국한된 전문분야가 아니고 우리 생활 테라피입니다. 그만큼 누구나 쉽게 사용할 수 있으며, 아로마 향에 익숙해지는 전문가가 될 수 있습니다.
행복한 테라피를 시작함에 있어 진심으로 환영하며 식물을 통하여 우리의 몸과 마음의 건강을 찾으시길 바랍니다.
● sooaroma@hanmail.net

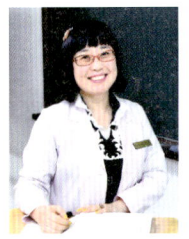

김언주
춘해보건대학교 간호학과 겸임교수
글로벌간호학원(부설요양보호사교육원) 원장
국제아로마테라피스트(L.S.A 졸업)
(사)한국아로마테라피협회울산학교장(전)
KBS울산(아침마당), 울산MBC(홈닥터),
SBS(세상발견유레카) 등 출연

15년 전 처음 아로마테라피를 접하게 된 전 상당한 매력을 느껴 사)한국아로마테라피협회 의료인 1기생으로 본격적인 아로마 연구를 시작하게 되었습니다. 이후 정신보건전문요원(1급)으로 활동하면서 신경정신전문병원에 입원한 환자들을 대상으로 기존의 정신질환자 치료와 병행할 경우 증상완화 등 시너지효과가 있음을 확인하고 「정신병환자 치료에서 아로마테라피의 치료보완요법으로써의 가능성에 대한 연구」라는 석사논문을 쓰게 되었습니다. 우리나라에 처음 아로마테라피가 도입된 것은 피부미용분야지만 의료인을 대상으로 교육이 확대되며, 현재는 많은 의료인들이 현대의학에서 아로마테라피를 함께 적용하여 활용하고 있습니다. 이렇듯 여러 분야에서 아로마테라피에 대한 관심이 높아지는 지금 이 교재는 의료인은 물론 간호대학생, 피부미용인 및 일반인이 알기 쉽게 사용할 수 있도록 만들어진 책이라 여겨집니다.
전 국민이 건강하게 되는 그날까지!! 향기로운 세상을 꿈꾸며~~!
● ellisya@hanmail.net

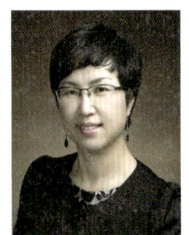

류지원
충남도립대학교 뷰티코디네이션과 교수
청양대학 PI이미지연구소장
한국메이크업디자인학회장 역임
한국 네일 디자인학회장 역임
한국 미용학회 수석부회장

좋은 꽃의 향기를 맡으면 기분이 상쾌해지며 머리가 맑아지고 집중력이 좋아지는 것을 느낄 수 있듯이, 식물에 존재하는 향기 물질은 두뇌와 신체 특정기관을 자극하여 몸과 마음의 건강을 유지시켜 줍니다. 이렇듯 아로마테라피의 매력은 육체 뿐만 아니라 정신 그리고 감정적인 부분까지 다스릴 수 있습니다. 따라서 일상생활에서 수면장애, 피로, 근육경직, 스트레스, 무기력 시 마사지나 목욕, 호흡 등을 통하여 아로마테라피를 활용함으로 생체 리듬을 정상화하여 몸의 밸런스를 유지하는데 도움이 됩니다. 현대사회의 복잡, 다양화에 따른 보이지 않는 질병의 예방과 치유, 균형유지에 효과가 뛰어난 대체요법의 하나로서 아로마테라피의 중요성이 점점 확대되고 있는 때에 특별히 이 분야의 최고의 전문가들과 함께 저자로 참여하게 됨을 기쁘게 생각합니다.
모조록 이 책이 아로마테라피를 알고자 하는 많은 분들께 도움이 되길 바랍니다.
● jwvvvv@hanmail.net

아로마테라피와 사랑에 빠진 사람들

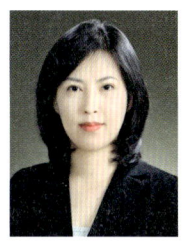

박은경
충청대학교 미용예술과 교수
IDI(International Dermal Institute)
Certification.Orlando FL,USA
(주)라미화장품 홍보실 미용연구팀 근무
(사)대한미용사회중앙회 피부미용분과 운영위원 역임
(사)한국여성창업교육협회 이사 역임

1948년 세계보건기구(WHO)는 '건강이란 단순히 질병이 없는 상태가 아닌 신체적 · 정신적 · 사회적으로 안녕한 상태'로 정의하였습니다. 이어 1998년 영적 건강을 포함시키는 논의도 있었는데 채택되지는 않았으나 이는 오늘날 건강의 개념이 보다 포괄적이며, 건강증진이라는 적극적 개념으로 변화하고 있음을 시사합니다. 몸과 마음을 치유하는 홀리스틱 개념의 아로마테라피는 이러한 최근의 건강 개념을 대변하는 높은 활용가치를 지니고 있습니다. 모쪼록 건강 · 미용 분야 전문가뿐만 아니라 일반 대중도 예방의학과 건강증진의 측면에서 이 책이 많은 도움이 되기를 바랍니다.
- lora9497@gmail.com

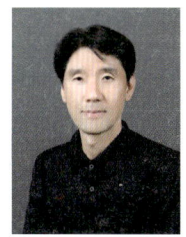

서영민
대한아로마테라피학회 교육이사
비욘드 더 아로마 대표
2021 Tisserand Institute 전 인증과정 수료
원광디지털대학교 허브향기치유연구회 회장
보건교육사

아로마테라피가 대중 속에 자리 잡은 지도 100년의 세월이 흘렀습니다.
100년의 세월 동안 아로마테라피의 개척자인 가테포세와 장 발렛이 추구하고자 했던 증거기반의 아로마테라피를 대중들에게 널리 알리기 위해, 저를 포함해서 많은 아로마테라피스트들이 지금도 활발하게 활동하고 있습니다.
앞으로 다가오는 100년의 아로마테라피는 자연에서 자생하는 허브와의 직접 접촉을 통해, 후각과 시각을 동시에 자극하여 심리적 안정을 찾고 항상성을 증진시키는 Phyto-Aromatherapy를 널리 알리는데 우리 함께 노력하길 소망합니다.
- ssm40@naver.com

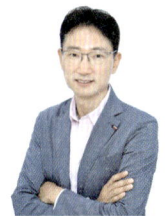

윤정식 향기전도사
대한아로마테라피학회(KAS) 회장
생활의향기 대표
원광디지털대학교 〈향기요법〉 교수
서울장신대학교 자연치유선교대학원
〈임상아로마테라피〉 교수
영국국제아로마테라피스트(IFPA)
자연치유학 박사
필리핀 일랑일랑 국가프로젝트 전문위원

아로마테라피를 대학, 대학원, 여러 기관 및 학회 등에서 십수년간 가르쳐오면서 교육장에서 뿐만 아니고 현장에서 보기만 해도 직접 쉽게 적용할 수 있는 제대로 된 아로마테라피 교과서가 있었으면 좋겠다는 바람을 늘 가져왔습니다. 그 오랜 바람이 이번 도서출판 빅애플을 통해 이루어진데 대해 진심으로 감사를 드립니다.
이 책이 아로마테라피를 공부하거나 알고자 하는 분들에게 좋은 길라잡이가 되길 바라며, 더불어 건강과 행복으로 가득한 향기로운 삶을 영위하시길 진심으로 바랍니다.
참고로 대한 아로마테라피학회(www.aromatherapy.or.kr)에서는 아로마 상담사 1급, 2급, 3급 자격증 과정이 개설되어 있습니다. 아로마테라피 자격증에 관심 있으신 분들은 많은 도움이 되실 겁니다.
- aromainlife@naver.com

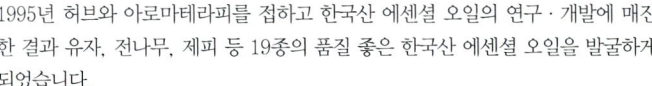

아로마테라피와 사랑에 빠진 사람들

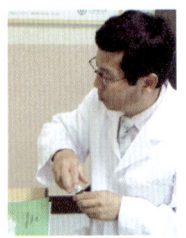

이상명
(사)한국허브협회 초대회장
궁노루(허브.에센셜 오일 전문회사) 대표
연세대 화공생명공학부 겸임교수
허벌리스트(뉴질랜드)

1995년 허브와 아로마테라피를 접하고 한국산 에센셜 오일의 연구·개발에 매진한 결과 유자, 전나무, 제피 등 19종의 품질 좋은 한국산 에센셜 오일을 발굴하게 되었습니다.
아로마테라피 분야는 인간과 자연의 신비로운 만남의 장이며 이를 통해 자연의 위대함과 소중함을 느끼게 됩니다.
2003년부터 연대 학생들과 함께 에센셜 오일을 직접 생산해 보고 화장품, 향수를 직접 만들어 왔습니다.
이런 과정에서 즐거워하는 학생들을 보며 우리나라의 아로마테라피 분야에도 밝은 미래가 있음을 확신했습니다.
이 책을 접하는 모든 독자분들에게 아로마테라피 분야로의 용기 있는 도전에 응원의 박수를 보냅니다. 항균과 자연 순환, 신선함과 편안함, 균형감을 부여하는 아로마테라피 분야의 효과를 이 책을 통하여 함께 느껴보시죠!
herbslee@hanmail.net

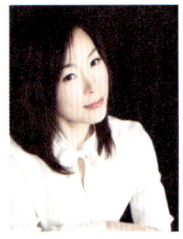

이지영
전주비전대학교 미용건강학과 정교수
전주패션협회 부회장
중부대학교 원격대학원 뷰티비지니스융합학과 출강
한국대학교육협의회 고등교육연수원 강사
(사)미래융합교육학회 교수법개발분과위원장
Google Certified Trainer
Google Certified Innovator

자연치료 요법 중 하나인 아로마테라피는 인류 역사상 가장 오래된 치료법이라고 할 수 있습니다. 호주에서 생활하면서 자연스럽게 알게 된 아로마오일은 우리 가족 건강을 위해 늘 비치하고 사용하는 애용 약품입니다. 티트리와 라벤더는 독성이 없어 바로 사용이 가능한 비교적 사용이 간편한 오일로 상처 소독할 때, 화상에, 감기 예방에, 모기물린데, 지난번 메르스 유행 때도 믿음직스럽게 우리 가족의 건강을 지켜주는 비상상비약입니다. 그 밖에도 다양한 천연 아로마 오일은 피부미용, 화장품, 정신 치료 등에 많은 효능을 보이고 있습니다.
이번 아로마테라피 교재로 학생들을 지혜롭게 잘 가르쳐서 아로마테라피의 효능과 효과를 다른 사람들과 더불어 나눌 수 있는 기회로 삼게 되어 기쁘고 영광스럽게 생각합니다. 아로마테라피 책을 같이 집필해주신 다른 교수님들께 진심으로 감사드리고, 교재가 잘 출판될 수 있도록 애써주신 도서출판 빅애플 박영숙 이사님과 관계자 분들께도 감사의 인사를 드립니다.
cris7363@naver.com

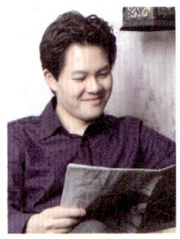

이진호
펜타힐의원 원장
'닥터지노의 병원탈출' 유튜브 진행
대한만성피로학회 창립회장

몇 년전 우연한 기회에 아로마를 접했던 기억이 납니다. 처음에는 약을 먹지 못하는 소아나 부작용이 있는 분들에게 합성약보다 아로마가 안전할 것 같아 아로마 치료를 접목하게 되었습니다. 그 과정에서 약을 드시지 못하는 심한 소화 불량환자를 아로마로 치료하게 되었고, 이를 계기로 환자들의 치료에 적극 활용하게 되었습니다.
아로마는 식물인 허브에서 추출되어지며 이를 잘 활용하면 아주 좋은 안전한 치료제가 될 수 있음을 깨달았으며, 많은 환자들에게서 임상 효과도 보고 있습니다. 외국의 경우에는 의료진들이 수술 전 소독이나 발치전 마취, 각종 감염증 등 여러 분야에서 아로마를 적극 활용하고 있습니다. 앞으로 많은 국내 의료인도 외국 의사들처럼 아로마를 치료에 활용 할 것으로 보입니다.
미래의 의학은 이제 화학적 약물이 아닌 아로마 같은 천연제제를 이용한 치료가 보편화 될 것으로 보이며, 이쪽 분야의 전문가가 의사의 역할을 상당 부분 하게 될 것이라 개인적으로 예측합니다. 여러분의 탁월한 선택에 격려를 드리며 건투를 빕니다.
insigether@naver.com

아로마테라피와 사랑에 빠진 사람들

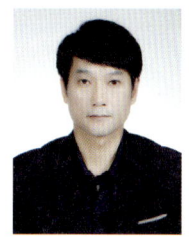

정도겸

대한아로마테라피협회 교육이사
KCT 한국두피건강협회 강사
미랑컬헤어 두피관리사
박준뷰티랩 두피관리사
뷰림헤어 두피관리사
장루이다비드 두피관리사
미용계 15년 두피관리사 및 교육강사

저는 15년 현장에서 두피관리사로 고객의 두피를 관리하면서 다양한 임상과 만족할만한 결과를 통해 에센셜 오일의 효능을 너무 잘 알고 있습니다. 환경이 변하고 스트레스가 완화되지 않는 한 현대인들의 두피관리는 필수적으로 하셔야 됩니다. 이 책은 피부와 헤어미용을 공부하는 학생, 전문 아로마테라피스트를 꿈꾸는 사람, 피부관리실 종사자, 아로마 관련 전문가, 그리고 일반인들에게는 생활에서 건강관리에 유용한 실용도서로써 많은 도움이 될 것입니다. 에센셜 오일은 식물이 지닌 강력한 효능과 효과를 가장 쉽게 빠르게 전달받을 수 있는 매개체이며 나의 가족의 건강을 지킬 수 있는 강력한 수단이 될 것입니다.
bbhjn@hanmail.net

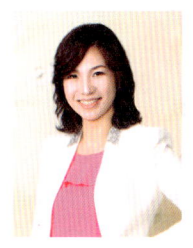

정미화

보건학박사
사)참사랑 문화교육 진흥협회 대표이사장
광주 서구 상록수 봉사단 단장
참사랑작은도서관대표
대한아로마테라피학회 교육이사

아로마테라피는 현재 삶의 선물로 부족함이 없는 시너지 오일처럼 살아있는 생명, 삶 속에 녹아있는 에너지 향기이며 모든 순간에 보석처럼 빛나는 눈물 향기입니다. 마음의 문을 열어주는 소통의 향기이며, 문화의 경계를 넘어 인류가 발견한 가장 아름다운 일이 아로마입니다.
마음의 문을 닫고 경쟁 속에 하루하루 지친 청소년들의 삶에 소통과 공감 그리고 세대 간의 격차를 뛰어넘어 교감할 수 있는 생활 속의 향기 바로 아로마입니다.
자연을 통해 살아있는 생명의 존엄성을 이해하고 청소년들이 어려운 환경에 직면하더라도 스스로 문제를 해결할 수 있는 용기와 "달팽이가 문을 열다."라는 느림의 미학으로 조금은 느리지만 자아 정체관 정립의 소중한 가치로서 활용되는 아로마테라피이길 기대해봅니다.
mh1388@hanmail.net

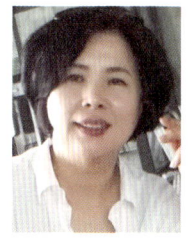

조미자

중부대학교 미용분장학과 교수
광주여자대학교 일반대학원 미용학박사
한국네일미용학회 회장
한국미용학회 이사
국가시험 출제 및 검토위원

자연은 누구에게나 공평한 기회를 줍니다.
건강한 삶을 사느냐, 그렇지 않은 삶을 사느냐는 이런 자연이 준 기회를 우리가 얼마나 어떻게 잘 활용하느냐에 따라 달라지겠죠?
사람과 사람의 만남은 언제나 꽃처럼 향기롭고 아름다우며, 아로마와의 만남은 몸과 마음을 치유할 수 있는 행복의 열쇠로 현재와 미래의 선물입니다.
'아로마테라피, 기초에서 치료까지'는 자연이 주는 선물을 잘 활용해 건강한 삶을 살아갈 수 있는 방법들을 저술해 놓았습니다.
이 한 권의 책으로 행복의 열쇠를 손에 담아 건강하고 행복하기를 기원합니다.
68cmj@hanmail.net

아로마테라피와 사랑에 빠진 사람들

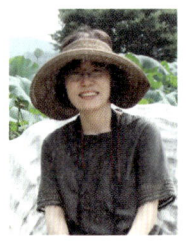

조연환

한방아로마(H&A) 대표
대한아로마테라피학회(KAS) 부회장
웨스트민스터대학원 자연치유학과 외래교수
한국열린사이버대학 창업경영컨설팅학과 특임교수
소상공인시장진흥공단 상인대학 교수
관악데이케어센터, 관악치매요양센터,
남부데이케어센터 운영위원
서울신용보증재단 업종닥터(멘토)
벤처기업협회 혁신가디언스 멘토
국제아로마테라피스트(IFPA)
창업지도사

'아로마테라피를 알면 인생이 행복하다~~'
별똥별이 떨어지는 찰나에 간절하게 소원을 말하면 이루어진다고 합니다. 아로마테라피는 이처럼 간절할 때 찾아와 운명적인 필연이 되었습니다. 향기는 내 인생의 선물이자 마지막까지 함께할 동반자입니다. 왜~~?? 라고 묻는다면 '아로마테라피의 매력에 흠뻑 빠져보면 안다' 라고 말하고 싶습니다.
10년 넘게 아로마테라피의 자연치유력을 알리려고 참 많이 애썼습니다. 적용할 분야도 무궁무진합니다. 하지만 직접 경험해봐야만 느낄 수 있는 분야이기에 쉽게 적용할 수 있는 방법 중 하나로 '비누에서 아로마테라피를~' 이라는 슬로건을 걸고, 매일 사용해야하는 비누에 한방과 테라피급 순수 아로마에센셜 오일을 넣고 체질을 접목해 사상체질맞춤형 아로마비누 제조 등 클렌징 분야를 새롭게 개척해 관심을 받고 있습니다. 아로마로 맺어준 인연에 참 행복을 느낍니다. 이 책을 통해 제대로 된 아로마테라피를 실생활에 적용하여 아로마테라피로 건강하고 행복한 삶을 영위하시길 바랍니다.
더운 여름 탈고를 위해 함께 수고하신 모든 분들께 감사의 마음을 전합니다.
● gleecho@hanmail.net

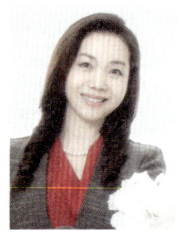

최미경

아로마테라피협회 협회장
최미경 아로마연구소 소장
㈜초이스아로마랩 대표
BACADEMY(비아카데미) 원장
하베스트대학교 미래창조과학대학원 교수
원광디지털대학교 한방미용예술학과 겸임교수
목원대학교 화장품공학과 외래교수
㈜J&C BENJARONG 이사
(사)한국뷰티산업능력개발협회 이사

아로마테라피는 수년간의 역사를 거치면서 이미 검증된 테라피입니다. 점점 발달되는 기계문명 속에서 앞으로 우리는 자연친화적인 것을 더욱더 갈망하게 될 것입니다. 정이 가득한 손길을 그리워하게 될 것입니다. 거기에 적합하게 부합할 수 있는 피부미용 사업은 단연 아로마테라피가 될 거라 생각합니다.
관심을 가지고 계속 연구에 연구를 거듭한다면 자연친화적으로 건강관리를 하는데 있어서 그 어느 것 보다 일등 공신이 될 거라고 자부합니다.
더불어 미래의 가장 유망직종이 되어 산업의 중심에 우뚝 세워질 것이라 생각합니다. 지금 아로마테라피에 대해 망설이고 있다면 주저 말고 실행에 옮겨보라 말하고 싶습니다.
● cohi9468@hanmail.net

출간서적
· 아로마테라피가이드/㈜J&C BENJARONG/최미경
· 향기로 말하는 여자/빅애플/최미경
· 아로마테라피 마스터 북/㈜J&C BENJARONG/최미경
· 21세기 스파트렌드 허브볼테라피/현무사/최미경

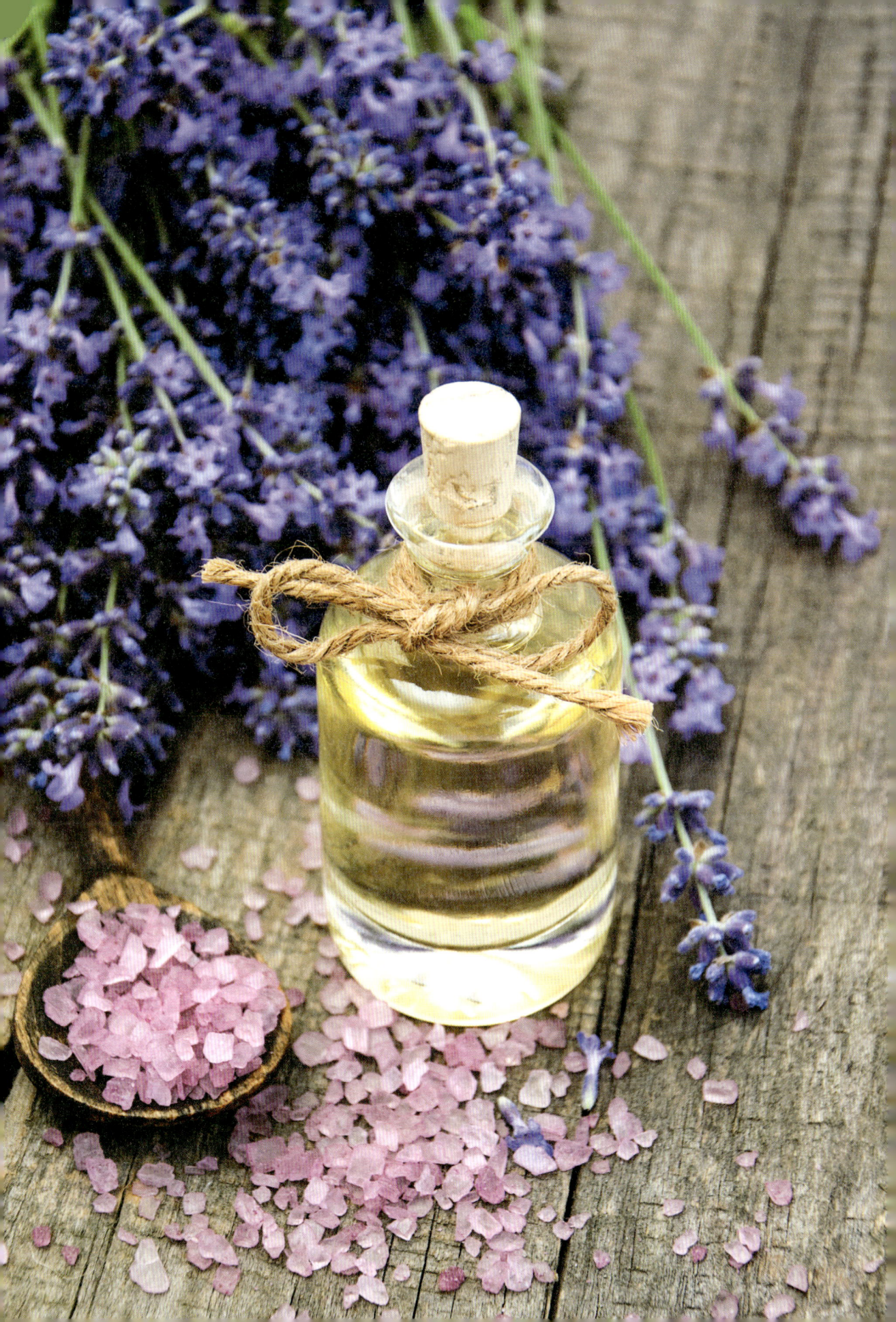

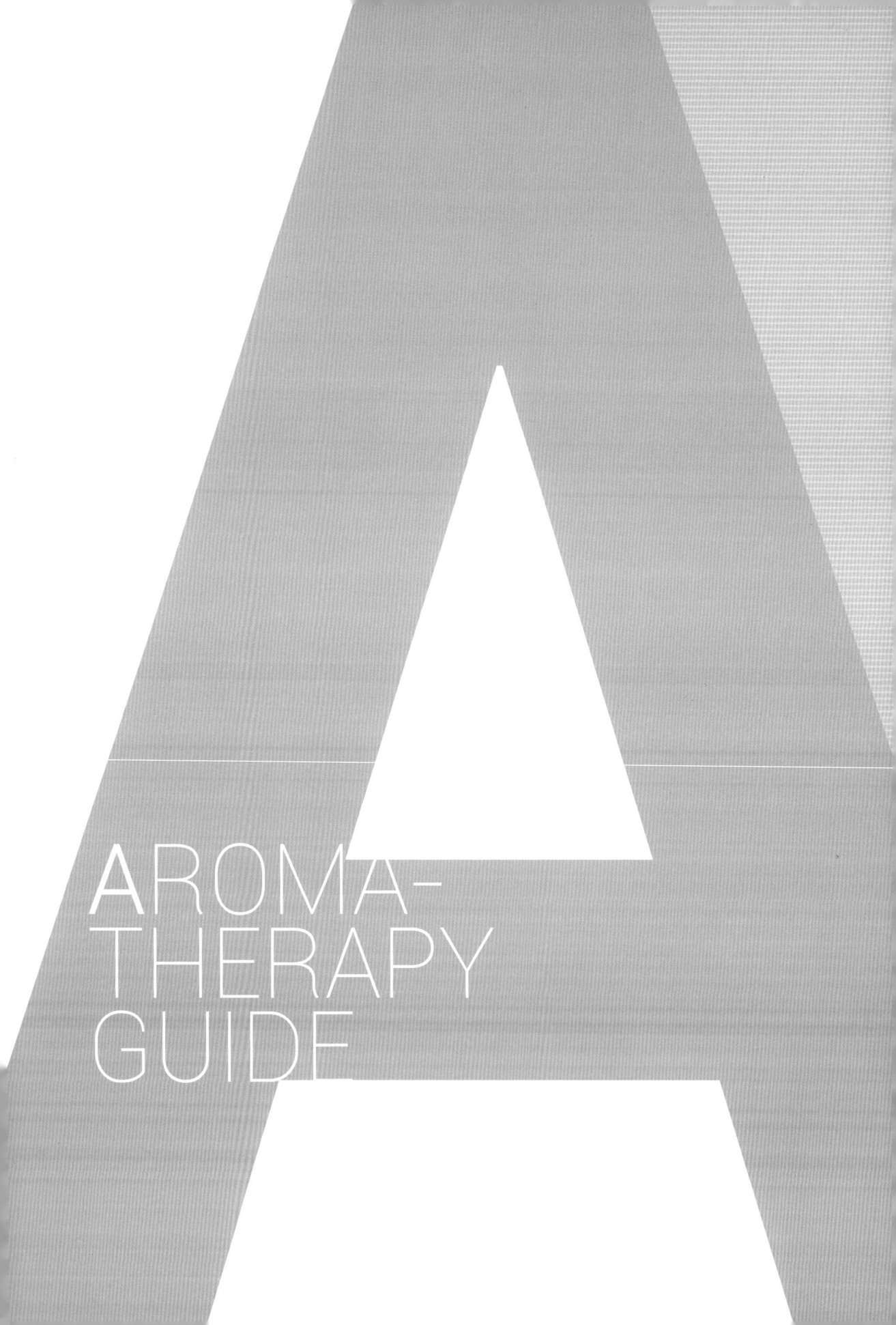

AROMA-THERAPY GUIDE

Lesson 01

아로마테라피 입문하기

1 허브이야기

허브는 푸른 풀을 의미하는 라틴어 「Herba」에 어원을 두고 있는데 고대 국가에서는 "향과 약초"라는 뜻으로 이 말을 사용하였다.

현대에 와서는 '꽃과 열매, 잎, 줄기, 뿌리 등이 약, 요리, 향료, 살균, 살충 등에 사용되는 인간에게 유용한 모든 식물'을 허브라고 한다.

다시 말하면 허브는 '향이 있으면서 인간에게 유용한 식물'이라 정의할 수 있다.

고대인들은 허브를 약초로 많이 사용하였으며, 중국에서는 기원전 5000년 무렵부터 허브를 사용하였다. 이집트에서는 기원전 3000년부터, 바빌로니아에서는 기원전 2000년 무렵에 사용하였다고 한다. 이집트에서는 미라를 만들 때 부패를 막고 초향(焦香)을 유지하기 위해 허브를 사용하였다. 특히 파라오의 벽화를 보면 이집트 여인들은 각종 향료와 오일을 즐겨 사용했으며, 라벤더 같은 허브를 이용한 목욕법 등도 개발하여 이용한 것을 알 수가 있다. 약용으로 이용되던 허브는 향 마사지, 향 목욕 등 사치용품으로 사용되기도 하였으며 고대 로마제국이 유럽 전역을 지배한 후에 지중해 연안에서 유럽 각지로 확산되었고, 아로마테라피(Aroma therapy)라는 방향(芳香)요법이 정착되었다.

12세기 약제사이며 식물학자였던 허벌리스트(herbalist)들이 저술한 식물지 「허벌(Herbal)」에는 각종 약초의 약효가 그림과 함께 상세히 기록되어 있다. 기원전 유럽의 고대국가에서부터 이용되기 시작한 허브는 건강을 위한 약용, 미용, 아로마테라피, 향신료, 관상용 등 2,500종 이상인 것으로 알려지고 있으며, 최근 우리나라에서도 1,000여 종이 재배되고 있다.
원산지는 주로 유럽, 지중해 연안, 서남아시아 등이며 라벤더, 로즈마리, 페퍼민트, 타임, 레몬밤 뿐만 아니라 우리 조상들이 민간요법에 사용해 왔던 쑥, 익모초, 배초향, 그리고 양념에 빼놓을 수 없는 마늘, 파, 고추, 생강 등도 모두 허브라고 할 수 있다.

허브는 탄수화물, 무기질, 비타민, 테르펜, 수지, 에센셜 오일, 지방산, 아미노산, 글리세롤, 사포닌, 타닌, 알칼로이드, 배당체, 펙틴, 쓴맛 성분 등을 함유하고 있어서 신체의 면역기능 강화, 살균소독제, 소화제, 강장제, 거담제, 소염제, 항암제 등으로 널리 사용되고 있다.

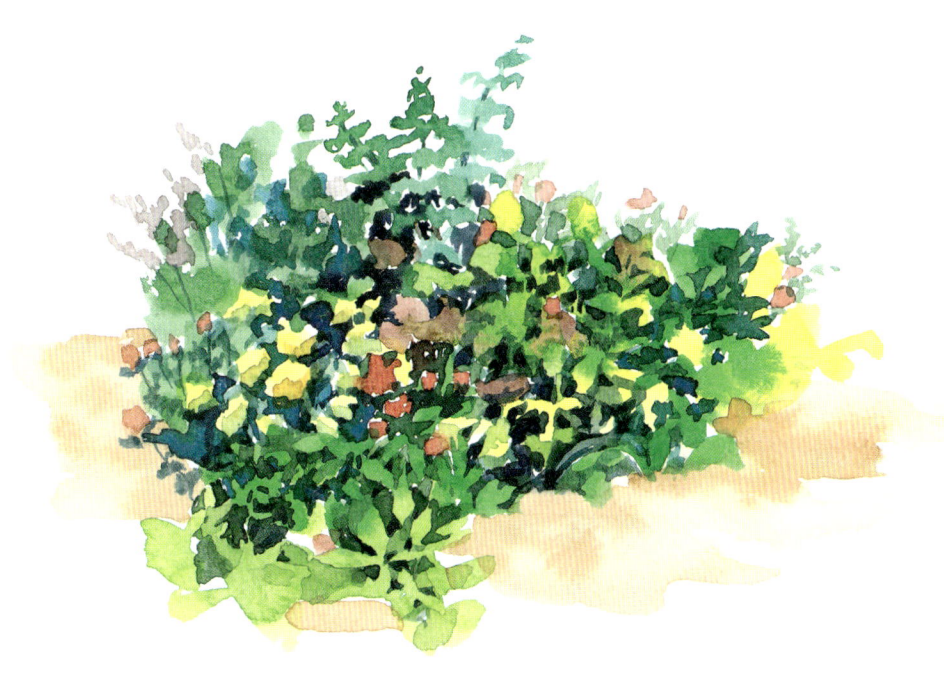

2 아로마테라피란?

아로마테라피(Aromatherapy)란 Aroma(향기, 방향)와 Therapy(치료, 요법)의 합성어로 향기 나는 식물(Herb)의 꽃, 열매, 잎, 줄기, 뿌리 등에서 추출한 휘발성 정유(에센셜 오일)의 에너지(氣)를 이용하여 몸과 마음, 영혼을 건강하게 하고 우리 몸 안에 있는 자가 면역력을 증강시켜주는 자연 치료법을 의미한다. 약에만 의존하지 않고 자연의 소재를 이용해서 인간이 본래 갖고 있던 자연 치유력(자가 면역력)을 높여서 병의 원인이 되는 스트레스나 심신의 불균형 상태를 신체적, 정신적, 감정적, 영적인 차원에서 치유 개선의 효과를 가져다주는 전인 치료(Holistic Therapy)요법이다.

'아로마테라피'라는 단어는 프랑스어 'Aromatherapie'에서 파생되었다. 프랑스 화학자, 르네 모리스 가테포세(Rene-Maurice Gattefosse)가 용어를 논문에서 최초로 사용했으며 다음과 같이 언급하였다. "피부병 치료법은 '향기요법' 혹은 그것을 탐구하기 시작한 사람들에게 엄청난 전망을 열어주는 연구 분야에서 향기를 사용하는 치료법으로 발전될 것이다." 이 논문을 계기로 향수, 화장품, 의약품에서 아로마 에센셜 오일의 이용이 심리치료, 아로마 의학, 과학으로 발전하게 된다.

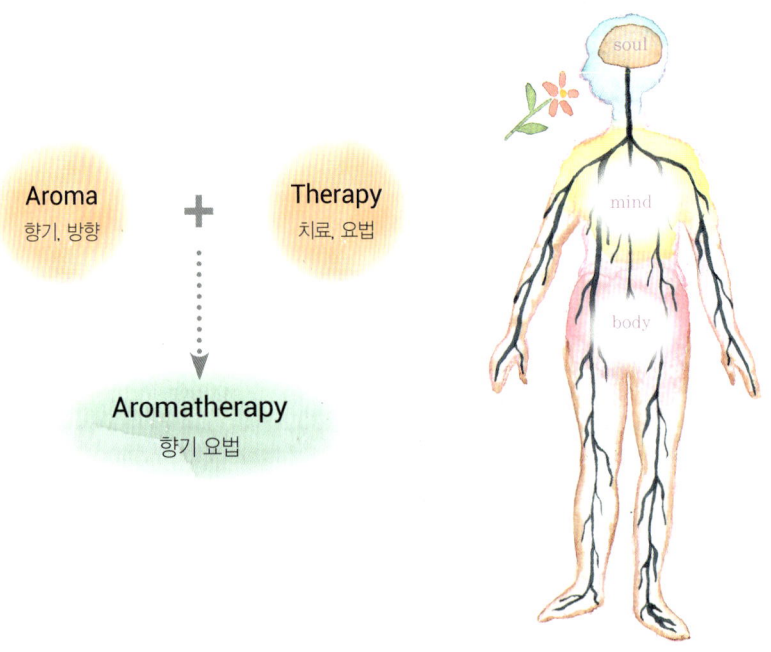

3

허브 & 아로마테라피의 역사

식물을 심신 치유나 의식에 사용하기 시작한 것은 인류 역사와 함께 시작되었다고 볼 수 있다. 원시인들은 우연하게 모아온 잎이나 열매, 뿌리 등에서 아픈 사람을 낫게 해주는 것을 발견하기도 하고, 식물의 즙을 내어 바르면 상처가 치유된다는 것을 알게 되었다. 또한 어떤 나뭇가지를 피울 때는 불 주위에 모였던 사람들이 나른함을 느끼는가 하면 어떨 때는 흥분하게 되는 신비한 경험을 하게 되었다.

현재와 같은 방법으로 아로마테라피가 행해진 것은 20세기에 들어오면서 부터였다.

이라크 북부 샤니다르 유적에서 발굴된 약 6만 년 전에 살았던 네안데르탈인의 묘에서 많은 꽃가루(서양톱풀, 수레국화, 접시꽃 등)가 흙 속에서 발견되었다.

지금처럼 죽음을 애도하기 위해 꽃을 바쳤던 것을 알 수 있다.

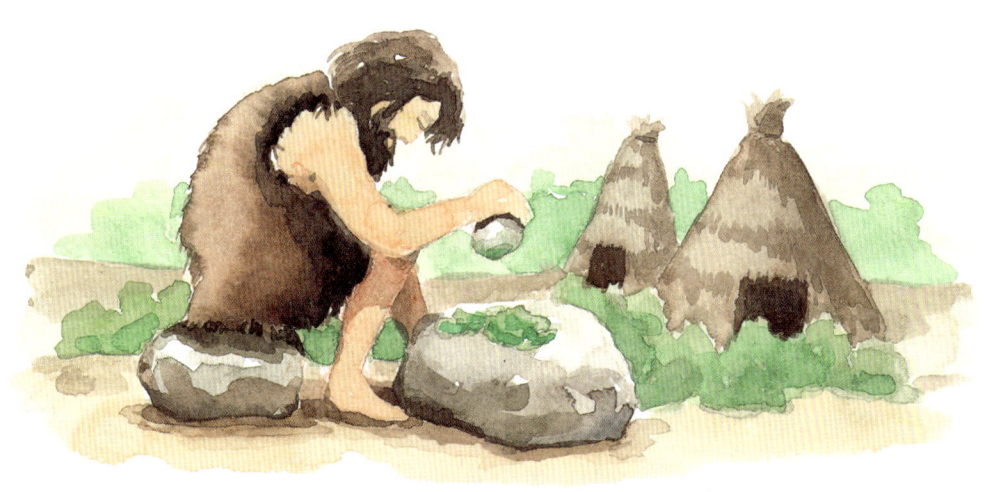

고대 아로마테라피

고대인들은 특정식물이 지닌 힘을 자연스럽게 습득하거나 경험을 통해 알게 되었고, 방향성 식물을 의식행사나 상처치료, 질병치유에 사용해왔다.

고대문명에서는 향기를 자연의 혼이라고 믿었기에 향기를 흡입하면 인간의 신체에 우주의 영적인 기운을 끌어들인다는 신성한 의미가 있었다. 또한 향기식물을 태우며 하늘에 기도하면 연기를 통해 기도가 신에게 도달하는 길을 만들어 주는 것이라고 믿었다. 유사 이래 인간과 식물은 공존해왔다. 특히 아름답고 향기 강한 식물은 인간과 신, 건강과 질병, 죽음과 영생을 잇는 매개체로 믿어 신성하게 취급하였다. 의학과 약초학, 향수, 향료의 역사를 통해 아로마테라피의 역사를 들여다 볼 수 있다.

▎인도의 전통의학 아율베다 향유오일

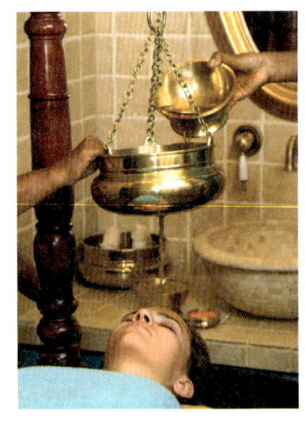

인도 전통의학을 아율베다라 한다. 아율베다의 역사는 6000여 년이다.

인도에서는 향기 나는 오일을 종교의식에서 처음 사용했다고 한다.

기원전 2000년 전 범어로 기록된 리그베다라는 종교 서적에 허브에서 추출한 오일 700여 종 이상을 종교의식과 치료 목적으로 사용했다는 기록이 전해진다. 아율베다 이외에 컬러테라피, 웃음치료, 요가, 식이요법 등의 다양한 인도의 전통의학이 자연치유요법으로 전 세계에서 사랑받고 있다.

특히, 아율베다 마사지는 고급 스파 프로그램의 하나로 많은 사랑을 받고 있다.

▎중국의 향유

기원전에 이미 고대 중국에서는 아로마 성분을 애용하였다. 기원전 4000년경 '키완티'라는 황제는 식물에서 추출한 성분인 향유에 관한 것을 의서에 기록하게 했으며, 그 후 황실 및 귀족층을 중심으로 사용해 왔다는 기록이 있다.

중국의 오랜 의학서인 황제내경에는 방향성 원료(향유)를 사용한 기록이 있다.

중국에서는 지상에서 향을 피우면 천상까지 도달한다는 이유로 종교나 예식 그리고 장례식장에서 향을 피웠다.

중국의 미인 양귀비의 무덤에서도 향낭 주머니들이 발견된 점으로 볼 때 향은 중국의 여인들이 자신의 아름다움을 더욱 더 뽐내기 위한 도구로 사용되어졌을 것이다.

또한, 중국인들은 요리에도 다양한 향신료들을 사용하여 맛의 풍미를 한층 돋보이게 한다.

16세기 이전부터 전해져온 중국의 본초강목 목부 제 34책(本草綱目 木部 第 三十四)에 나무에서 추출한 향유에 관한 약효를 수록하였으며, 본초학(本草學)에는 환을 만들 때 극소량의 몰약을 넣어서 사용한 기록이 있다.

이집트의 전통의학

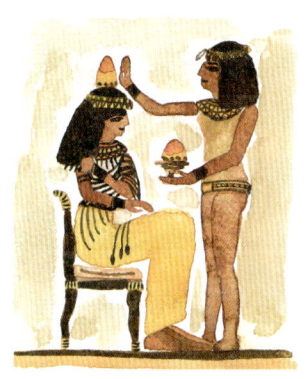

테베(고대 이집트 수도)의 벽화로서 하녀가 부유한 이집트 귀족여성에게 향을 발라주고 있다.

이집트의 에드푸 사원에 기록된 상형문자에는 성직자들이 정유와 약을 제조한 기록이 있다.

향기 연금술사들은 식물에서 향기만 추출하는 비법을 비밀리에 전수하였고, 고대 문명 중 가장 발달된 문명은 향료에 관한 지식을 보유하고 있었다.

또한 2,800년경 다양한 의약용 약초에 관한 파피루스를 제작하였다.

파피루스 에베르스(Papyrus Ebers)는 기원전 약 1,500년 전에 만든 4.5m 길이의 기록물로서 이집트의 가장 오래된 식물들의 의학적 효과와 사용법이 기록된 전문 의서다.

875가지의 처방전에 대한 내용이 기록되어져 있으며, 식물과 동물, 광물로 된 700여 가지의 약제들을 기록하였다.

식물성 약재는 각종 향신료와 피마자씨, 양귀비, 아카시아등 이고, 동물 약재는 우유, 간, 왁스, 배설물 등이 기록되어 있다.

치료에 사용되는 식물은 고형의 환약(Pill)로 만들고, 연고는 밀랍왁스를 사용했으며, 추출액(Infusions), 탕약제(Decoctions), 약차(Tea), 가글링약제(Gargle), 흡입약제(Inhalation) 비강

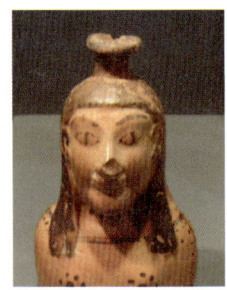

클레오파트라의 얼굴형상을 한 향수(오일로 이루어짐) 향수용기

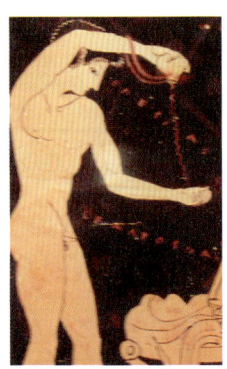

운동선수가 알라바스트론의 오일을 붓고 있는 모습 (기원전 약 510년의 사진)

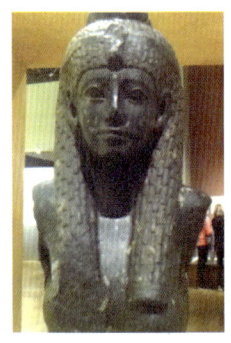

클레오파트라 석상(복원된 모습이며 발견당시에는 코가 마모되어 있었다고 함)

흡입약제(Snuff), 훈증약제(Fumigation), 빨아먹는 트로키제(Troche), 관장약(Enemas), 좌약(Suppositories), 습포제(Poultices), 로션약제, 고약(Plaster)등의 다양한 방법으로 치료하는 약재들이 있었다.

기원전 2000년경의 한 파피루스에는 '좋은 정유와 훌륭한 향수, 그리고 사원의 냄새야 말로 신들에 의해 사랑받는다.' 라고 쓰여 있다.

이집트인들은 시체의 부패를 막기 위해 시더우드(Cedarwood), 몰약(Myrrh), 검(Gum)등의 오일류를 사용하여 미라를 3000년 넘게 보존 시켰다.

또한 피부미용을 위해, 목욕과 마사지 그리고 화장수와 연고(천연적인 로션이나 크림 류)로 제조하였고, 병을 치료하는 목적으로 향유를 사용하였다.

이집트의 마지막 여왕이었던 클레오파트라는 향료 밭을 소유하고 있었으며, 여성스러운 아름다움을 유지하기 위해 로즈 향유를 자주 사용했다. 로마의 통치자 마크 안토니우스를 유혹하기 위해 향유의 힘을 빌렸다고 전해지기도 한다.

환자의 진단과 치료 및 약을 만드는 사람들은 파스토퍼라는 성직자였다.

이집트에서 의학은 특별한 계층의 사람들만 행할 수 있던 신성한 것이었으므로, 대우받고 존경받는 직업이었다.

유대인의 신성한 향유

성경은 66권으로 되어 있으며 구약과 신약으로 나누어진다.
구약성경은 약 6000년 역사를 기록한 책이며, 그곳엔 향유, 성유, 기름에 대한 기록이 많다.
성경에서 치유란 인간의 영혼과 정신, 육체적의 전인적 치유를 의미한다.

출애굽기에 의하면 하나님이 모세에게 바르는 오일로 칼라무스(Calamus), 카시아(Cassia), 올리브(Olive oil), 우슬초(Hyssop), 회향(Fennel), 유향(Frankincense), 몰약(Myrrh), 나드(Spikenard), 소합향(Gumresin), 갈바넘(Galbanum), 계피(Cinnamon), 딜(Dill), 침향, 백단향(Sandalwood), 백향목(Cedarwood) 등을 처방하였다.
구약성경과 신약성경에는 향과 정유를 치유, 종교, 장례식, 예식용으로 사용하고 병을 치유하는데 처방된 기록들이 500가지 이상이다.
그 중에 성유는 아론과 그의 아들들을 성직에 봉할 때 대를 이어 사용되어 졌다.

유대인들이 기원전 1240년경에 이집트를 탈출하여 약속의 땅에 들어가기까지 40년 동안 광야 생활을 하게 되는 데, 이때 모세는 하나님께 성유와 거룩한 향을 만드는 방법을 포함하여 여러 가지 계명을 받았다.

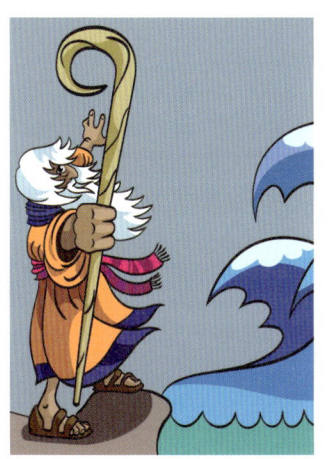

> 여호와께서 모세에게 또 일러 가라사대 너는 상등 향품을 취하되 액체 몰약 오백 세겔과 그 반수의 향기로운 육계 이백오십 세겔과 향기로운 창포 이백오십 세겔과 계피 오백 세겔을 성소의 세겔대로 하고 감람 기름 한 힌을 취하여 그것으로 거룩한 관유를 만들되 향을 제조하는 법대로 향기름을 만들지니 그것이 거룩한 관유가 될지라.(출 30:22-25)

그 당시 오일은 거룩한 목적에만 사용되어야 했다. 그리고 히브리 여인들의 정결예식은 12개월이 걸렸다. 처음 6개월 동안은 정규적으로 '몰약 오일'을 바름으로써 수행되었고, 나머지 6개월

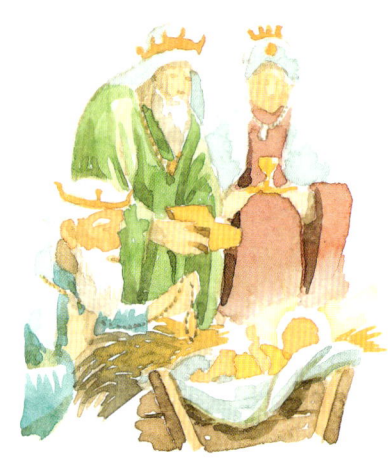

은 여러 가지 향품들이 사용되었다.
유대인들이 향유를 사용했던 기록은 성경에서 많이 등장을 하는데, 그 절정은 역사의 한 획을 긋는 예수님이 탄생하실 때 동방박사들이 세 가지 선물(유향, 몰약, 황금)을 예수님께 바쳤다는 것이다.
유향(Frankincense)과 몰약(Myrrh)은 항바이러스 작용과 항세균작용이 강하다.
또한 출산한 산모의 어혈을 제거하는 자궁강장제이며, 무독성으로 부작용이 없이 만병통치약처럼 사용되어졌다.

페니키아(이란)인 향유의 무역

고대에는 수공업으로 향유를 추출 했다.
사람이 직접 손으로 추출해야 했기 때문에 오랜 시간 동안에 극소량만이 추출되었다.
적은 양을 추출한 만큼 향유 가격이 황금보다도 비쌌다.
페니키아 상인들은 향유를 아라비안 반도와 그리스, 로마 등 지중해 지역까지 전파했다.
캄포는 중국, 시나몬은 인도, 검류는 아라비아, 로즈는 시리아에서 구했으며 황금보다도 비싼 향유를 도적 당할까봐 이들의 교역로는 철저하게 비밀에 부쳐졌다.

예멘(sabean, 시바)의 향유

성경에 보면 예멘은 노아가 방주를 만들어서 띄우게 된 곳으로 알려져 있으며, 세계 최초로 커피를 재배한 나라로 모카커피가 유명하다.
유향의 나라였던 예멘(Sabaean)은 유향과 몰약 수출로 나라가 흥할 수 있었다.
지금의 실크로드는 시바여왕이 통치할 무렵엔 유향의 길이었다.
구약성경에 솔로몬을 찾아간 동방의 여인이 바로 고대 예멘의 시바여왕 마케다(Makeda)였고, 솔로몬 왕과의 사이에 태어난 아들이 에티오피아 초대 왕 메넬리크 1세이다.

예멘과 에티오피아는 시바여왕이 서로의 조상이라 섬기고 있으며, 현재까지도 유향과 몰약의 생산지로 유명하다.

로마인들의 향유

로마는 그리스로부터 의학적인 지식을 받아들이고, 이집트로부터 화려한 향유 문화를 받아들여 예식용으로 향을 사용하거나, 신체를 가꾸는 미용에 사용하였다. 이들은 두발, 몸, 의상, 침대 등에 향을 묻혀 사용하였고, 많은 향유를 목욕 후의 피부마사지용으로 사용하였다.

또한, 향을 왕족과 귀족들의 위상을 과시하는 목적으로 사용하였는데, 왕의 행렬이나 귀족 또는 장군들의 행렬에 향을 풍겨 인파들을 모이게 했고, 모여든 인파는 그들의 향을 맡는 것만으로도 황홀해했다. 가난한 군중들은 향에 취하고 싶어서 더욱 더 모여 들었다고 한다.

또한 유럽에서 가장 작은 나라인 로마가 전 유럽을 통치할 때, 카라칼라(본명:Bassianus)황제가 로마인들의 호감을 사 왕권을 지키기 위하여, 216년에 콜로세움의 아벤티노 언덕에 거대하고 화려한 카라칼라 목욕탕을 건축하였다.

1,600명을 한꺼번에 수용하는 대규모 목욕탕으로 목욕에 많은 아로마 오일을 사용 하였다.

24시간 불을 밝히고 뜨거운 물, 미지근한 물, 찬물이 넘치는 호화로운 목욕탕이었다.

카라칼라 목욕탕에서의 목욕 순서는 탈의실에서 탈의를 하고 바로 아로마 오일을 잔뜩 바른 후 운동을 한다.

그 다음 한증막(Caldarium)에서 땀을 빼고, 미온수탕(Tepidarium)에서 입욕을 한다.

그리고 차가운 수영장(frigidarium)에서 수영을 즐긴 후 마지막으로 몸에 아로마 오일을 발랐다고 한다.

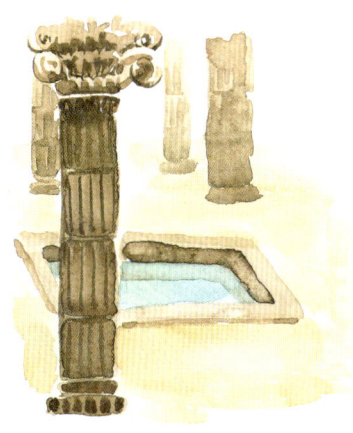

그리스인의 전통의학

화려했던 고대 이집트의 전통의학을 받아들인 그리스는 피부염증과 전쟁에서의 상처 치료용으로 향료를 사용하였다.

그리스 시대에 의학의 아버지라 불린 히포크라테스(hippocrates)는 에게해 섬 코스(Cos)에서 태어났으며, 그리스에서 의학의 신으로 섬기는 아스클레피오스(Asklepios&Asclepius)의 후손이다.

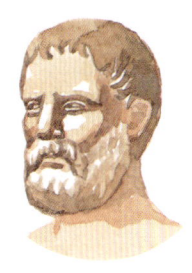

히포크라테스(BC 460-377)

허브와 정유에 관련된 과학적 연구를 토대로, 방향 마사지와 방향 목욕 법을 치료에 적용하였으며, 저서에 약용식물에 대한 기록을 남겼다.(오피움, 벨라도나, 맨드레이크 등)

히포크라테스 선서 – 의사들의 도덕적 자질에 중요성을 두었다.

갈렌

검투사훈련학교 의사로 약용식물 요법의 이론, 콜드크림 원료를 제조했다.

디오스코리데스

의료용식물을 수집, 약 1세기경 『Materia Medica』에서 약 500여 종에 달하는 식물에 대해 상세히 기록, 허브의학에 대한 방대한 연구 자료가 되었다.

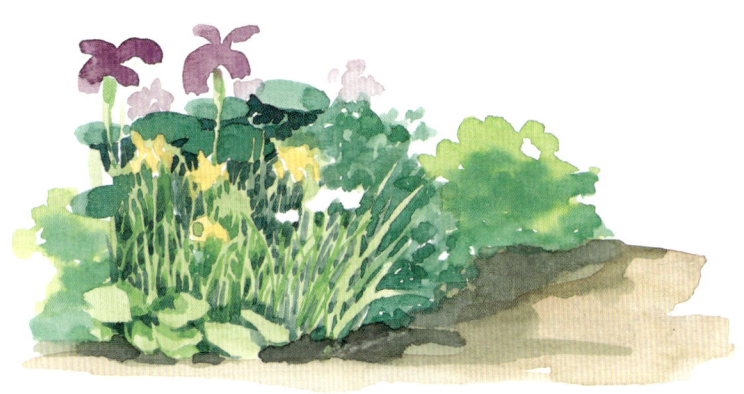

근대 아로마테라피

이집트의 전통의학을 로마시대에서는 의학적인 측면보다는 장식, 방향, 마사지, 식용 및 향신료의 목적으로 사용하였다.
이란 상인들은 방향성 약제였던 에센셜 오일을 지중해 무역로를 통하여 아라비안반도 전역과 동남아시아와 동북아시아에 보급하기 시작하였다.

중국, 인도 등의 동양권 및 아랍권에서는 수의 의학학교 설립과 함께 많은 의학 서적들이 출판되었다.
그 중 10세기말에 알콜(소주)을 증류한 아랍 의사이자 철학자인 아비세나(Avicenna, 아부 알리 이븐시나: 아랍 성명, 980~1,037)는 냉각장치가 부착된 현대적인 개념의 증류법을 고안해 장미에서 추출한 로즈 오또를 고가의 로즈 앱솔루트 대신 사용해 저렴한 로즈 오또를 발전시켰다.
지금도 아비세나법으로 현대 증류법에서 사용되어지고 있다.

12세기 십자군 전쟁 당시 십자군 병사들이 돌아오면서 가지고온 에센셜 오일은 값지고 진귀한 보물이었고, 이 때 수증기 증류법을 수입하게 되었다.
유럽은 유럽에서 자생하는 허브들의 향기를 추출하기 위해 연구 노력하였으며, 라벤더, 세이지, 로즈마리 등의 향기를 추출하기 시작하였다.

영국은 13세기 때 에센셜 오일을 받아들여 아로마 오일 치료가 자리 잡기 시작하였으며, 방부, 살균, 소독에 사용하였다.
13~14세기 동안 영국의학은 가톨릭에서 지배했다.
가톨릭은 사람의 질환, 즉 병은 하나님의 벌로 해석하였으며, 교회 성직자들이 에센셜 오일로 병을 치료하였고, 의학적인 자료를 만들어 발전시켰다.
또한 에센셜 오일은 최음제 및 각종의 질환이나 아름다움을 지키고자 하는 여성들의 미용에 사용했다.

14세기 때 전염성과 사망률이 높은 페스트(흑사병, Yersinia pestis)가 유럽 전역을 강타했다.

1347년에는 영국 런던의 사망자만 1년 동안 50%였으며, 이 후 페스트 전염병은 3년 동안 유럽 전역을 돌며 2천만 명이 넘는 사망자를 발생 시켰다.

이 당시 유럽에선 페스트를 억제하기 위해 허브와 에센셜 오일들을 사용했다.

대표적으로 프랑킨센스와 파인을 거리에서 태우고, 실내에서는 향로에 향을 피우고 에센셜 오일로 목욕을 하게 했다.

의사들은 새의 부리 같은 두건에 캄포나 라벤더, 벤조인 등의 에센셜 오일을 담아서 향기를 강하게 맡으면서 환자를 진료했다고 한다.

사람들은 나무에서 추출한 수지류의 에센셜 오일을 담은 향료와 라벤더 화환을 목에 걸고 다녔는데, 이것은 에센셜 오일 향이 살균 소독 효과가 전염병을 예방한 것을 입증하는 것이다.

그 이후 16, 17세기를 걸쳐 축적된 의학적인 경험과 저서들이 출간되었다.

18세기 까지는 에센셜 오일은 의학계에서 의사들이 환자를 치료하는 약제로 널리 사용했다. 1896년 샐먼의 약국은 수많은 방향성 약(아로마 오일)들을 판매하였다.

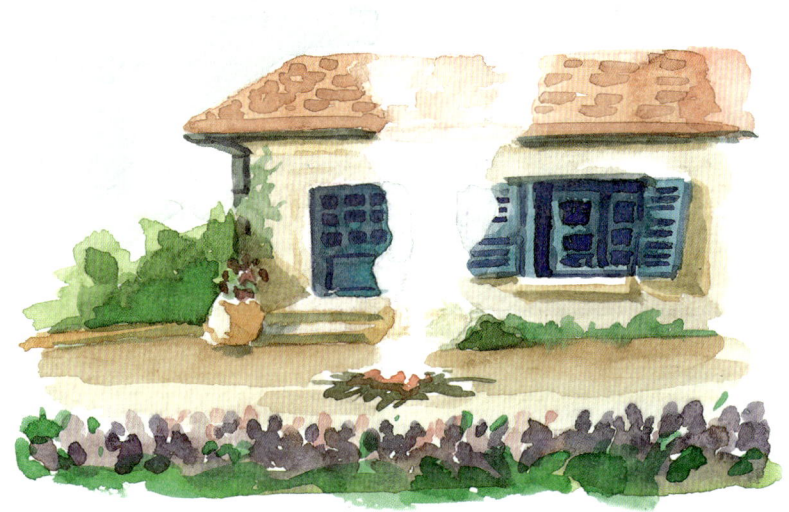

근대 아로마테라피의 3대 주요인물

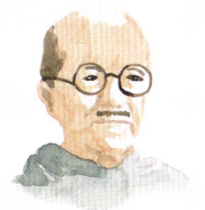

르네 모리스 가테포세 (Rene Maurice Gattefosse, 1881~1950)

프랑스 화학자이며 향을 개발하는 조향사였던 르네 모리스 가테포세가 1920년경 실험실에서 연구 중에 손에 화상을 입어 라벤더가 담겨진 용기에 손을 넣어서 화상을 치료하게 된다.

이 후 가테포세는 퓨어 라벤더 에센셜 오일(pure lavender oil)의 치료적 특성을 발견 하게 되어 이를 계기로 평생을 아로마테라피 연구에 몰두 하게 된다.

현대 아로마의 아버지라 불리며 과학지에 "Aromatherapie"라는 단어를 처음 사용(1926년에 책을 출간)하였다.

향유의 화학적 구성과 여러 가지 의학적 이용에 대해서 심도 있게 연구하였다.

1937년 「Aromatherapy(아로마테라피)」와 「Essential antiseptics(정유의 항균 효과)」를 발표 하였으며 이외에도 향유에 관한 많은 저서를 남겼다.

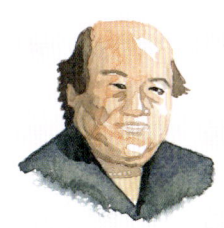

쟝 발렛 (Dr. Jean Valnet, 1920~1995)

프랑스의 화학자이자 외과 의사였던 쟝 발넷은 가테포세의 아로마테라피 연구를 바탕으로, 인도차이나 전쟁 때 캐모마일, 백리향, 레몬, 정향 등을 병사들의 상처치유와 화상, 정신과적 질환에 사용하였다.

이렇게 병사들의 치료를 기록한 책 「The Practice of Aromatherapy」를 발간하여 아로마 임상의 고전적인 교과서를 탄생시켰다.

이 책은 1982년 로버트 티저랜드에 의해 영문으로 번역 편집되어 아로마테라피가 비프랑스어권 지역에서 대중화가 되는 계기가 되었다.

또한 쟝 발넷의 아로마테라피는 프랑스의 전통의학의 한 부분을 차지하는 치료법으로 알려져 있다.

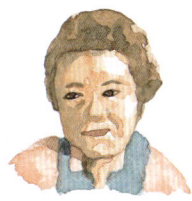

마가렛 모리 (Margaret Maury, 1895~1968)

오스트리아 출신의 프랑스 생화학자이자 간호사였던 마가렛 모리는 쟝 발넷과 동시대의 사람으로 에센셜 오일을 피부미용과 피부과 치료에 사용, 프랑스 피부 미용에 최초로 접목시켰다.

「The Secret of Life and Youth」 발간

「Holistic Aromatherapy의 어머니」라는 찬사를 받는다.

신경이 모이는 척추를 따라 아로마 오일을 사용하는 마사지기술을 고안, 연구를 통해 개인의 특성과 피부상태에 적합한 아로마 오일을 처방(1인 1처방)하여 피부마사지를 실시한다.

현대 아로마테라피

로버트 티저랜드(Robert Tisserand)
: 영국의 아로마테라피스트이자 저작자, 연구자
아로마테라피에 대한 대중의 관심을 높이는데 기여했다.
1977년 "The Art of Aromatherapy"을 출판했다. 아로마테라피의 역사, 에센셜 오일의 치료특성과 응용법에 대해 논하였으며, 최초로 영어로 출간된 아로마테라피 서적이다.
1937년 출간된 가테포세의 「Aromatherapy(아로마테라피)」는 로버트 티저랜드에 의해 1993년 영어로 번역 출간됐다. 모든 사람이 아로마테라피의 개념에 접근하기 쉽게 아로마테라피가 의학의 일부분이라는 선입견을 타파하여 비의학 전문가들도 참여케 했다.

프랑콤과 페노엘(Franchomme & Penoel)
: 프랑스 메디칼 아로마테라피의 정통파
1990년 현재 메디컬 아로마테라피 교과서인 『L'aromatherapy exactement』(아로마테라피)를 출간했다. 현대의 과학적 주장들과 전인적인 방식을 결합, 에센셜 오일의 효과를 모든 성분의 약리학적 상승효과로 이해했다.
순수한 에센셜 오일이 합성물, 반합성물 또는 천연과 동일하다고 하는 어떤 물질보다 언제나 우월하다는 것을 밝혔다.

한국 아로마테라피

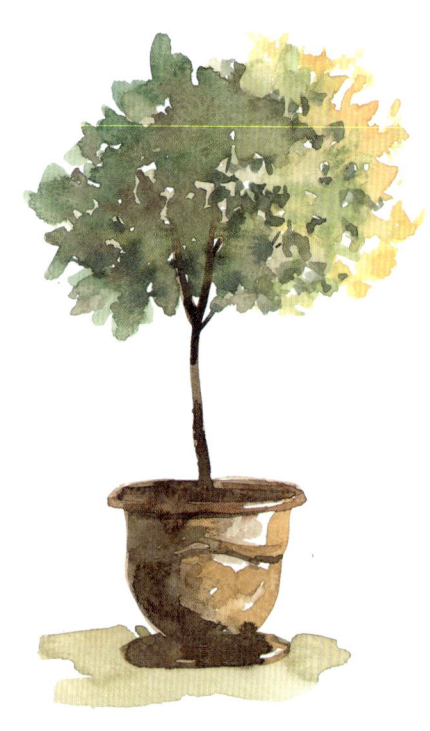

고대 한국은 향을 사랑하여 사용한 기록이 무척 많다.
대부분은 향나무를 태우거나 향가루로 사용하였고, 향나무 목재를 이용한 가구며 건축 등에 사용하였다.
또한 중국의 여인들처럼 동물향인 사향을 사랑하였고, 사향노루를 사육한 기록도 있다.
향을 물과 함께 끓여서 옷에 향기를 베어들게 하는 '박산로'도 있었다. 향기를 머금은 습기는 천에 베어서 향기가 오랫동안 남아 여인의 옷깃에서 오랜 시간 은은하게 퍼지게 하는 아름다운 지혜의 산물이라 하겠다.

그러나 식물에서 추출하는 에센셜 오일로 얻어내는 기술은 없었으므로, 수입에 의존할 수밖에 없었다.
700년경 신안 앞바다에 침몰했던 무역선에서 중국과 고려를 거친 정향(Clove)등의 향료와 향신료, 향 목이 대량 발견 되었으며, 향을 담는 향로와 향합, 향도구들이 발견되었다.

전세계적으로 14세기 때 동아시아에 향의 유행은 무역으로 활발하게 일어났다.
수입된 방향유는 왕족이나 귀족 일부계층의 특권이었음을 보여주며 종교와 예식 그리고 왕족과 사대부의 여유로운 삶과 치유 목적으로 사용되었다.

서기 10~13세기 때 고려는 본초학에 따라 약재로 송나라에 고려의 명약 인삼과 잣을 수출하고, 송나라에서 수입한 열대지방의 희귀한 방향성 약제인 정향(丁香, Clove), 침향(沈香, Aloes-wood), 목향(木香, Elecampane), 육두구(肉豆口, Nutmeg), 몰약(沒藥, Myrrh) 등 방향성 약재들을 수입했다. 수입된 방향성 약재들은 고가에 팔렸으며 특효약으로 처방되었다.

허준이 기록한 '동의보감-탕액편'에는 한국에서 재배가 불가한 회향(Fennel) 처방전 그리고 방향성 약재들이 기록되어 있다.

식물정유(Essential oil)의 사용이 일부 계층의 부와 권력을 상징하는 것은 유럽뿐만 아니라 동아시아와 전 세계에 이른 것으로 짐작할 수 있다.

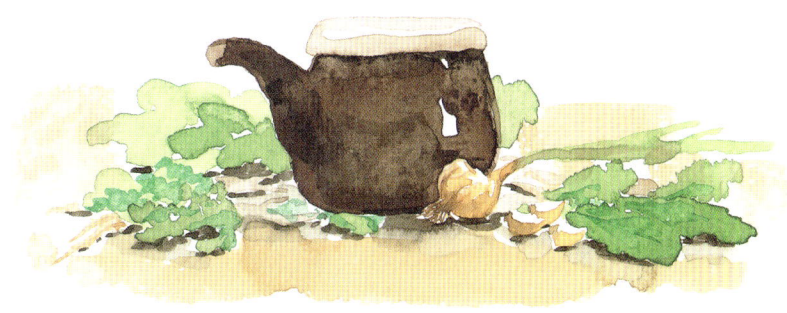

4 아로마테라피의 특징

부작용이 거의 없는 치료법

현대인은 많은 스트레스를 받으며 수많은 질환들을 호소하고 있다. 그에 따른 갖가지 건강과 직결되는 치료법, 예방 차원의 약제나 요법들 역시 많다. 현대의학이 인간에게 미친 공은 크지만 치료 효과만큼이나 다양한 부작용도 무시할 수 없는 부분이다. 이에 비해 아로마테라피는 부작용이 거의 없는 자연치료법이다.

비폭력적인 치료법

치료는 반드시 아픔을 동반한다는 생각은 고정관념이다. 치료란 모름지기 통증없이 증세를 완화하는 것이며, 인체의 자연치유력을 백퍼센트 이용하여 병을 뿌리 채 뽑는 것이라야 한다. 그런 의미에서 아로마테라피를 비롯한 자연 치료법은 고정관념을 탈피한 21세기 의술로 떠오르고 있다.
환자들은 부작용 없이 자유로운 마음으로 즐기듯 병을 치료할 수 있는 무언가를 원한다. 바로 이러한 바람 때문에 아로마는 현대인에게 크게 부각되고 있는 것이다. 아로마는 천연 식물 향으로 부작용이 거의 없고 정신적 안정, 피부 미용, 공기 정화 등에 탁월한 효능을 나타낸다. 인간이 가장 선호하는 자연의 향기그대로인 것이다.

치료와 면역력 강화, 두 마리의 토끼를 잡는다
〈질병을 목표하는 것이 아니라 인간자체의 면역력을 높이는 근원적 치료〉

아로마테라피는 인체의 면역 기능을 높여 주고 내부 장기·분비선·호르몬의 기능에 영향을 미쳐 질병을 물리치는 자연 치료법이다. 이 요법은 박테리아나 바이러스·곰팡이균에 대한 저항력을 높여주어 신종 세균성 질환에도 많이 쓰이고 있다.
각종 약리성분을 지닌 천연의 향이 후각 신경을 통해 대뇌 변연계에 도달, 면역 세포와 호르몬을 활성화하여, 정신과 육체 모두를 정상으로 돌리는 것이 아로마테라피의 특징이다.
요법에 쓰이는 오일(아로마테라피 오일)에 따라 거의 모든 증상에 치료 효과를 기대할 수 있으며 중독의 위험은 전혀 없다.

흔히 투약 방식은 빠르게 증상을 억제하지만, 장기적으로는 면역력을 떨어뜨려 병을 만성화시키거나 재발되는 것을 막지 못한다. 반면 아로마테라피는 방향제 식물(허브)에서 추출한 오일을 사용하여 통증을 완화함과 동시에 인체의 면역 기능을 회복시킨다. 말하자면 '자연의 향'이라는 돌로 두 마리의 토끼를 잡는 것이다.

이는 더욱 근본적인 치료법으로, 현대인이 스트레스를 해결하고, 질병을 예방하는데 큰 도움을 주고 있다.

전인적 치유

일반의학에 대해 실망하고 있는 몇 가지 문제 중의 하나는 분명히 우리를 전체성을 가진 인간으로 보지 않고 정해진 의학적 틀에 환자라는 공통분모를 삽입해서 꿰맞추어 보는 방식에 있을 것이다. 대부분 환자의 마음을 몸으로부터 분리된 것으로 간주하고 영혼도 같이 무시하기 일쑤여서 쉽사리 좋은 환자와 의사 관계를 형성하지 못한다.

아로마 치료법은 그와 달리 전인적 접근법을 써서 전체적 인간을 치료할 뿐만 아니라 환경에서 자연스럽게 생긴 물질과 화학적 구성분의 공통적인 성질을 가진 물질(아로마 에센셜 오일)로 치료하는 것이다.

효능의 다양성과 간편성

아로마 치료의 더욱 구체적인 장점을 들자면 두통약, 해열제처럼 잡다하게 갖춰야 하는 여러 가지 가정상비약을 대신해서 모든 용도에서 간단하게 사용할 수 있다는 간편성이 있다.

❶ 신경정신과 질환의 증상을 완화하고 치료한다. 특히 신경성으로 생기는 스트레스 · 우울증 · 불안증 · 심신증 · 불면증에 효과적이다.
❷ 호흡기 질환에 효과적이다.

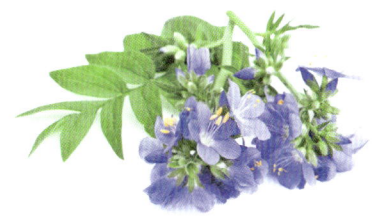

❸ 피부 질환 및 피부 미용에 탁월한 효능이 있어서, 피부 관리에 광범위하게 쓰인다.
❹ 각종 성인병을 예방하고 증상을 완화한다.
❺ 부인과 질환인 생리장애 · 폐경기 증후군 · 생리전증후군 · 질염 · 방광염 치료에 효과가 있다.
❻ 성 호르몬을 자극하여 성적 활력을 불어넣어 준다. 특히 불감증 · 발기 불능 등 성기능 장애를 극복하는데 도움이 된다.
❼ 면역력을 증진시켜 준다.
❽ 항박테리아, 항곰팡이균, 항바이러스 작용이 있다.
❾ 기억력증진효과나 각성효과가 있다. 치매나 학습장애에 대한 예방 및 치료관리에 응용할 수 있다.
❿ 치과, 한의학, 간호학적인 영역에서 광범위하게 활용되고 있다.
⓫ 항암효과 내지 암환자 재활에 사용되고 있다.

아로마테라피의 이 같은 치료 효과는 의학적 실험으로도 검증이 계속되고 있다. 이제 아로마테라피는 단순한 대체요법의 차원을 넘어 현대인의 생활과 가장 밀접하게 호흡하고 작용하는 생활 그 자체가 되어 가고 있다.

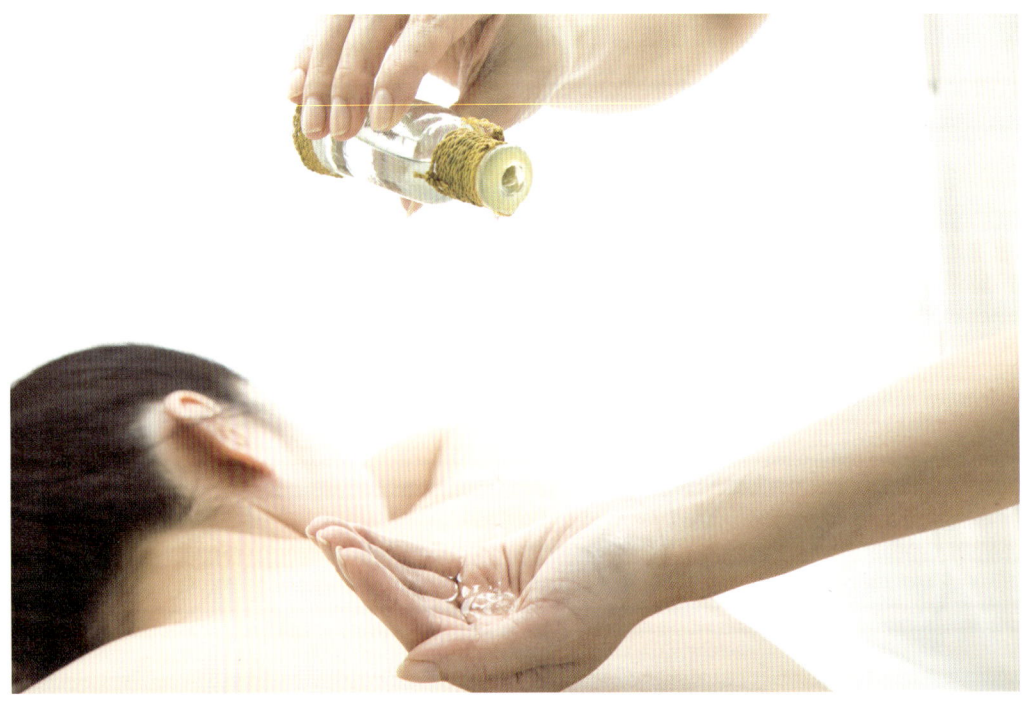

이집트 미라를 만들 때 사용한 몰약(미르)

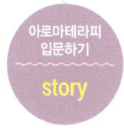

3500년 전 제18왕조 때 파라오(BC 1580~1314년)로서 18세의 젊은 나이에 죽은 투탄카멘의 무덤을 발굴 할 당시에 고고학자들이 미라와 함께 있던 아라바스타 항아리에서 은은한 향이 나서 놀랐다고 전해진다. 어떻게 3,500년이란 긴 시간 동안 향기를 머금고 있었을까.

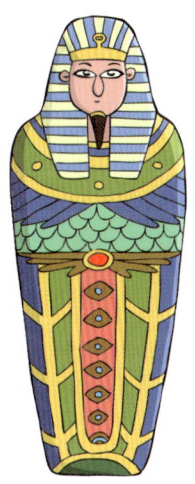

기후가 건조한 이집트는 모래에 묻힌 시체가 오랜 시간 썩지 않고 보존되어 지는 것을 발견하게 되었고, 시체를 3000년 이상 보존하는 방법을 찾아내었다. 이집트에서는 미라를 만드는 전문가가 있었으며, 비용이 너무나 비싸서 돈이 많은 왕족이나 부자들만이 만들 수 있었다. 미라를 만들기 위해 70일이라는 시간 보존하기 위해 방부제로 사용 된 것이 유향(Frankincense)과 몰약(Myrrh) 그리고 검, 시더우드 등이었다. 이 향료(향을 만드는 재료)와 향유는 나무에서 추출된 수지(송진)였으며, 시체를 돌처럼 굳게 만드는 역할을 하여 썩지 않게 하는 물질이었다. 물질을 썩지 않게 방부 작용을 하는 수지의 향유들은 베이스 노트에 해당되며 잘 증발하지 않는 특징을 가지고 있어서 밀봉해 두면 수 천년 동안 보관이 가능하다.

2000년 전에 이런 향유(아로마 에센셜 오일)들은 가격이 고가여서 왕족이나 부자가 아니면 살 수 없는 귀한 보물과도 같았다.

사람이 죽으면 비강(코 구멍)을 통하여 뇌를 긁어내고, 옆구리에 구멍을 내어 장기들을 방부 처리하여 네 개의 돌 항아리에 따로따로 보관하였다. 시체는 체액을 모두 제거한 후에 수지 향유들을 혼합하여 시체에 바르고 말리기를 반복한다. 몰약과 여러 가지 허브와 향유에 담아 두었던 아마포를 시체에 칭칭 감아서 관에 안장하는데 이때 겹겹이 관을 씌워 세워 둔다.

유럽에서는 미라의 가루가 만병통치약처럼 약효가 뛰어나다고 해서 모든 병을 치료하는 약재로 사용 되어졌다. 수 천년 동안의 영생 불변의 신앙으로 남겨진 미라의 신비로움이 약효를 낸다고 생각한 것 같다. 그러나 이는 미라와 붕대에 발라졌던 몰약과 향유의 성분으로 인하여 탁월한 약효가 있었던 것이다. 신비로운 미라 가루는 중세 유럽에서는 비싼 가격에 팔릴 정도로 중독된 사람이 많았으며 공급보다는 수요층이 많아 구하기 어려운 약재가 되었다.

몰약(미르)은 고대 때부터 다양한 질환에 사용하였는데 구약성경에서는 몰약을 약재로 처방하였고, 성유(하나님께 드리는 향)와 관유(죄를 속죄할 때 드리는 향)로도 사용한 기록이 곳곳에 있다.

주요 요점정리

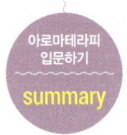

Kyphi(키피)	• 가장 널리 알려진 향수 중 하나, 걱정, 불안을 진정시키고 꿈을 생생하게 하며 영혼을 치유하는 능력이 있다.(Plutarch – 그리스의 역사가) • 샤프란, 계피, 시나몬, 유향, 쥬니퍼베리, 몰약 등 16가지 성분을 블랜딩하여 향, 향수, 질병치료에 사용
파피루스	• 가장 오래된 식물들의 의학적 효과와 사용법이 기록된 문서 • 사용된 식물 – aniseed, cedarwood, onion, garlic, cumin, coriander, castor oil 등
바빌론	• 약용식물 재배(펜넬, 타임, 머스타드, 캐러웨이, 코리안더, 로즈, 쥬니퍼, 미르 등)
히포크라테스 (BC 460~377)	• 수많은 의용식물에 대해 저서에 기록(오피움, 벨라도나, 맨드레이크 등) • 히포크라테스 선서 – 의사들의 도덕적 자질에 중요성을 둠
갈렌	• 검투사훈련학교 의사, 약용식물 요법의 이론, 콜드크림 원료 제조
디오스코리데스	• 의료용식물을 수집, 약 1세기경 『Materia Medica』에서 약 500여 종에 달하는 식물에 대해 상세히 기록, 허브의학에 대한 방대한 연구자료
Avicenna (AD 980~1037)	• 최초의 위대한 아랍의사 • 증류법 발견(쿨링시스템 개발), 식물이 인체에 미치는 효능에 대해 기술(라벤더와 캐모마일 등 기록), 로즈 오일 처음 증류함
니콜라스 쿨페퍼	• 『Herbal』책 발간 • 간단한 식물약제를 대체요법적 방법으로 대중이 사용할 수 있도록 저술
Freidrich Hoffman (1660~1742)	• 에센셜 오일의 성질에 대해 연구, 17세기 후반에는 전 유럽에서 아로마 성분 사용

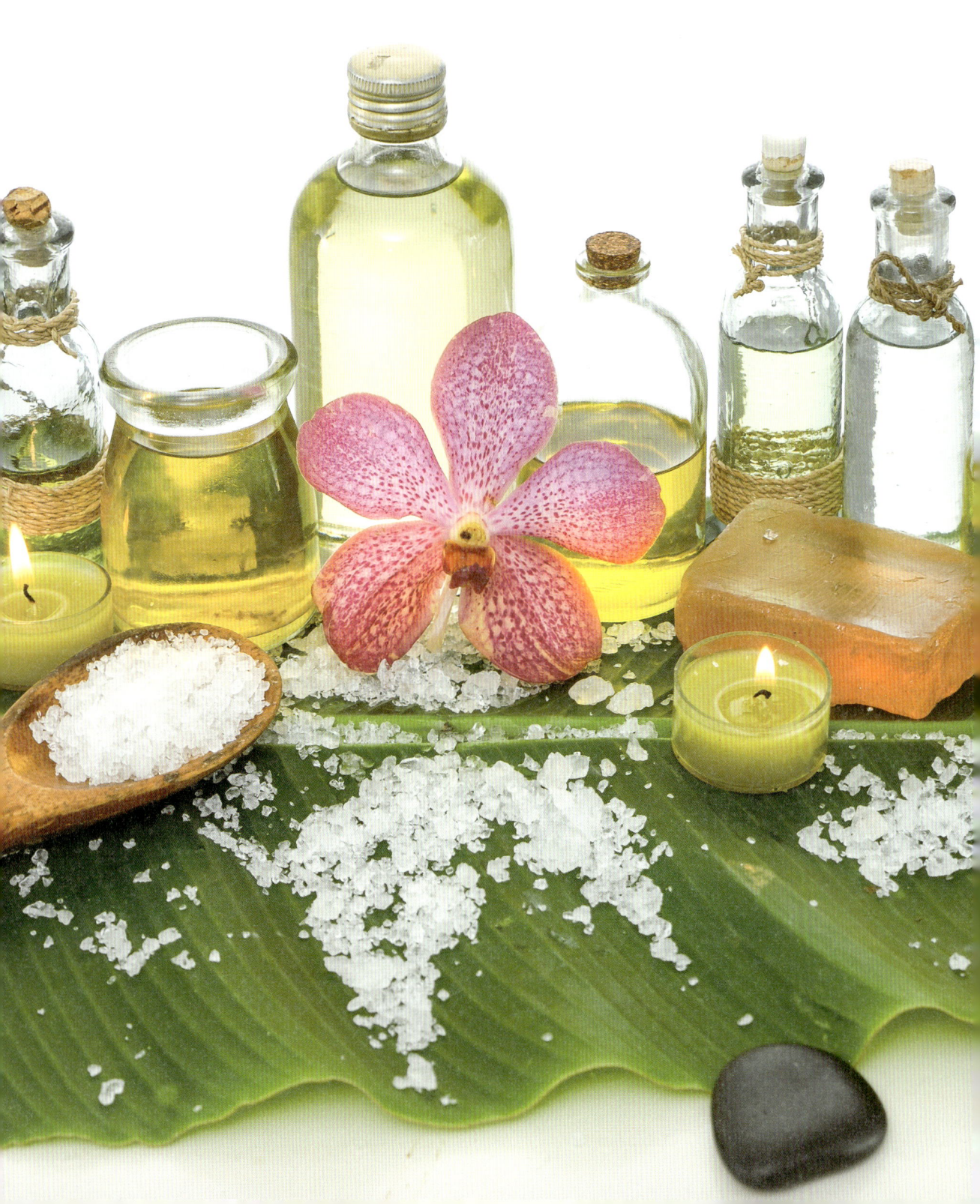

AROMA-THERAPY GUIDE

Lesson 02
에센셜 오일 알아보기

1 에센셜 오일이란?

에센셜 오일은 아로마테라피의 근본이 되는 물질로 향기나는 식물(Herb)의 꽃, 잎, 줄기, 뿌리, 열매, 껍질, 수지 등에서 다양한 방법으로 추출한 휘발성 정유(Volatile Oil)를 뜻한다.

토양에너지(음)와 태양에너지(양)의 음양의 조화에 의해 식물이 성장을 하게 되는데, 에센셜 오일은 식물이 가지고 있는 이러한 에너지 즉, 生命力(=氣)을 그대로 간직한 물질(Living Substance)이라고 할 수 있다.

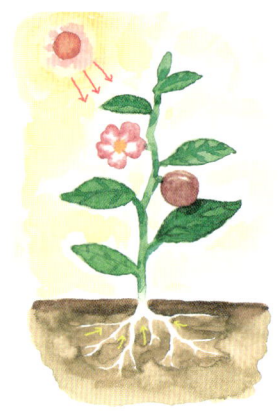

에센셜 오일 = '식물의 에너지'(태양, 광합성, 식물, 토양)

[허브 식물별 에센셜 오일 수확량]

허브식물	추출 부위	무게(kg)	수확량(kg)
유칼립투스	잎	10	1
라벤더	꽃	100	1
캐모마일	꽃	1,000	1
로즈	꽃	4,000	1(증류법)
멜리사	잎	7,000	1

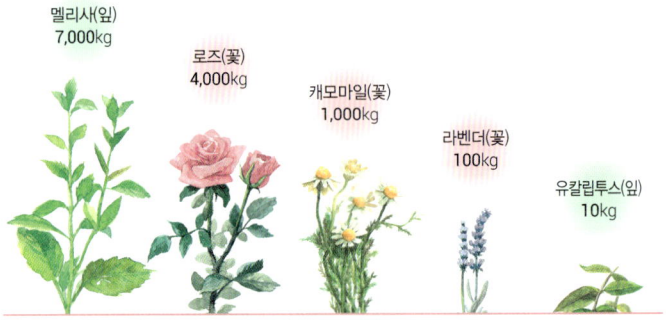

에센셜 오일 추출량(1kg)에 필요한 허브 식물별 무게

2
에센셜 오일의 구성성분과 작용

에센셜 오일은 식물의 신진대사 과정에서 생성되며, 300여 종 이상의 화학물질로 구성되어 있다.

대부분의 구성원소는 탄소(C)와 수소(H), 산소(O)로 이루어져 있으며, 일부 황(S) 및 질소화합물(N)도 포함된다.

1차 대사 : 광합성(햇빛 + 이산화탄소 + 물 + 흙)
- 당, 단백질, 핵산, 지질 생산

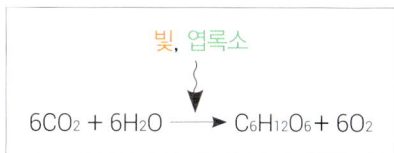

$$6CO_2 + 6H_2O \xrightarrow{\text{빛, 엽록소}} C_6H_{12}O_6 + 6O_2$$

2차 대사 : 유기광물 복합체 효소반응
- 엽록소 + 물 + 질소, 인산, 칼리 등 + 흙의 미생물
- 피토케미칼(터페노이드류, 유기황화합물, 페놀류 등의 에센셜 오일 성분)생산

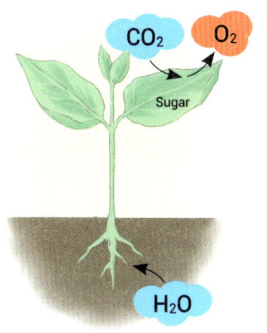

광합성(photosynthesis)

그리고 에센셜 오일의 화학적 구성성분은 추출 과정과 식물에 의한 구성 분자의 생합성 과정에 의해 결정된다.

에센셜 오일의 구성성분에는 세 가지 주요한 분자 종류가 있는데 이 세 종류의 분자구조가 에센셜 오일의 대부분의 성분을 구성하고 있다.

- 모노테르펜과 그들의 유도체(derivatives)
  (모노테르페노이드 : Monoterpenoid)
- 페닐 프로판 유도체
  (페닐 프로파노이드 : Phenyl propanoid)
- 세스퀴테르펜과 그들의 유도체
  (세스퀴테르페노이드 : Sesquiterpenoids)

테르펜은 아세틸(acetyl)기의 탄소사슬(chain)에 의해 생성되어 만들어지는 메바론산(mevalonic acid)에서 생합성 된다. 중요한 탄소 사슬은 이소프렌(isoprene) 단위이다. 이소프렌으로 알려진 메틸부타-1,3-디엔(methylbuta-1,3-diene)은 모든 테르페노이드 분자가 생산되는 분자 구조의 기본 단위이다.

[자연에서 쉽게 발견되는 테르페노이드 화합물]

화합물의 종류	이소프렌 단위 개수	생성물질
모노테르펜 (Mono terpenes)	2	에센셜 오일 구성성분과 이리도이드(iridoids)
세스퀴테르펜 (Sesqui terpenes)	3	에센셜 오일 구성성분
디테르펜 (Di terpenes)	4	에센셜 오일 성분과 수지(resins), 비타민 A, 피톨(Phytol), 지베렐린(gibberellins)
트리테르펜 (Tri terpenes)	6	스쿠알렌(squalene), 스테로이드(steroid), 심배당체(heart glycosides)
테트라테르펜 (Tetra terpenes)	8	카로티노이드(Carotenoids), 크산토필(xanthophylls)
폴리테르펜 (Poly terpenes)		고무, 쿠타페르카(gutta-percha)

탄화수소계(CH)

모노테르펜(Mono terpene)

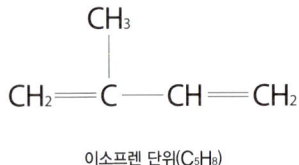

이소프렌 단위(C_5H_8)

두개의 이소프렌 단위를 갖고 있으며 대부분의 에센셜 오일에서 다량 또는 미량 함유되어 있다.

Schnaubelt는 증류 방법과 증류 시의 물의 pH, 기온, 기압에 따라 모노테르펜의 농도에 영향을 준다고 한다.

(높은 기온과 기압은 더 높은 농도의 모노테르펜이 생산되고, 낮은 기압과 온도에서는 알콜, 에테르 성분이 풍부한 오일이 생산된다).

● 주요 성분
- α-pinene : Cypress, Pine, Juniperberry
- β-pinene : Pine, Neroli, Lemon
- Limonene : OrangeSweet, Lemon, Bergamot, Neroli
- Myrcene : Juniperberry
- Sabinene : Juniperberry
- Camphene : Rosemary, Ginger, Pine

● **특성**
- 모노테르펜은 빠르고 쉽게 산화된다.
- 산화되는 과정에서 멸균특성에 영향을 준다.
- 또한 피부 자극에 영향을 줄 수 있다.
- 감귤계(Citrus) 오일의 주성분이며 파인(Pine)오일도 많은 성분을 함유하고 있다.
- 모노테르펜은 항균, 진통, 항바이러스, 충혈완화, 강장제, 흥분제, 호르몬 효과를 나타낸다.

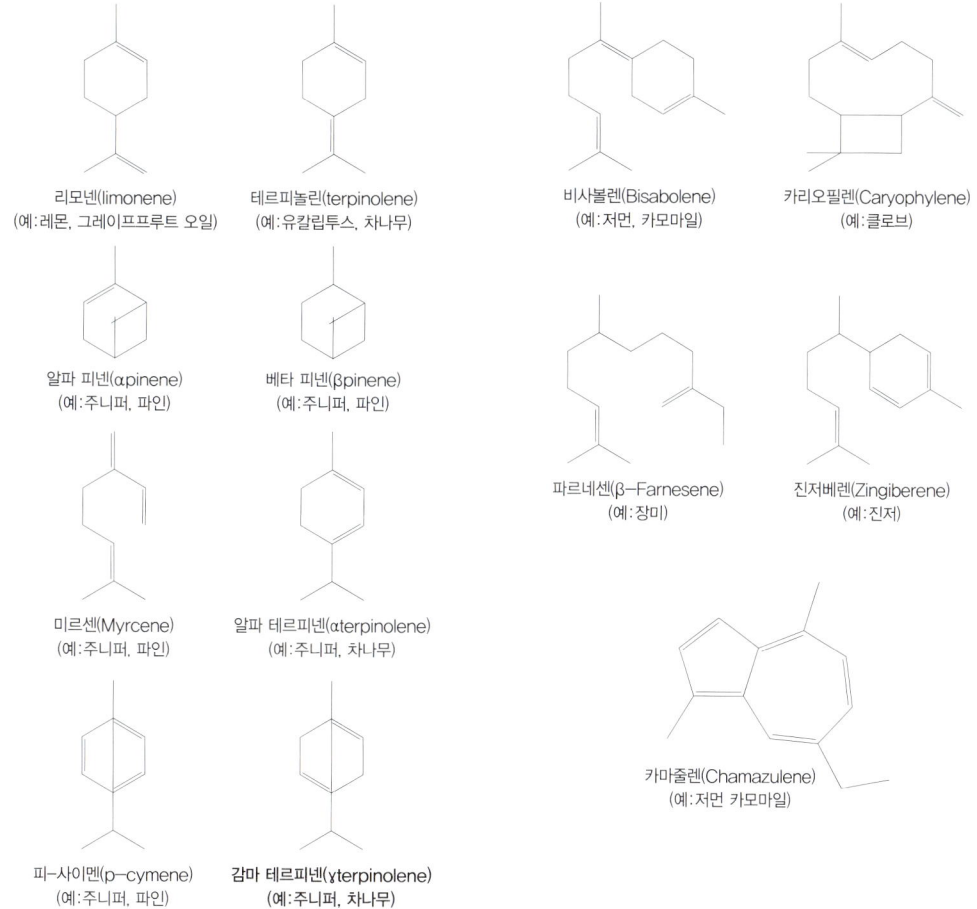

에센셜 오일에서 나오는 몇 가지의 모노테르펜 탄화수소 구조

에센셜 오일에서 발견할 수 있는 몇 개의 세스퀴테르펜 탄화수소 구성성분

세스퀴테르펜(Sesqui terpenes)

3개의 이소프렌 결합으로 이루어져 있고 적어도 하나의 탄소 이중결합(C = C)을 가지고 있으며 수소원자의 개수에 따라 다양한 물질로 된다. 모든 세스퀴테르펜은 -ene으로 끝난다.
국화과의 식물에서 생산되는 에센셜 오일은 상대적으로 높은 세스퀴테르펜을 함유하고 있다.

[국화과 식물의 세스퀴테르펜 함유량]

에센셜 오일 명	세스퀴테르펜 함량(%)
캐모마일(Chamomila recutita)	최고 35%
헬리크리섬(Helichrysum italicum)	최고 50%
야로(Achillea millefolium)	최고 35%

● 주요 성분
- Caryophyllene : Clove bud, Lavender, Marjoram, Frankincense, Palmarosa
- Bisabolene : Chamomile German, Chamomile Roman, Sandalwood, Yarrow
- Chamazulene : Chamomile German, Chamomile Roman

● 특성
- 세스퀴테르펜의 주요 특성은 많은 보고에서 알려진 대로 항염증성과 소염 특성, 항 바이러스 특성이 우수하다.
- 저먼 캐모마일의 카마줄렌과 비사보렌, 진저오일의 진저베렌, 장미의 파넨센이 대표적인 성분이다.

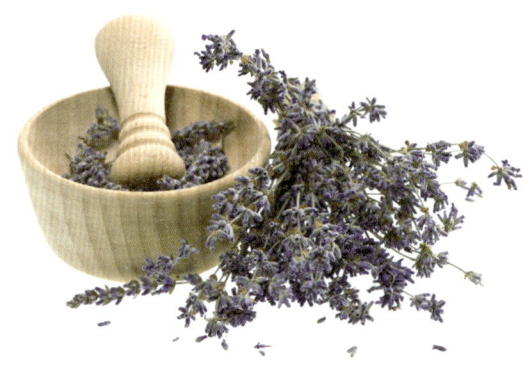

알콜(Alcohols)

알콜 분자는 이소프렌단위 탄소 원자 중 하나에 수산기(-OH)를 갖고 있으며 "ol"로 끝난다.

모노테르펜알콜(Mono terpenols)

2개의 이소프렌단위에 수산기가 붙은것으로 에센셜 오일 구성성분 중 가장 효과적이고 안전한 성분이다. Lavabre는 그 특성에 따라 상당히 다양한 효능을 발휘하였다고 한다. 대부분의 모노테르펜알콜류는 멸균성을 가지고 있으며 상쾌한 기분을 주며 독성이 낮다고 보고하고 있다.
일반적으로 자극효과가 있다고 여겨지는 반면 뚜렷한 진정효과도 있는 것을 보여 주었다.
알콜의 신경 강화제 역할로 인해 스트레스에 효과적인데 그 이유는 내분비 신경계에 작용하여 면역체계에 영향을 미쳐 진정효과를 발휘하는 것이다.
리나롤을 가지고 있는 에센셜 오일은 라벤더, 코리안더, 클라리세이지, 로즈우드, 타임이다.

● 주요 성분
- Geraniol : Palmarosa, Rose, Coriander, Geranium, Neroli, Nutmeg, Petitgrain
- Lavandulol : Lavender
- Linalol : Lavender, Neroli, Nutmeg, Thyme ct. linalool
- Menthol : (liver stimulant) Peppermint
- Terpineol : Bergamot, Geranium, Sweet Marjoram, Neroli

● 특성
- 강한 항균, 항진균, 항 바이러스성
- 혈관수축 특성(멘톨, 리나롤, 알파테르페놀, 제라니올이 치료를 받는 부위가 차갑다고 느끼게 하는 특성이 있다.)
- 강장, 자극제
- 진정제

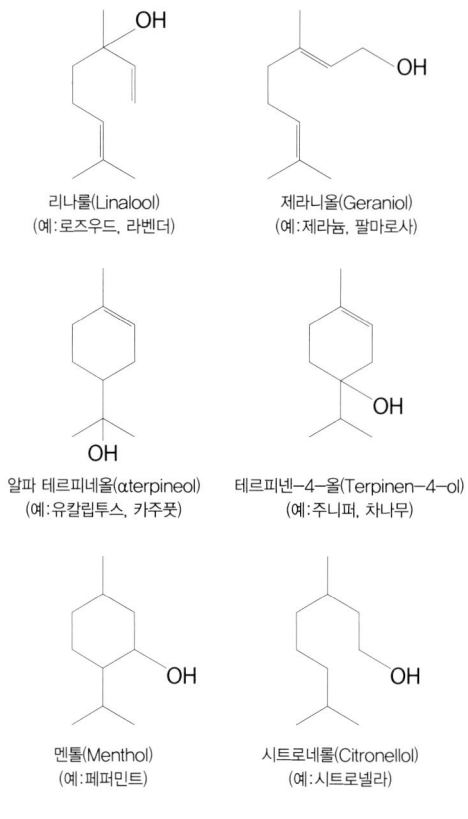

에센셜 오일에서 발견할 수 있는 몇 가지의
모노테르펜 알콜 구성 성분

세스퀴테르펜알콜(Sesqui terpenols)

3개의 이소프렌 단위에 여러 개의 수산기가 붙은 것으로 "ol"로 끝난다.

장미와 캐모마일에서 나타나는 세스퀴테르펜알콜인 파네솔(farnesol)은 뛰어난 세균발육억제제이다. 이것은 피부 관리와 방취제(deodorant)상품에 잘 맞으며 박테리아의 발육을 죽이기보다는 제어하는 것으로 알려져 있다.

근육과 신경을 강화하고 정맥출혈과 림프성기관의 충혈을 줄이고 어느 정도의 항균성 효과도 있는 것으로 잘 알려져 있다.

세스퀴테르펜알콜은 특히 에센셜 오일로서 매우 독특한 효과를 발휘하는 종류도 있는데 베티버, 캐롯시드, 시더우드, 샌달우드와 스파이크나드 등이 여기에 속한다.

● 주요 성분
- Farnesol : Rose, Lemongrass, Neroli, Cedarwood
- Santalol : Sandalwood, Cedarwood

● 특성
- 항염증성, 염증치료
- 항바이러스성 특성(샌달우드 : 단순포진바이러스 억제)
- 항 발암성 특성(니아울리의 네로리돌의 장의 발암억제 기능)

알파-산타롤(α-satalol)
(예: 샌달우드)

알파-비사보롤(α-bisabolol)
(예: 저먼 카모마일)

베타-파네솔(β-farnesol)
(예: 장미)

에센셜 오일에서 발견되는 몇 가지의
세스퀴테르펜 알콜 구성 성분

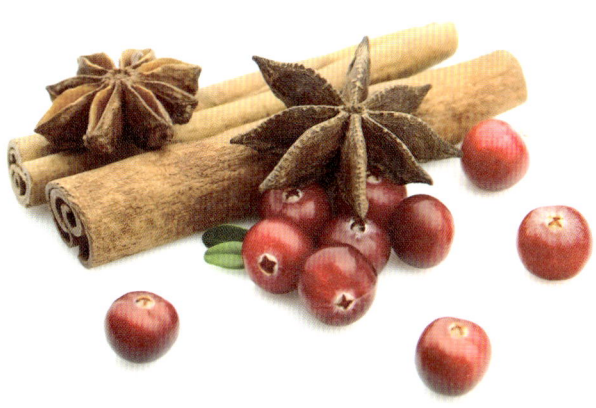

페놀(Phenols)

페놀의 화학적인 특성은 벤젠고리에 수산기(-OH)가 결합되어 있다.

"ol"로 끝나며 순수한 페놀은 수용성이며 페놀의 수용액은 석탄산으로 불리운다.

이용액은 살균 특성이 매우 강해 최초의 멸균제로 사용하였는데 그 이유는 박테리아를 즉시 사멸시키기 때문이다. 오늘날 환자에게 직접적으로 사용하지는 않는데 그 이유는 이것이 피부를 데워 화끈거림을 나타내기 때문이며 수술기구 등의 소독에는 계속 사용되고 있다.

많은 페놀이 페닐 프로판 유도체로서 에센셜 오일에 나타난다. 티몰, 카바크롤이 대표적인 모노테르펜페놀유도체로서 타임, 오레가노 등에 함유되어 있다.

● 주요 성분
- Carvacrol : Thyme, Oregano, Savory
- Thymol : Thyme, Oregano, Savory
- Eugenol : Cinnamon, Clove bud, Black Pepper, Nutmeg

● 특성
- 매우 강한 항균성 특성
- 피부와 점막 자극제
- 일반적인 강장제와 자극제
- 신경계 자극제
- 면역체계 자극제

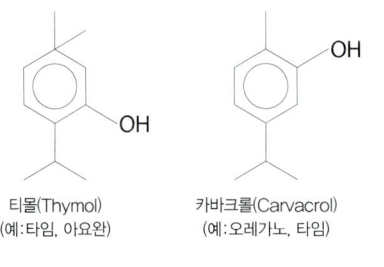

티몰(Thymol) (예:타임, 아요완)   카바크롤(Carvacrol) (예:오레가노, 타임)

모노테르페노이드 페놀 구성 성분

에테르(Ether)

에센셜 오일에 있는 대부분의 에테르는 석탄산 에테르이다. 이것은 페놀의 수산기에서 파생되는데 수소가 메틸기($-CH_3$)나 2개의 탄소 에틸기($-CH_2-CH_3$)의 짧은 사슬로 대체된다. 명칭은 ether 또는 -oxy, ole로 끝나기도 한다.

많은 양의 에테르는 경련을 일으켜 실신에 이르는 신경독성을 가질 수 있다.

미리스티신은 항정신성을 띠지만 전형적으로 에테르가 많은 오일은 항정신적 효과를 일으키지 않는다.

사프롤은 간의 발암성을 일으키는 것으로 잘 알려져 있다.

● **주요 성분**
- methyl carvicol, methyl eugenol 등

● **특성**
- 진경제
- 진통제
- 항균제

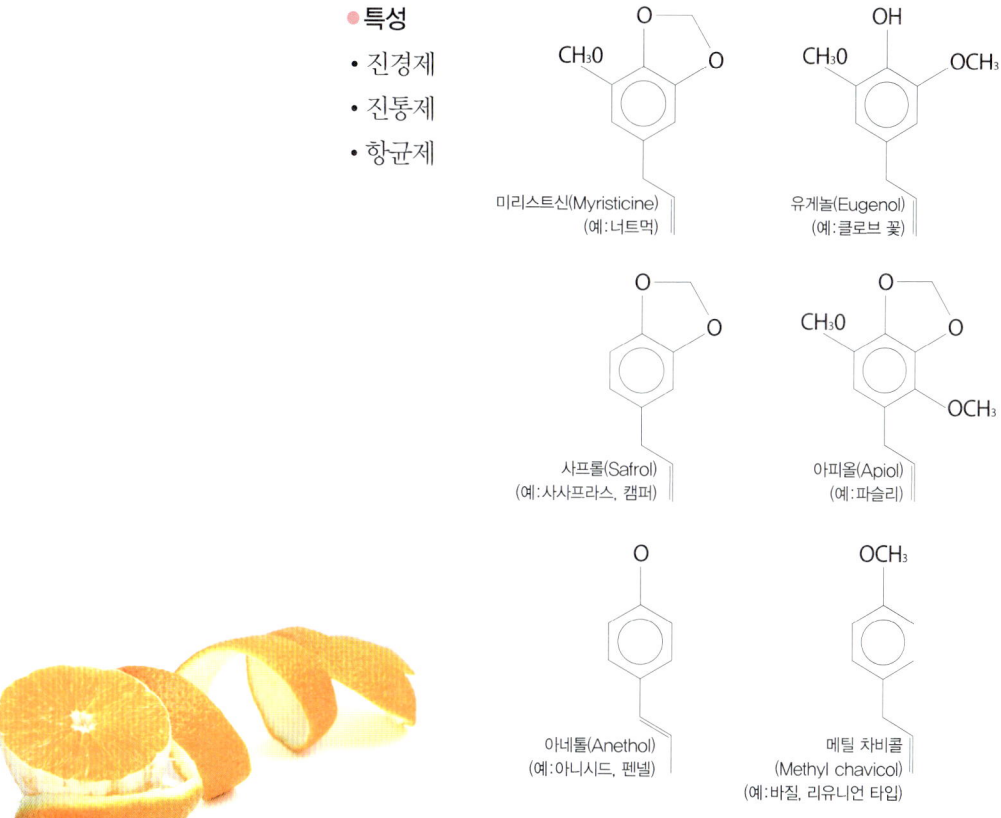

에센셜 오일에 있는 에테르

에스테르(Ester)

에스테르는 알콜과 산의 반응에 의해 만들어지며 두 개의 부모 분자로부터 이름을 따서 명명한다.

예를 들어
리나롤 + 아세트산 = 리나릴아세테이트 + 물
알콜이 떨어지면 -ol로 쓰고 얻으면 -yl을 사용하며
산이 떨어지면 -ic, 얻으면 -ate를 쓴다.

에스테르는 일반적으로 과일향과 향기로운 향을 가지고 있으며 향수에 널리 사용한다. 에스테르는 일반적으로 사용하기 안전하며 낮은 독성을 갖고 있다. 그러나 에스테르 메틸 살리실산염(윈터그린 함유)과 사비닐 아세테이트는 매우 독성이 강하다.

진경제 효과로 잘 알려진 로만 캐모마일은 많은 에스테르를 함유하고 있는데 일반적으로 에스테르를 주성분으로 함유하는 경우는 거의 없으나 적은 양이라도 에스테르를 함유하고 있는 에센셜 오일은 향취가 좋아지는 특성이 있다. 에스테르는 항진균제 역할이 우수하다.
제라늄은 에스테르가 풍부하여 칸디다균에 뛰어난 항균력을 보인다.

● **주요 성분**
- Benzyl acetate : Geranium, Jasmine, Petitgrain, Ylangylang
- Geranyl acetate : Geranium, Petitgrain
- Linalyl acetate : Neroli, Lavender, Bergamot, Clary Sage

● **특성**
- 진경제
- 항염증성
- 신경계를 안정시키고 강화시키는 특성
- 항진균제
- 진정제 효과

리나릴 아세테이트(Linalyl acetate)
(예:라벤더, 퍼터그레인)

벤질 아세테이트(Benzyl acetate)
(예:자스민, 일랑일랑)

제라닐 아세테이트(Geranyl acetate)
(예:제라늄, 팔마로사)

에센셜 오일에서 발견되는 보통의 에스테르

알데하이드(Aldehyde)

알데하이드는 탄소사슬 마지막에 있는 탄소 원자에 산소원자가 이중결합으로 구성되어 있다. 네번째 결합은 항상 수소 결합이며 대개 -al로 끝난다.

알데하이드는 매우 불안정하여 쉽게 산화되는 특성이 있다.

알데하이드는 흔히 상쾌한 감귤 같은 향을 가지고 있다.

알데하이드는 안정적이고 항염증적인 특성은 매우 낮은 농도로 사용 될 때 분명하게 나타난다. 예로서 알데하이드가 풍부한 레몬그라스는 칸디다(Candida albicans)균을 억제하는데 특별한 효과가 있는 것으로 밝혀졌다.

성분 중 시트랄과 시트로네랄이 효과가 우수한 것으로 판명되었다.

하지만 산화에 약하다는 단점이 있다.

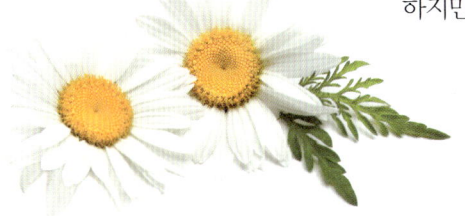

- 주요 성분
  - Citronellal : Citronella, Lemongrass, Melissa, Eucalyptus citriodora
  - Citrals : (Neral and Geraial) also anti-viral Melissa, Lemongrass, Geranium, Orange, Mandarin, Petitgrain, Bergamot

- 특성
- 신경계 안정
- 항염증성
- 혈관확장과 혈압강화제
- 항진균성

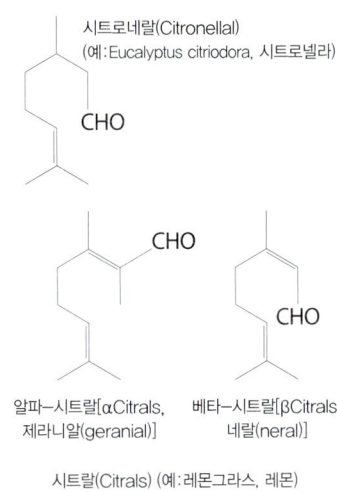

에센셜 오일의 모노테르펜 알데히드 성분

산화물(Oxides)

산화물은 에테르와 비슷한데 짧은 탄소 사슬에 결합되기보다는 고리를 형성하여 산소원자와 결합하는 구조를 갖고 있다. 이들은 대개 "ole"로 끝난다.
산화물은 가래를 나오게 하는 성분으로 잘 알려져 있다. 기관지 천식에서 항염증성 효과를 보여준다.

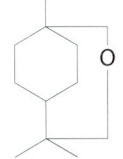

가장 흔한 산화물의 구조 도식 : 1,8-시네올

- 주요 성분
  - 1,8 Cineole : Eucalyptus, Cajuput, Niaouli, Tea Tree, Rosemary

● 특성
- 호흡기 기관의 분비선과 소화기관의 분비액을 자극하는 역할
- 가래를 나오게 하는 역할(무친 분비세포를 자극하고 호흡기 점막의 섬모의 반응을 촉진)

락톤과 쿠마린

락톤은 에스테르기를 함유하고 있으며 탄소고리계에 통합된다. 쿠마린은 락톤의 한 유형이다.

락톤은 케톤과 유사한 신경독성 효과가 있으며 피부 알레르기 민감성, 물집을 유발할 수 있다.

락톤은 압착법으로 얻은 오일과 몇 가지 앱솔루트에서만 발견되는데 증류하기에는 분자무게가 무겁기 때문이다. 버가못 오일의 잘 알려진 UV 감광성은 퓨로쿠마린(furocumarin)과 버갑텐(bergaptene)이 있기 때문이다.

락톤의 특성
- 무코다당류 가수분해와 거담약
- 진통제
- 온도를 떨어뜨리는 성질

쿠마린의 특성
- 많은 식물 독소와 피부를 민감하게 만드는 특성
- 혈액 응고를 방해하는 성질
- 혈압강화제
- 진정제 효과

버갑텐(Bergaptene)

쿠마린(Coumarin)

에센셜 오일에서 발견되는 전형적인 락톤 성분

3

에센셜 오일의 작용기전

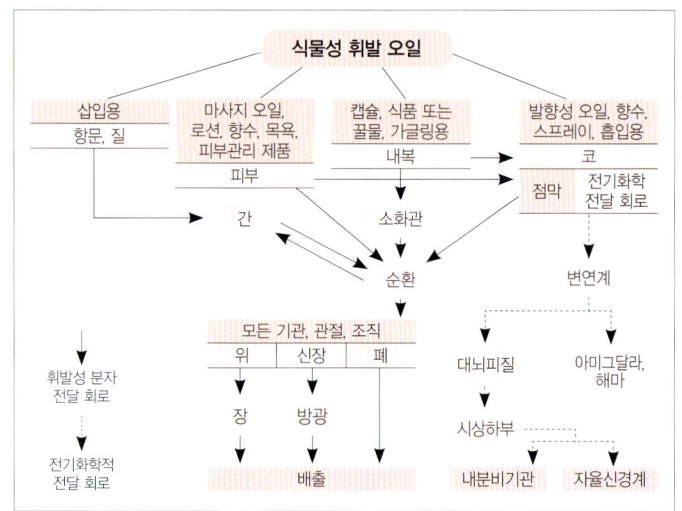

후각을 통한 흡수

향기 분자 흡입 → 점액(mucus)에 닿아 용해됨 → 섬모(Cilia)에 향기 분자가 결합 → 후각세포(Olfactory cells)에 전달 → 엑손 신경돌기(Axon) → 향기 분자가 전기적 신호로 바뀜 → 후구(Olfactory bulb)에 전달 → 후삭(Olfactory tract) → 변연계(Limbic system): 감정, 성욕, 식욕, 기억, 학습기능 조절

그리고 전기적 신호가 시상하부(수분, 체온 조절)와 뇌하수체(호르몬 사령탑)에 전달 되서 자율신경, 호르몬, 면역계의 움직임을 조정한다. 또한 대뇌 신피질, 해마에도 자극이 되어 상상력과 창조력, 기억력에도 영향력을 미친다.

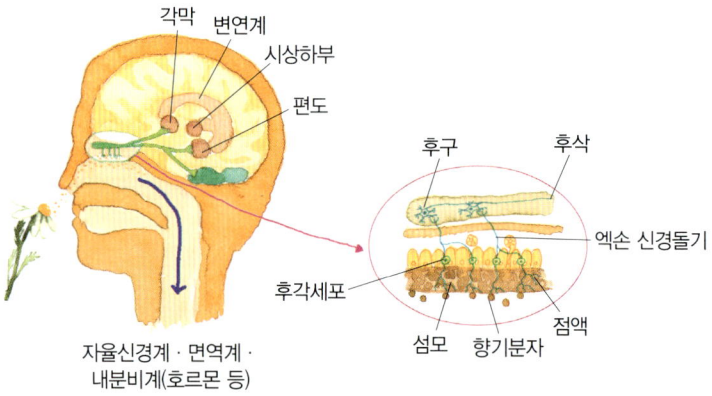

폐를 통한 흡수

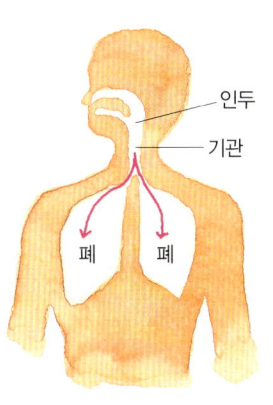

향기 분자 → 코 → 인두(Pharynx) → 후두(Larynx) → 기관(Trachea) → 기관지(Bronchi) → 세기관지(Bronchioles) → 폐포: 가스교환(산소 흡수, 이산화탄소 방출) → 전신순환 → 배출(땀, 피부, 소변, 대변, 호흡)

일부 오일은 몸 안의 특정 기관이나 조직에 친화력이 있어 오일이 그 부분에 도달하면 특별한 효과를 나타낸다. 또 어떤 오일들은 몸 전체에 전반적인 효과를 나타내기도 한다.

예) 프랑킨센스 → 폐, 로즈 / 캐모마일 → 여성생식 기관 / 버가못 → 비뇨기계

피부를 통한 흡수

향기 분자 → 표피 사이로 침투 → 피부의 진피층 → 모세혈관, 림프 순환 → 전신 순환

에센셜 오일의 작은 분자는 우리 인체 혈관 내까지 깊이 침투하여 혈액 순환과 신진대사 정상화를 돕는다. 실례로 라벤더 오일을 피부에 마사지 후, 20분이 경과되었을 때 혈액 내에서 라벤더 성분이 검출되었다.

> **TIP** 피부에 에센셜 오일을 마사지할 경우는 꼭 캐리어 오일에 희석해서 사용한다.

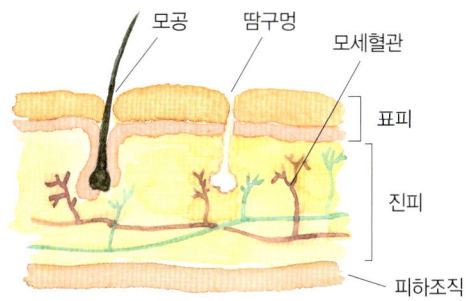

4
에센셜 오일의 등급

에센셜 오일의 등급은 생산되는 국가나 공급 기업이, 에센셜 오일을 등급제에 의거하여 각각의 에센셜 오일들을 구분하여 두고 소비층이 요구하는 등급과 가격을 매겨 판매 공급하고 있다.

예를 들어, 유럽의 OOO사 아로마 오일 공급 업체의 등급을 구매자에게 소개하는 내용을 인용하여 소개하고자 한다.

★★★★★★

유기농 인증, 100% 순수 에센셜 오일
(100% Pure Essential Oils – Certified Organic)
호주 유기농 인증기관(ACO : Australian Certified Organic Pty Ltd) 유기농 인증을 받은 100% 순수(pure)한 에센셜 오일들은 그 질과 향기로움이 가장 강열하고 오랫동안 지속된다. 흙과 땅의 건강과 생태계 유지를 중점으로 둔 기법을 사용하며, 어떠한 인공 화학물이나 인공비료, 유전자변형생물(GMO)을 일체 사용하지 않고 재배한 유기농 생산물들이다. 모든 보급로와 경영관리시스템을 관찰하는 이러한 품질관리체계는 오일의 순수함과 진품을 보증할 수 있도록 했다. 이러한 오일들은 특정하게 지어진 학명과 단일기원 식물로부터 특정한 추출기법으로 생산되었다. 다른 과학적 기법의 추가물을 포함한 다른 이외의 것은 들어가지 않았으며, 또한 다른 오일과 블랜딩 되거나 배합되지 않았다.

★★★★★

재래형식, 100% 순수 에센셜 오일
(100% Pure Essential Oils – Conventional)
재래형식으로 추출된 천연의 100% 순수(pure) 에센셜 오일로서 유기농 인증은 받지 않았으나, 최고급 에센셜 오일이며, 한 특정 지역으로부터 생산된 진짜 아로마 오일 신상 명세표를 가지고 있는 진품 순수(pure) 에센셜 오일이다. 특정하게 지어진 학명과 단일기원 식물로부터 특정한 추출기법으로 생산되었으며, 다른 과학적 기법의 추가물을 포함시키지 않았고, 또한 다른 오일과 블랜딩 되거나 배합되지 않았다는 특징을 가졌다.

★★★★
혼합된 원산지, 100% 순수 에센셜 오일
(100% Pure Essential Oils – Blended Origin)

100% 순수(Pure)한 에센셜 오일이다. 그러나 같은 학명의 식물로부터 추출했지만, 여러 지역에서 다른 지리적 조건에서 자라난 식물들을 사용했다. 같은 학명을 가진 한, 두 지역 또는 그 이상의 원산지로부터 특정한 추출법을 이용하여 생산했다. 다른 과학적 기법의 추가물이나 어떠한 정제 등을 포함한 다른 이외의 물질들은 혼합되지 않는다. 100% 천연성분이면서 가격이 저렴하여, 가격 대비 좋은 에센셜 오일로 알려져 있다.

★★★
천연 혼합, 에센셜 오일
(Essential Oils – Blended Natural)

천연성분들로만 혼합된 오일로서, 100% 순수(pure)한 오일로 만들어 졌으며, 순수한 에센셜 오일이 주요소이며, 모든 구성 성분은 천연으로 인정받은 것들이다. 좋은 에센셜 오일 프로필을 가지고 있으면서도 그에 비해 가격이 저렴하다.

★★
고급 상업용, 에센셜 오일
(Essential Oils – Premium Commercial)

고급 상업용 오일로서, 100% 순수 에센셜 오일(최소 20%)와 천연 재료를 유전자가 일치하도록 혼합해 전매/특허 받아서 생산하였다. 아로마테라피가 아닌 공업용 향을 목적으로 한다며 가장 적절한 가격의 등급이다.

★
상업용
(Commercial Oils)

석유의 부산물에서 향을 조합하여 만든 100% 합성재료로 만들어 졌으며, 이런 오일은 상업용 또는 공업용이라 한다. 뛰어난 약효 성분을 함유하여 아로마테라피에 적합한 에센셜 오일은 pure 등급인 별 5~6개짜리만 가장 적합하다고 본다. 별 3~4는 천연화장품에 첨가하는 것이 적합하다. 별1~3개는 화장품원료,

방향제, 향수, 티슈, 껌, 사탕, 젤리, 기타 상업 또는 공업용으로 첨가한다. 한국의 수많은 아로마테라피스트라고 자부하는 사람들이 이런 등급을 모르고 있다. 향기만 가지고는 아로마테라피를 할 수 있는 것이 아니라는 것을 하루속히 숙지하고 변화하는 것이 바람직하다.

치료 아로마 법령(1991년 2월)

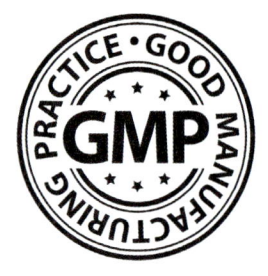

GMP
(Good Manufacturing Practice)

GMP(Good Manufacturing Practice)는 호주정부에서 치료를 목적으로 하는 상품과 치료등급 에센셜 오일의 생산자가 일정한 고 품질을 생산하는 것을 보증하는 규약으로서, 에센셜 오일을 생산·판매할 때는 GMP에 의거하여 유통할 수 있다. 이 법령의 요점은,

1) 순수한 자연에서 얻은 오일이어야 한다.
2) 충분한 효능이 있어야 한다.
3) 정확한 성분의 동일성이 있어야 한다.
4) 소비자들이 사용했을 때 안전해야 한다.

이런 규약에서 벗어나는 것은 소지자의 건강을 위협할 수 있다고 판단하여 판매가 금지되는, 소비자를 위한 법령이다. 호주정부는 소비자를 위한 철저한 품질보증을 위해, 철저하게 GMP를 관리·감독하고 있다.

에센셜 오일 생산자가 GMP인증을 받기 위한 규정은,

1. 호주 관리당국의 GMP가 요구하는 교육을 이수해야 한다.
2. 최초 원료의 샘플을 취하여, 세부적 요구에 맞는지 테스트에 통과하여야 한다.
3. 제품의 생산에 필요한 제조 설명서를 첨부해야 한다.
4. 생산자는 실험실과 생산 공정과 환경을 GMP 법령에 맞추어야 한다.
5. 최초의 원료가 생산자에서 공정을 통해, 마지막 소비자에게 판매되기까지의 장소와 시간 용기에 이르러 추적한 모든 자

료를 만들어야 한다.
6. 최초의 원료와 공정 그리고 소비자 판매까지의 안정성을 감시해야 한다.
7. GMP에서 요구하는 생산자 자가진단 프로그램을 따라야 한다.
8. 고품질의 시스템을 개발하고 GMP 규정에 따라야 한다.
9. GMP에서 발급된 규정에 의해 치료등급 에센셜 오일이 생산되어야만 한다.
10. 최고의 테라피 등급의 에센셜 오일 기준에 맞추어야 한다.
11. 테라피 등급 에센셜 오일을 사용하는 소비자의 보호 및 책임을 다해야 한다.

영국은 아로마 오일에 관련된 약전이 있지만 협회에서 관리·감독한다.
그러나 호주는 국가에서 법규를 만들어서 관리·감독하므로, 1991년 이후엔 전 세계에서 호주에서 생산되어진 퓨어등급의 아로마 오일을 가장 인정하고 신뢰한다.

한국을 대표하는 약초 인삼이 전 세계에서 가장 유명하고 약효가 뛰어난 이유는 토양과 기후조건일 수도 있지만, 한국인삼공사에서 인삼의 등급을 관리·감독하기 때문이다.
호주정부는 에센셜 오일을 생산하고 정류하며, 수출하는데 많은 투자를 아끼지 않고 있으며, 샌달우드 농장엔 외국 노동자들을 워킹홀리데이로 불러 들여, 허브를 생산하고 추출하는 산업에 투입할 정도로 많은 인력이 요구된다.

유기농 아로마 오일 원료 등급 인증서

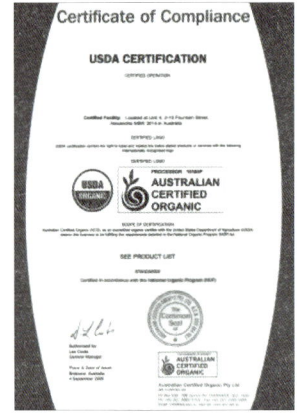
미국 농림부 유기농 인증서

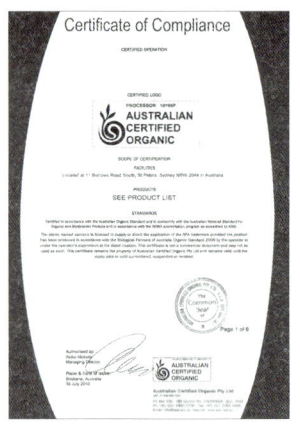
호주 농림부 유기농 인증서

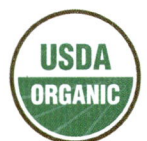 USDA ORGANIC 마크(유기농100%) – 미국

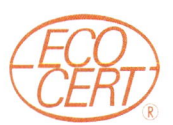 ECOCERT 인증마크(유기농 원료) – 프랑스

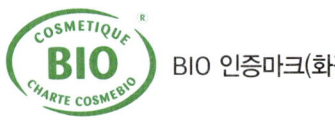 BIO 인증마크(화장품) – 프랑스

5. 식물의 추출 부위와 에센셜 오일의 효능

사람과 식물의 연관 관계

사람	식물	연관 관계
머리(뇌)	뿌리	신경계
코, 입, 폐, 심장	잎, 줄기	호흡기, 순환기(혈액)
복부, 생식기	꽃	생식기, 소화기, 분비, 생합성

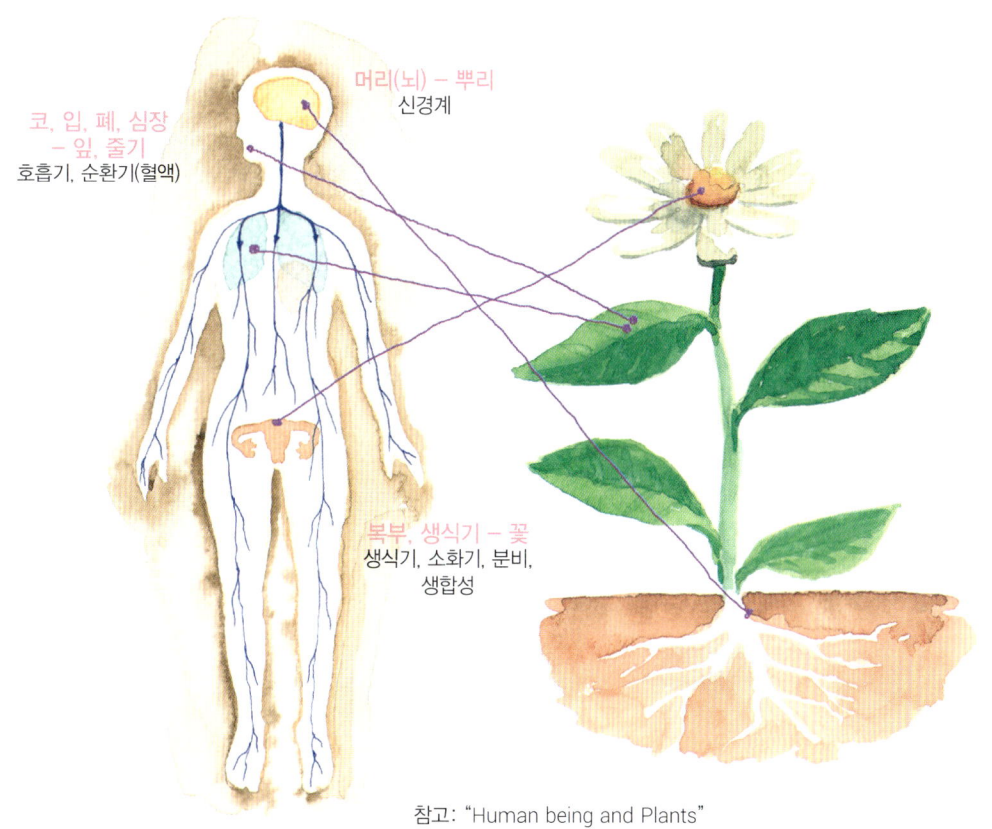

머리(뇌) – 뿌리
신경계

코, 입, 폐, 심장 – 잎, 줄기
호흡기, 순환기(혈액)

복부, 생식기 – 꽃
생식기, 소화기, 분비, 생합성

참고: "Human being and Plants"
by Rudolph Steiner(1861~1925)

식물과 에센셜 오일 연관 관계

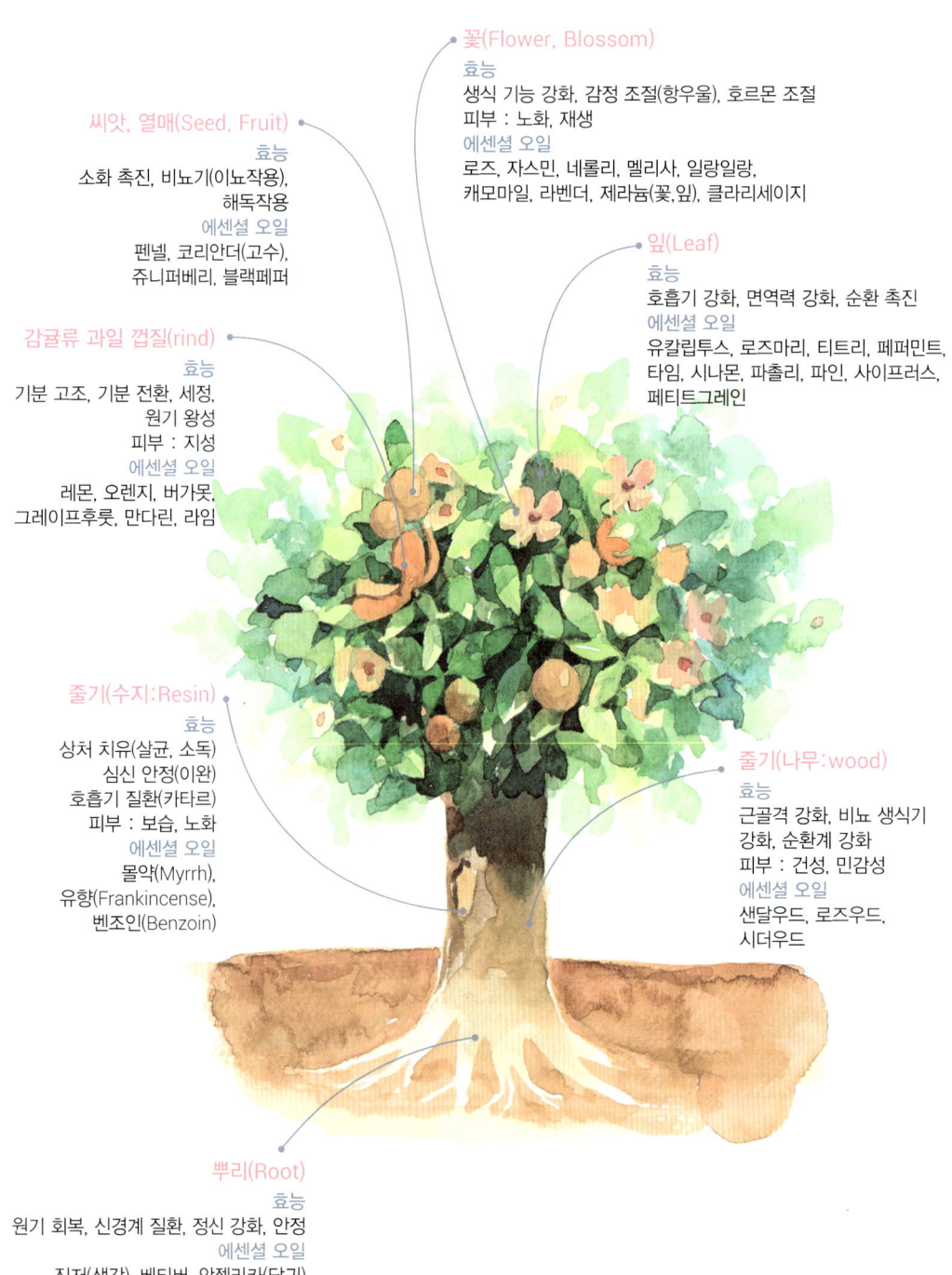

꽃(Flower, Blossom)
효능
생식 기능 강화, 감정 조절(항우울), 호르몬 조절
피부 : 노화, 재생
에센셜 오일
로즈, 자스민, 네롤리, 멜리사, 일랑일랑, 캐모마일, 라벤더, 제라늄(꽃,잎), 클라리세이지

씨앗, 열매(Seed, Fruit)
효능
소화 촉진, 비뇨기(이뇨작용), 해독작용
에센셜 오일
펜넬, 코리안더(고수), 쥬니퍼베리, 블랙페퍼

잎(Leaf)
효능
호흡기 강화, 면역력 강화, 순환 촉진
에센셜 오일
유칼립투스, 로즈마리, 티트리, 페퍼민트, 타임, 시나몬, 파촐리, 파인, 사이프러스, 페티트그레인

감귤류 과일 껍질(rind)
효능
기분 고조, 기분 전환, 세정, 원기 왕성
피부 : 지성
에센셜 오일
레몬, 오렌지, 버가못, 그레이프후룻, 만다린, 라임

줄기(수지:Resin)
효능
상처 치유(살균, 소독)
심신 안정(이완)
호흡기 질환(카타르)
피부 : 보습, 노화
에센셜 오일
몰약(Myrrh), 유향(Frankincense), 벤조인(Benzoin)

줄기(나무:wood)
효능
근골격 강화, 비뇨 생식기 강화, 순환계 강화
피부 : 건성, 민감성
에센셜 오일
샌달우드, 로즈우드, 시더우드

뿌리(Root)
효능
원기 회복, 신경계 질환, 정신 강화, 안정
에센셜 오일
진저(생강), 베티버, 안젤리카(당귀)

6 에센셜 오일의 추출방법

수증기 증류법(Steam Distillation)

수증기 증류법은 과거부터 실시되어 오고 있는 가장 기본적이고 광범위하게 실시되고 있는 추출법으로 수증기를 이용하여 식물의 세포벽을 깨서 아로마 오일을 추출하는 방법을 말한다. 수증기 증류법은 가장 경제적이고 대량으로 아로마 오일을 얻어낼 수 있고, 짧은 시간에 많은 양을 추출할 수 있다는 장점이 있으나, 고온에서 열에 의해 불안정한 성분이 파괴되기도 한다.

추출 오일 : 라벤더, 페퍼민트, 유칼립투스, 로즈마리, 티트리, 캐모마일 등 전체 에센셜 오일 중 80% 이상

① 식물의 추출부위가 증기에 의해 데워지게 된다.
② 열과 증기는 식물의 오일 주머니를 터트려 식물로부터 아로마 에센셜 오일이 나오게 한다.
③ 에센셜 오일 성분이 증기에 용해되어 관을 통해 냉각기를 통과하게 된다.
④ 아로마 오일 성분과 증기는 냉각이 되면서 액화 현상으로 인해 액체로 변하면서 용기에 모아지게 된다.
⑤ 밀도 차이로 인해 가벼운 아로마 오일 성분은 위(에센셜 오일)로, 무거운 물 성분은 아래(플로럴 워터, 하이드로졸)로 분리가 된다.

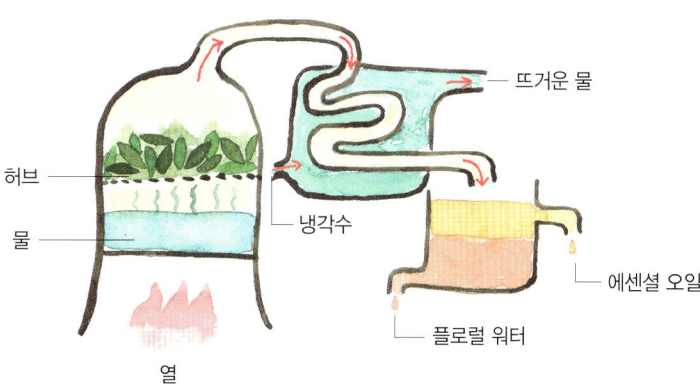

압착법(Expression)

압착법은 허브의 열매, 특히 감귤류의 껍질 등을 직접 압착하여 아로마 오일을 얻는 방법이다. 레몬, 오렌지, 버가못, 그레이프 후룻 등의 감귤류 오일을 얻는데 주로 사용된다. 예전에는 과일의 껍질을 손으로 짜서 스펀지에 모아 오일을 얻었지만, 오늘날에는 대부분 이 작업이 기계에 의해 이루어지며 추출된 혼합물은 원심분리기로 에센셜 오일과 수분, 껍질을 각각 분리시킨다.

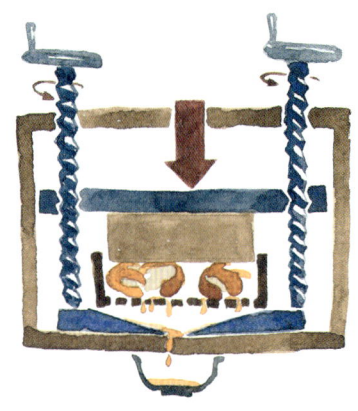

용매 추출법(Solvent Extraction)

용매추출법은 매우 부드러운 추출방법으로, 수증기 증류로 에센셜 오일을 추출하기 어려운 경우나 식물의 섬세한 향을 파괴할 우려가 있는 경우에 주로 사용한다. 식물의 꽃(로즈, 자스민) 등을 헥산과 에테르 같은 휘발성 용매를 사용하여 얻어내는 방법이다.

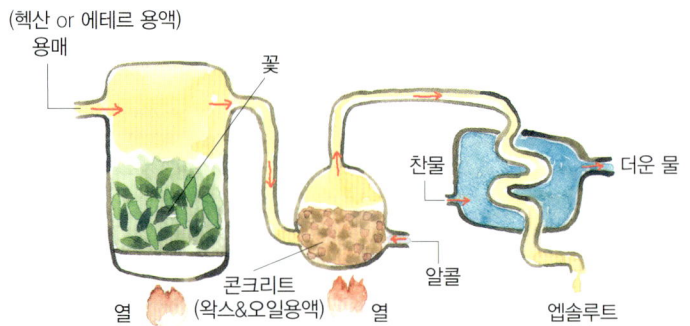

이산화탄소(초임계) 추출법

이 방법은 모든 공정이 28~32도의 실온에서 이루어지므로 열에 매우 약한 에센스 성분을 파괴시키지 않고 그대로 추출할 수 있는 새로 개발되어 최고 품질의 에센셜 오일을 얻는 방법이다. 하지만 고압과 저온상태가 필요하기 때문에 이에 맞는 고가의 장비가 필요하다.

냉침법(Enfleurage)

장미, 자스민 등
과거부터 많이 사용되어진 전통적인 방법으로 가장 오래된 추출 방법이다. 이는 최근에는 거의 사용되지 않고 있다.

① 깨끗하고 향이 없는 지방을 유리판 위에 바른 후 그 위에 신선한 꽃잎들을 덮는다.
② 시든 꽃잎은 떨어내고 다시 신선한 꽃잎으로 대치한다.
③ 지방에 에센스가 포화될 정도로 얻어지면(포마드라고 부름) 알콜을 이용하여 지방과 에센셜 오일을 분리한 후, 다시 알콜을 완전히 제거하면 에센셜 오일을 얻을 수 있다.

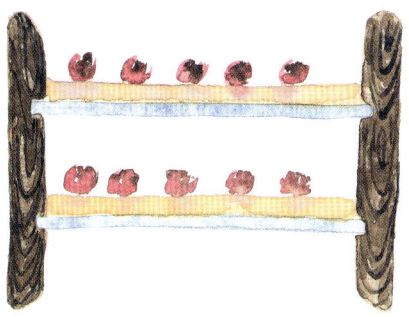

7

에센셜 오일 보관 방법 및 사용시 주의사항

아로마 에센셜 오일 보관 방법

에센셜 오일은 햇빛, 열, 습도, 금속 등의 영향을 받으면 향과 색이 변질되기 쉬우므로 보관하는 데에도 주의가 필요하다.

① 열, 빛 등으로부터 차단하기 위해 갈색, 녹색, 파란색 등의 차광기능이 있는 유리병에 보관해야 한다.
② 직사광선을 피해 통풍이 잘되는 어둡고 차며 건조한 곳에 오일병을 세워 보관한다.
③ 어린이의 손이 닿지 않는 곳에 보관한다.
④ 에센셜 오일은 휘발성이 높고 공기와 접촉하면 산화하여 변질되기 쉬우므로 사용한 후에는 뚜껑을 잘 닫아둔다.
⑤ 습기는 에센셜 오일에 좋지 않은 영향을 미치기 때문에, 습기가 많은 욕실 등에는 오일을 보관하지 않도록 한다.
⑥ 에센셜 오일의 보존 기간은 오일에 따라 차이가 있지만 대체로 개봉하지 않은 상태에서는 2년, 개봉한 후에는 1년 정도가 적당하다. 그러나 시트러스계열(감귤계)은 개봉 후 6개월 이내에 사용하는 것이 좋다. 반대로 샌달우드, 유향, 몰약, 베티버 등 오래될수록 품질이 좋아지는 오일도 있다.
⑦ 캐리어 오일은 특히 산화, 부패하기 쉬우므로 차고 어두운 곳에 보관한다.
⑧ 직접 블랜딩한 마사지 오일(에센셜 오일+캐리어 오일)은 가능한 한 6~9개월 이내에 사용하는 것이 바람직하다.

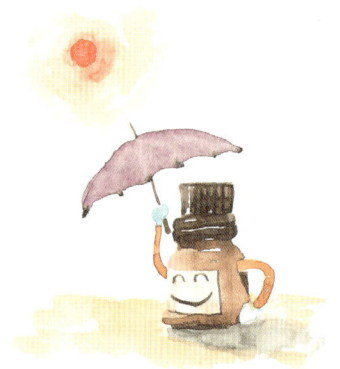

에센셜 오일의 주의사항

① 피부에 적용시킬 때에는 원액 그대로 사용하지 말고 희석해서 사용한다. 극히 민감성 피부가 아닌 경우, 라벤더, 티트리는 화상, 벌레 물린 데, 여드름, 무좀 등에 국소적으로 소량 사용 가능하다.

② 민감성 피부나 알레르기 체질인 사람은 사용하기 전에 민감성에 대한 테스트(패치 테스트)를 실행하고 나서 안전할 경우에만 사용해야 한다. 목 뒤나 팔 안쪽에 2% 희석오일(캐리어오일 5ml에 에센셜 오일 2방울)로 패치 테스트를 하여, 12시간 뒤 붉어지거나 가려우면 더 희석해서 사용하거나 다른 오일로 대치한다.

③ 버가못 등 시트러스 계열의 오일은 감광성에 주의한다. 시트러스 계열(감귤계) 오일 중에서 버가못이 가장 감광성에 주의해야하는 오일이고 그 다음으로는 라임, 오렌지, 레몬, 그레이프후룻 순이다. 감광성 오일은 주로 밤에 사용하거나 6시간 이상 지난 후에 자외선에 노출되는 게 바람직하다.

④ 에센셜 오일을 사용할 때는 정확한 용량을 지켜야 한다. 얼굴에 적용 할때는 1~2%, 몸에 적용시에는 3~4%로 캐리어 오일에 희석해서 사용한다.

⑤ 에센셜 오일은 모두 피부와 점막을 자극할 수 있으므로 주의해야 한다. 또한 눈에 들어가지 않도록 주의가 필요하다.

⑥ 임산부, 고혈압 환자, 간질병 환자 등 특정 상태나 증상에는 사용량을 1/2로 줄이고 금지된 특정한 에센셜 오일을 사용하지 않는다.

⑦ 의사의 처방없이 에센셜 오일을 복용해서는 안 된다.

⑧ 어린이 사용 시 주의한다. 사용시 성인 용량의 1/2~1/4로 희석하고, 안전한 오일로만 사용한다.

> **TIP** 어린이 사용 가능 오일 : 라벤더, 캐모마일 로만, 캐모마일 저먼, 만다린, 네롤리, 로즈 오또 등

⑨ 오일을 다양하게 사용한다. 인체에 내성이 생길 수 있으므로 3~4개월 이후 다른 오일로 대체한다.

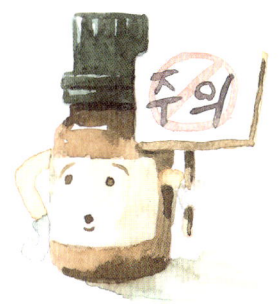

8 에센셜 오일 활용하기

흡입법

건조 흡입법

방법 손수건이나 티슈에 아로마 에센셜 오일 2~3방울을 떨어뜨려 수분 간 흡입한다.

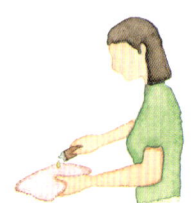

- 부정기적으로 증상이 나타날 때마다 사용하는 방법으로 언제 어디서나 편리하게 사용할 수 있다.

램프 흡입법(발향법)

방법 램프를 이용하여 뜨거운 물에 아로마 에센셜 오일을 3~5방울 떨어뜨리고 증발 흡입한다. 흡입 시간은 3~4시간 정도가 적당하다.

스팀법

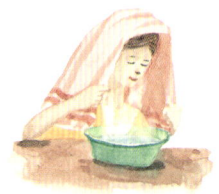

방법 큰 대야에 600ml 정도의 뜨거운 물을 붓고 증상에 적합하게 제조된 에센셜 오일을 3~5방울 첨가한 후, 머리카락이 피부에 닿지 않도록 정돈한 후 목욕수건 등을 이용해 김이 밖으로 빠져나가지 않도록 하고 스팀을 쬔다. 너무 뜨겁지 않게 거리를 조절(대개 20~30cm)하고 눈을 감은 상태에서 5~10분 정도 스팀을 쬔다.

습포법

통증제거, 응급처치 등에 외용으로 사용하는 효과적인 방법. 집, 아로마테라피실 등에서 쉽게 적용할 수 있는 방법

TIP 에센셜 오일의 작용을 증가시키기 위해 온수 또는 냉수를 선택. 눈 가까이에는 사용하지 않는다.

온습포법

- 만성통증(근육, 류머치스 등), 종기, 부스럼, 감염된 파편, 귀 통증, 생리통에 사용
- 염증성 피부, 부종때는 금물

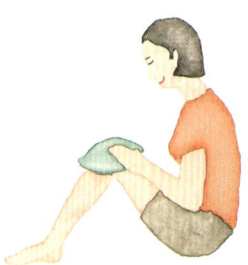

냉습포법

- 삐고 부상 입었을 때의 일차 관리에 사용. 편두통, 두통, 열을 떨어 뜨릴 때 사용

냉온 반복 습포법
- 근육 긴장, 인대 긴장 등 부상의 **빠른 회복에 도움**

> **방법** 물 1리터에 처방된 아로마 에센셜 오일 3~5방울을 떨어뜨려 1리터를 부어 잘 섞이도록 희석한 후, 수건을 물에 잘 적신 다음 적당히 짠 후에 찜질하도록 한다.

습포에 좋은 오일
- 종기, 감염된 상처, 귀의 통증 등 열나고 부은 부위에 캐모마일
- 삔데는 라벤더와 캐모마일을 50:50으로 섞거나 라벤더 단독으로 사용
- 멍든 데는 라벤더, 제라늄
- 류머치스, 관절통증에는 라벤더, 스위트 마조람, 로즈마리
- 생리통에는 스위트 마조람, 클라리세이지
- 냉습포 – 라벤더, 라벤더+페퍼민트를 관자놀이, 이마, 목뒤에 습포하면 두통해소 효과와 편두통 예방효과가 있음

온·냉습포 교차법
- 오래된 자연 요법으로 치료속도를 높이는데 사용
- 부상치료시 냉습포를 처음 몇일간 한 후에 시행할수 있음
- 항상 냉습포로 끝내야 하는 것을 명심할 것
- 최소 3번 교차해야함(냉–온–냉). 4번교차법이 더 효과적임 (온–냉–온–냉)
- 3~5분 정도 놓아 둔후 바꾸도록 하여 온과 냉 상태의 차이를 견딜수 있는데 까지 극심하게 만드는 것이 좋음(*환자가 움찔 하더라도)
- 이런 차이가 조직을 자극하고 부분적 혈액순환을 자극하여 치료과정을 추진시켜줌

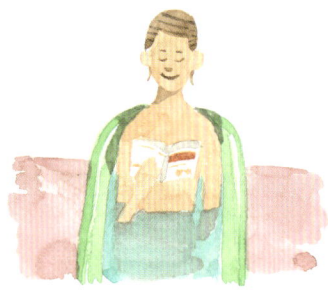

입욕법

- 아로마테라피에서 마사지법 다음으로 중요한 방법임
- 물은 그 자체가 치료적 특성을 지님
- 집에서 치료할 수 있는 간단하고 효과적인 방법임
  * 아로마전문가에게 가서 치료받는 중간 중간에 집에서 할 수 있는 방법임
- 이완, 자극, 통증제거 또는 단순히 아름다운 향기 목욕을 즐기기 위한 목적 등에 알맞는 에센셜 오일을 선택함
- 오일 분산제 사용 – 캐리어 오일은 욕탕 안에서 미끄러지기 쉬우므로 위험(어린아이, 노인 등)
- 유아, 어린아이의 목욕에는 반드시 분산제로 희석한 에센셜 오일을 사용할 것
- 완전크림밀크, 식물성로션, 사과식초
  * 알콜보다 피부건조를 덜 일으키게 함
- 의사의 허락없이 수술환자의 목욕은 금물

방법 욕조 가득히 물을 받은 후 증세에 따라 아로마 오일 8~15 방울을 떨어뜨려 잘 섞은 후 20~30분 정도 온몸을 담그는 것이다. 전신욕, 반신욕, 좌욕, 족욕 등이 있다.

마사지법

아로마테라피의 에센셜 오일 사용법 중 가장 중요함

이점

a) 에센셜 오일은 피부로 쉽게 흡수됨
b) 근육의 긴장이완, 근육통, 순환, 임파 흐름의 증가
c) 에너지 흐름의 균형과 강화
d) 치료사와 환자의 직접 접촉은 치료의 중요한 한부분이 됨
   고도의 농축오일을 희석 하지 않고 사용해서는 안됨
   * 마사지에 충분한 양의 농축오일을 사용하다보면 과용량이 될 수 있음

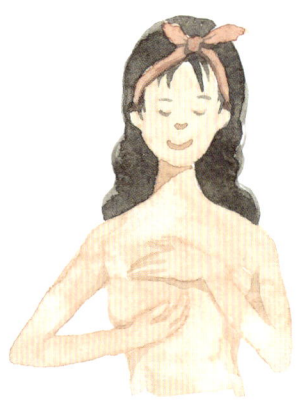

- 희석을 위해 캐리어 오일이 사용됨
- 아몬드, 포도씨, 해바라기씨, 참깨 등과 같은 어떤 종류도 무난. 단, 무향이어야함

- 호호바, 아보카도 오일 – 건성피부에 좋음
- 캐리어 오일에 3%의 에센셜 오일을 섞어서 사용함
- 가장 간단한 계산법 – 5ml 캐리어 오일 = 100방울
- 3방울의 에센셜 오일에 5ml의 캐리어 오일
- 유아, 12세이하의 어린아이, 노약자는 1%미만
  (신체조직의 노폐물 제거 능력이 충분치 않음)
- 공통점 : 환자에게 부드럽게 보양해 줌
- 임파배수법, 지압법, 에너지 밸런스 테크닉도 사용
- 스웨덴 마사지법과 같은 강한 테크닉은 부적합
  * 스웨덴 마사지에 에센셜 오일을 추가해서 하는 요법이 아로마테라피라는 등식은 No!

마사지해서는 안되는 상황

피부열창, 염증상태, 열성상태, 최근 수술한 경우

복용법

- 많은 논란이 되고 있는 방법이다.
- 대부분 외용으로 만 사용하는 것을 원칙으로 하고 있다.
- 아로마테라피는 일차적으로 "Body therapy"로 마사지, 목욕법등이 첫 번째로 해야하는 방법이다. 특히, 오랫동안 문제 되어온 증상과 정신, 정서기능에 효과를 가지기 위해서는 외용이 적합하다.
- 과거에는 감염증, 열, 알러지 반응에 대한 치료법으로 복용방법을 사용한 적이 있다.
- 최근에는 에센셜 오일의 복용이 위험하다는 사실뿐만 아니라 외용법이 (응급상황에도) 더 효과적이라는 연구결과에 따라 복용법을 자제하고 있다.
- 희석하지 않고 복용하면 위 점막의 자극과 손상으로 위험할 수 있다.
  * 각설탕이나 벌꿀에 섞어 복용하는 것 – 단순히 먹기 좋게 하기 위한 복용법이다.
    (에센셜 오일은 쓰고 불쾌한 맛 – 자연이 우리에게 복용하지 못하도록 하기 위함)
    법적으로도 금물임 – 비 의료인은 법적으로 에센셜 오일의 복용법 처방을 금지시키고 있다.

* 프랑스에서만 허용하고 있는 이유 – 아로마테라피의 대부분을 의사가 교육훈련을 받아 하고 있기 때문에 처방이 가능함. 캡슐에 소량만을 처방하거나 식물성 오일과 같은 용제로 약국에서 제조해서 사용함

- 복용법은 20~30년 전에 이미 3방울 이상 사용하지 않았다. (1방울 이하로도 사용)
- 오래된 교과서에도 그렇게 기록되어 있다.
- Dr. Jean Valnet은 아로마테라피에 있어서 우리들이 동종요법에서와 같은 극소량의 사용을 미쳐 생각하고 있지 못할 때 에센셜 오일의 소량 사용이 더 강한 작용을 나타낸다는 사실을 언급했다.

항상 명심할 것

아로마테라피는 "Body theraphy"이며
환자와 치료자 사이의 접촉이 오일의 사용만큼이나
중요하다는 사실

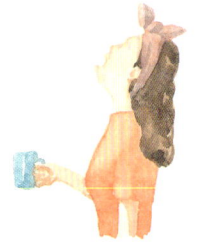

가글링

방법 아로마 에센셜 오일 1~2방울을 물 1컵에 섞은 뒤 입 안을 헹군다.

가정에서 쉽게 적용할 수 있는 방법

걸레질, 청소기, 에어컨, 온풍기, 나무 조각이나 숯을 이용, 옷장, 세탁할 때, 다리미질할 때, 생활용품, 화장품 등에 적용, 여성 생리대 등

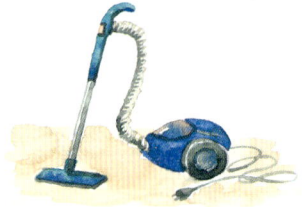
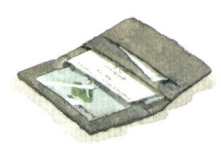

좋은 에센셜 오일을 선택하는 방법

① 차광색 병에 드롭퍼가 있는지?
② 순도 100%의 천연 에센셜 오일인지?
③ 식물의 학명, 원산지, 추출부위, 추출 방법이 기록되어 있는지?
④ 제조 년, 월, 일 또는 유통기한이 표시되어 있는지?
⑤ 신뢰할 수 있는 기관에서 인증을 받았는지?

안 좋은 오일

1) 모든 오일을 같은 가격으로 판매하고 있는 경우
2) 오일 원산지가 똑같이 표시된 경우
3) 섞음질 하거나 합성성분을 섞어 만든 오일
4) 냄새를 맡았을 때 알콜 냄새가 나거나 산화된 오일
5) 오일을 물에 떨어뜨렸을 때 물에 뜨지 않고 물과 잘 혼합되거나 물이 탁한 색으로 변하는 경우

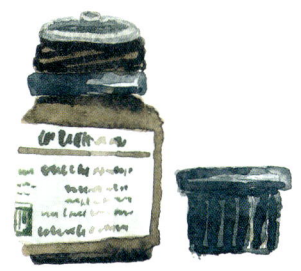

9

시너지효과를 높이는 블랜딩

시너지효과

시너지효과란 2가지 이상의 에센셜 오일을 섞어 사용할 때 생기는 상승작용(synergistic)을 말하는 것으로 예를 들어 버가못에 티트리를 함께 쓰면 방부성, 피지피부, 여드름(종창), 방광염에 효과적이고 라벤더를 혼합하면 정신적 안정, 근심걱정과 스트레스에 효과적이며, 로즈마리와는 피로를 없애고, 자스민의 경우 최음 효과와 항우울, 신경계통 문제에 시너지효과를 볼 수 있다. 시너지효과는 19C 프랑스의 피아제에 의해 정립된 것으로 아로마 에센셜 오일의 3가지 노트 즉, 상, 중, 하향이 적절하게 조화를 이룰 때 일어나는 것이다.

블랜딩은 향기요법에서 가장 중요한 요소로, 개인의 상황에 따라 직관과 연습을 통해 균형을 이룰 수 있기 때문에 하나의 예술이라고도 한다.

향은 휘발성과 성질에 따라 일반적으로 상향(top note), 중향(middle note), 하향(base note)으로 분류한다.

향기요법은 치료 효능을 극대화할 수 있는 에센셜 오일들을 혼합해서 사용할 때 훌륭한 처방이라 할 수 있는데, 좋은 향을 만들고 향기의 지속력을 유지시키기 위해서는 이 세 가지 향을 균형있게 혼합하는 것이 중요하다. 그런 의미에서 에센셜 오일은 매우 동적이라 할 수 있다.

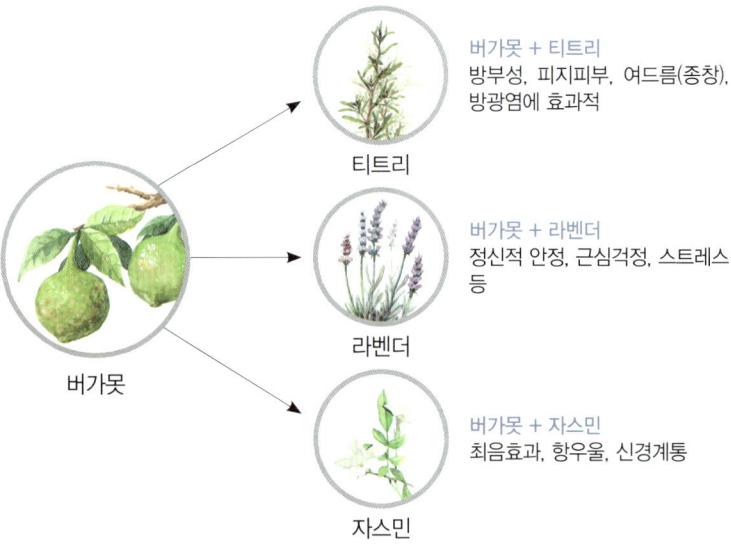

에센셜 오일의 3노트

구분	Top note	Middle note	Base note
오일	시트러스 계열, 페퍼민트, 유칼립투스, 타임, 클로브, 바질, 클라리세이지 등	라벤더, 캐모마일, 멜리사, 로즈우드, 제라늄, 마조람, 블랙페퍼 등	샌달우드, 파촐리, 몰약, 유향, 시더우드, 자스민 등
특징	· 휘발성이 강하며 향기 지속시간은 3시간 이내이다. · 민감하며 빨리 침투한다. · 오일 혼합 시 가장 빨리 향기를 느낄 수 있다.	· 대부분의 오일이 미들 노트에 속한다. · 부드럽고 원만하며 따뜻한 느낌이다. · 주로 인체기능과 같은 소화기관, 일반적인 신진대사 등에 쓰인다. · 향기의 지속 시간은 6시간~2일 정도이다.	· 향기를 오래가게 하는 고착제로 쓰인다. · 피부 깊숙이 침투하며 깊고 심오한 느낌이다. · 3일~일주일 정도 향기가 지속된다. · 감정을 안정시키고 마음을 편안하게 진정시키는 작용이 있다.

에센셜 오일 향의 강도

향기를 혼합하여 원하는 오일로 만들기 위해서는 각 향기의 강도를 측정하여 구별할 필요가 있다. 다음은 각 에센셜 오일이 갖고 있는 향기의 강도를 알기 쉽게 숫자로 구분한 것으로 숫자가 높을수록 향기가 강하다.

향의 강도	에센셜 오일
9	안젤리카
8	클로브버드, 유칼립투스
7	유향, 파촐리, 애니시드, 생강, 블랙 페퍼, 바질, 페퍼민트, 시나몬, 로즈(absolute), 로즈(otto), 몰약, 넛맥, 샌달우드, 타임
6	시다우드, 시트로넬라, 레몬그라스, 로즈마리, 세이지, 펜넬
5	쥬니퍼베리, 버가못, 라벤더, 페티트그레인, 레몬, 파인, 클라리세이지, 만다린, 로즈우드, 네롤리, 오렌지

블랜딩에 있어서 오일별 친화력

그룹별 오일들은 서로 잘 블랜딩 될뿐만 아니라 옆 그룹의 오일들과도 잘 블랜딩 된다.

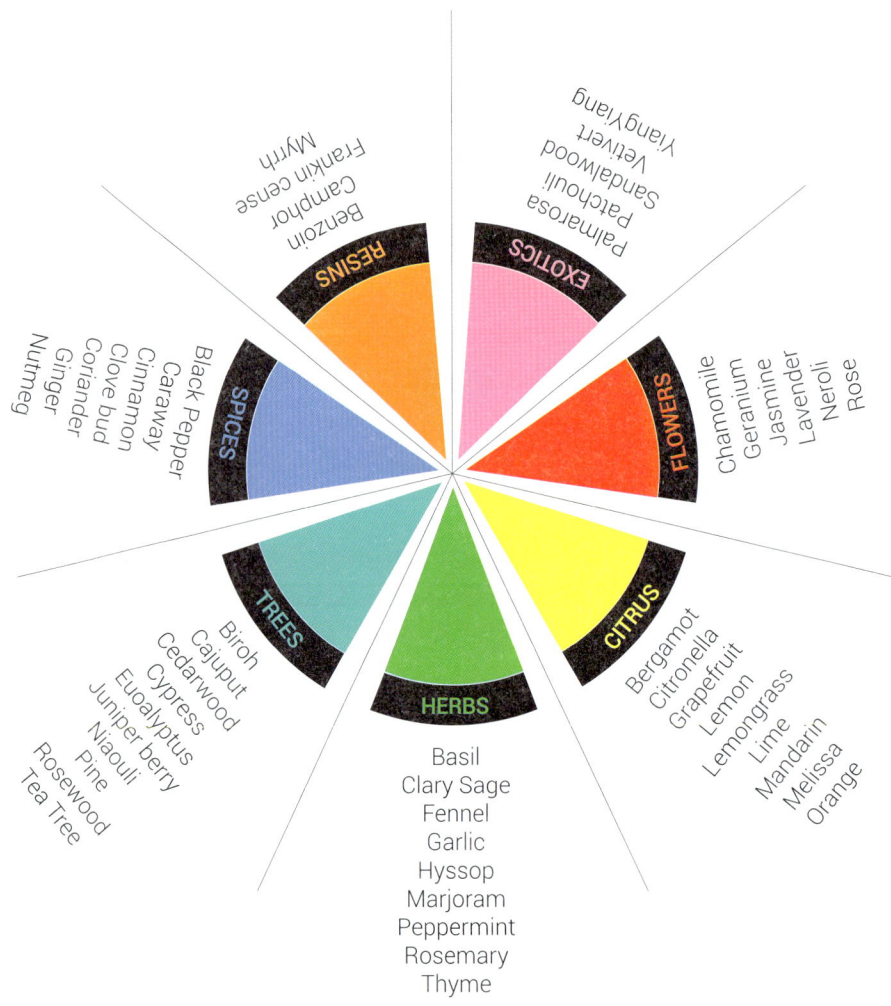

향 만들기

① 오일의 선택
· 향이 thin해도 안되고 sharp해도 안 된다.

② 오일 용량
· 에센셜 오일 1방울 = 0.05ml
· 캐리어 오일 1티스푼 = 2ml
· 캐리어 오일 1스푼 = 5ml

③ 아로마 오일 대 캐리어 오일의 비율
· 캐리어 오일 5ml에 에센셜 오일 1방울 : 1%

④ 피부 적용 기준
· 페이스 : 1~2%
  (예 : 호호바 오일 5ml에 라벤더 2방울을 희석하면 2%)
· 바디 : 3~4%
  (예 : 스위트아몬드 50ml에 로즈마리 30방울을 희석하면 3%)

사용 시 참조 사항

① 준비한 에센셜 오일의 종류와 비율을 적어놓을 것
② 준비 과정, 진행 순서, 언급, 호전되는 점 등을 기록
③ 만든 날짜, 성분, 사용 방법을 라벨에 명시해 놓을 것

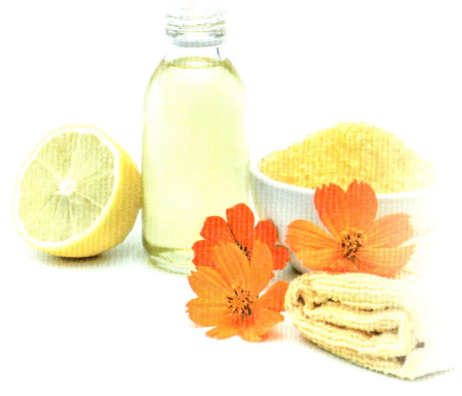

블랜딩의 예술
호흡기에 사용할 시너지 오일과 마사지 오일 만들기

① 시너지 오일
· 라벤더, 유칼립투스, 페퍼민트, 티트리, 프랑킨센스를 블랜딩한다.

② 마사지 오일
· 먼저 캐리어 오일의 용량을 정한다.(예: 호호바 50ml)
· 호흡기에 적용할 에센셜 오일을 정한다.
· 3%로 희석하여 마사지 오일을 만든다.

증상별 에센셜 오일의 적용

각각의 오일은 다양한 효능을 가지고 있고, 또 그 효능들은 여러 가지 오일에서 나타나는 특성이기도 하다.

① 일반적 살균 소독 – 유칼립투스, 라벤더, 네롤리, 파인, 로즈마리, 타임
② 류머티즘성 염증 억제 – 블랙페퍼, 캐모마일 저먼, 유칼립투스, 쥬니퍼베리, 라벤더, 레몬, 마조람, 로즈마리, 타임
③ 통증 해소 – 블랙페퍼, 유칼립투스, 라벤더, 마조람, 로즈마리, 타임
④ 혈액순환 개선 – 사이프러스, 제라늄, 라벤더, 레몬, 로즈마리, 타임
⑤ 림프 흐름 개선 – 펜넬, 그레이프후룻, 쥬니퍼베리, 레몬, 로즈마리, 오렌지 스위트
⑥ 정신기능 강화 – 바질, 페퍼민트, 로즈마리, 타임
⑦ 소화기관 장애 해소 – 블랙페퍼, 캐모마일 로먼, 펜넬, 페퍼민트, 로즈마리
⑧ 생리 장애 치료 – 캐모마일, 클라리 세이지, 제라늄, 라벤더, 로즈, 마조람
⑨ 스트레스 해소 – 버가못, 캐모마일 로먼, 라벤더, 네롤리, 오렌지 스위트, 샌달우드, 일랑일랑

⑩ 습진, 피부염 치료 – 캐모마일 로먼, 라벤더, 네롤리, 티트리, 몰약
⑪ 항박테리아 작용 – 티트리, 몰약, 시더우드, 유칼립투스, 라벤더, 파촐리
⑫ 상처, 염증 해소 – 유칼립투스, 라벤더, 레몬, 프랑킨센스, 몰약, 티트리
⑬ 기침, 호흡기 질환 치료 – 유칼립투스, 펜넬, 프랑킨센스, 페퍼민트, 파인, 로즈마리, 타임
⑭ 해독 – 사이프러스, 펜넬, 그레이프후룻, 쥬니퍼베리, 레몬, 오렌지 스위트, 로즈마리
⑮ 우울증 해소 – 바질, 버가못, 제라늄, 자스민, 라벤더, 네롤리, 로즈, 일랑일랑
⑯ 해충 박멸 – 바질, 시더우드, 유칼립투스, 제라늄, 라벤더, 페퍼민트, 타임
⑰ 비듬 방지 – 시더우드, 캐모마일 로먼, 유칼립투스, 쥬니퍼베리, 라벤더, 로즈마리, 티트리

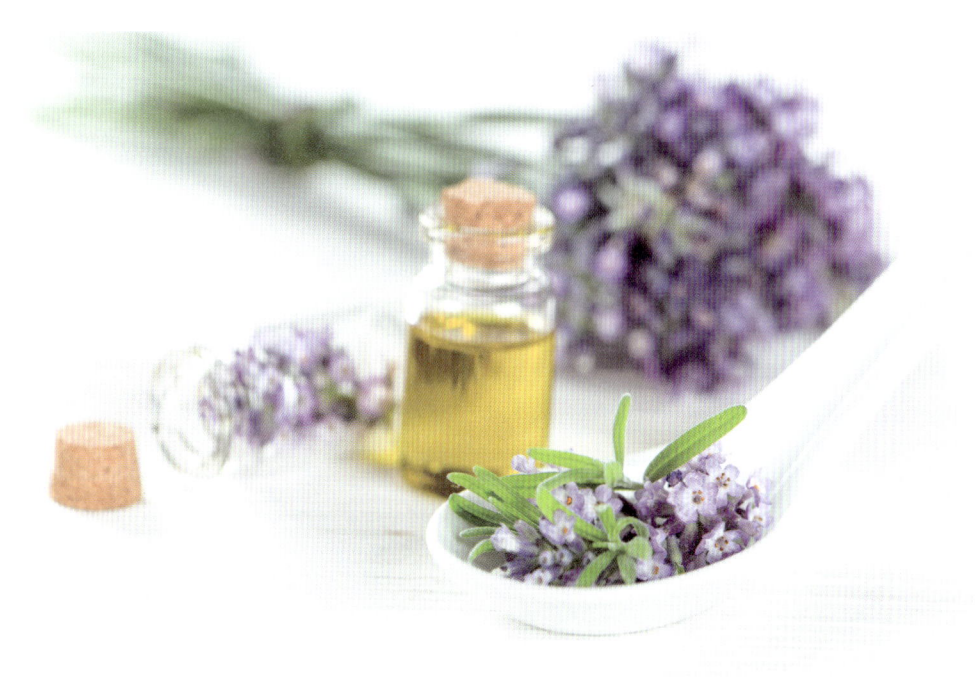

에센셜 오일 원산지

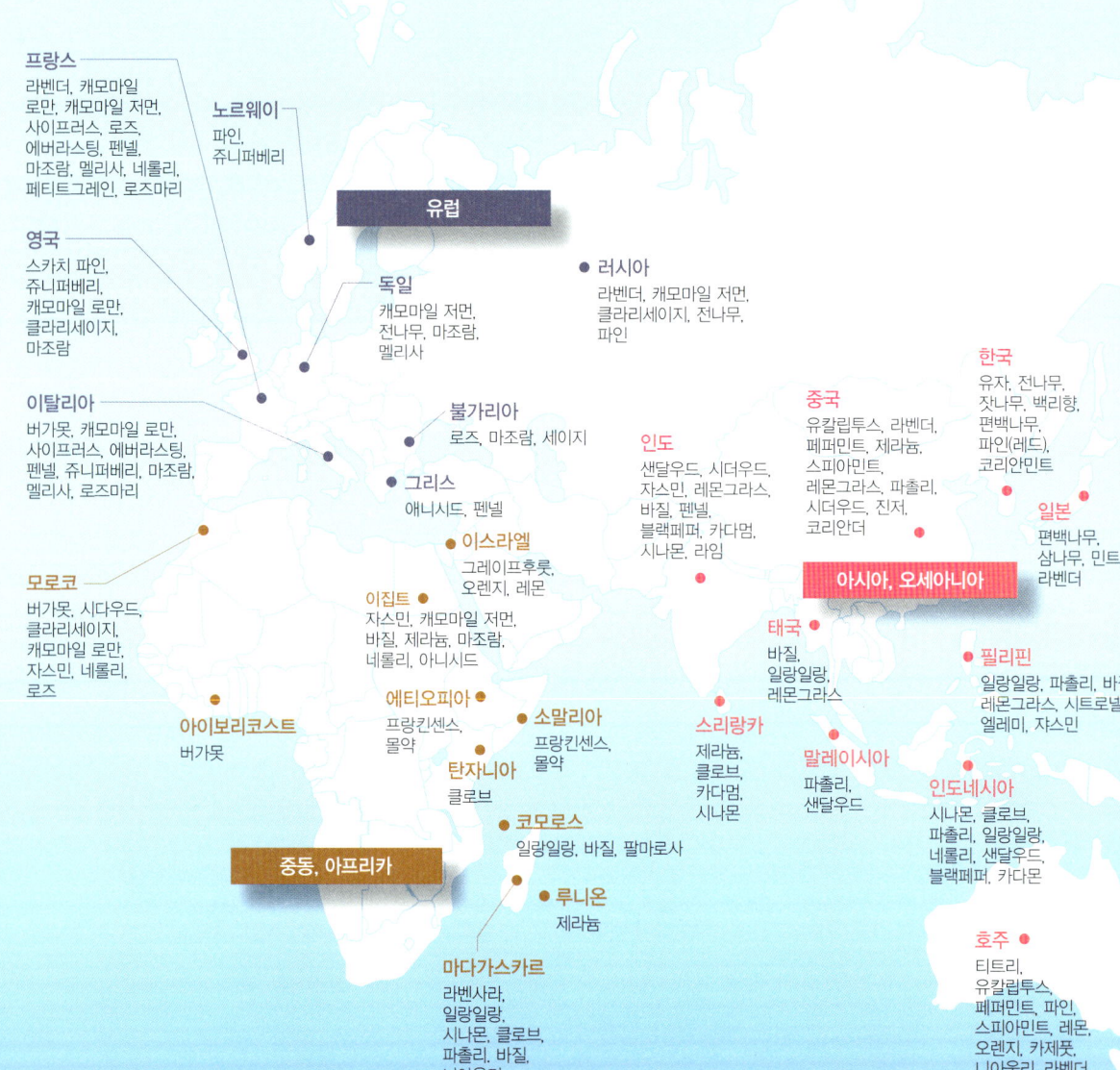

02 · 에센셜 오일 알아보기

● **캐나다**
라벤더

● **미국**
페퍼민트, 스피아민트, 시더우드, 파인, 레몬,
오렌지, 탄제린, 만다린, 그레이프후룻,
클라리세이지, 라벤더

미주지역

● **브라질**
로즈우드, 파슬리, 오렌지, 레몬,
레몬그라스, 그레이프후룻

● **뉴질랜드**
마누카, 카누카

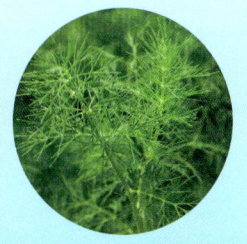
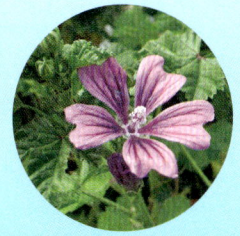
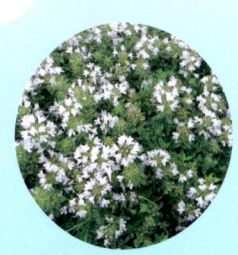

AROMATHERAPY GUIDE

10 주요 에센셜 오일

1. Basil(바질)

Scientific name	*Ocimum basilicum*
Family	Labiatae(꿀풀과)
Plant Part	plant(잎과 꽃대)
Note	Top
Country of origin	Madagascar, Africa
Extraction Method	Steam Distillation(수증기 증류법)
Principal Components	methyl chavicol, linalool, limonene

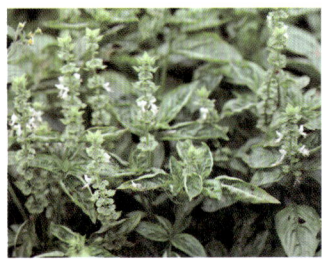

● 특징
- 뇌와 정신을 맑게 하는 훌륭한 강장제로 뇌기능을 강화, 정신적인 피로, 두통, 편두통, 불면증, 우울증, 긴장감, 무력감, 부정적인 생각, 히스테리 등에 효과적이다.
- 호흡기 계통에 작용해서 코막힘, 천식, 기관지염, 독감, 백일해 등을 해소시킨다.
- 소화불량, 구토, 메스꺼움 같은 소화기 질환에도 효과적이다.
- 생리장애를 포함한 생식기 질환에 도움을 주며, 지성피부, 급성 염증성 피부질환을 호전시킨다.

● 주의사항
임신부와 민감성 피부에는 사용을 금한다.

2. Benzoin(벤조인)

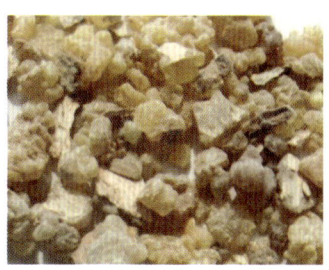

Scientific name	*Styrax benzoin*
Family	Styracaceae(때죽나무과)
Plant Part	resin(수지)
Note	Base
Country of origin	South East Asia
Extraction Method	Solvent Extraction(용매추출법)
Principal Components	coniferyl benzoate, benzoic acid, vanillin

● 특징
- 달콤한 향이 신경이 날카롭거나 긴장할 때 진정, 이완시키는 데 도움을 주며 스트레스나 두통, 짜증 등에도 효과적이다.
- 호흡기 계통에 작용해서 천식, 기관지염, 기침, 인후염 치료에 효과가 있다.
- 건조한 피부, 발꿈치 갈라짐, 상처 치유, 노화 피부에 유용하다.

● 주의사항
- 임신 초기에는 사용을 금한다.
- 벤조인 팅크처는 벤조인 무게당 20배의 알콜에 담가 우려내어 제조하므로 알콜 알레르기 반응 및 예민한 피부는 사용을 자제한다.

3. Bergamot(버가못)

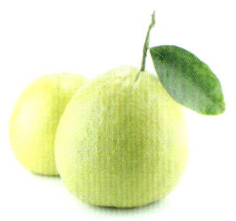

Scientific name	*Citrus bergamia*
Family	Rutaceae(운향과)
Plant Part	rind(껍질)
Note	Top
Country of origin	Italy, Morroco, Tunisia
Extraction Method	Cold Pressed(냉압착법)
Principal Components	limonene, linalyl acetate, linalool Used in a time of crisis, it helps to clarify goals and regain composure.

Properties

- Deodorant(냄새제거) : Lemon
- Stop Smoking(금연)
- Weight Loss(식욕 조절)
- Stress Management(스트레스 관리) : Bath(목욕법)

● 유래

버가못 오일이 처음으로 생산되고 거래되었던 이탈리아 지역의 버가모(Bergamo)라는 도시에서 유래되었다.

● 특징

버가못이 탁월한 효과를 발휘하는 부분은 우울, 불안 등의 정서적인 문제, 피부 관리, 비뇨기 감염증이다.
심리적인 부분에서는 감정을 고양시켜 불안, 긴장 등을 해소시키고 노여움, 실망 등을 완화시킨다.
또한 방부작용이 있어 여드름, 지성피부를 비롯해서 모든 염증성 피부의 치료제로 흔하게 사용되며 비뇨생식기에 강한 친화력을 발휘해 방광염과 요도염 치료에 효과적이다.
그 외에 식욕을 조절하는 등 소화기계통이나 기관지염, 폐결핵, 편도선염 등의 호흡기계통 감염증에도 유용하게 쓰인다.

● 주의

감광성이 있으므로 사용 후 햇빛에 노출을 피하고 민감성 피부에 사용을 금한다.

● Blending Well

Basil, Chamomile Roman, Cypress, Eucalyptus, Geranium, Grapefruit, Juniper, Jasmine, Lavender, Lemon, Marjoram Sweet, Neroli, Orange, Palmarosa, Patchouli, Peppermint, Rosemary, Rosewood, Rose Otto, Rose absolute, Sandalwood, Ylangylang

4. Black Pepper(블랙페퍼): 후추

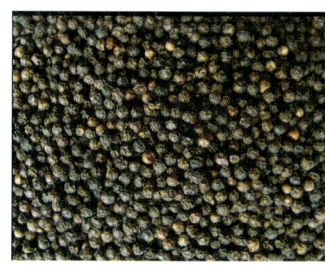

Scientific name	Piper nigrum
Family	Piperaceae(후추과)
Plant Part	seeds(씨앗)
Note	Top
Country of origin	India, Indonesia, Malaysia
Extraction Method	Steam Distillation(수증기 증류법)
Principal Components	limonene, α-pinene, β-caryophyllene

● 특징

- 예전부터 향신료로 많이 사용되어온 블랙페퍼(후추)는 몸을 따뜻하게 하며, 소화불량, 복부팽만, 변비, 헛배부름 등에 효과적이다.
- 근육통증, 류머티스 관절염, 근육 경직, 지치고 아픈 팔다리, 타박상 등에 효과가 있다.
- 정신적 피로, 무기력, 집중력 저하, 빈혈 등에도 유용하다.

● 주의사항

피부를 자극할 수 있으므로 민감성 피부에는 사용을 금하고 임신 초기에도 사용을 금한다.

5. Cajeput(카제풋)

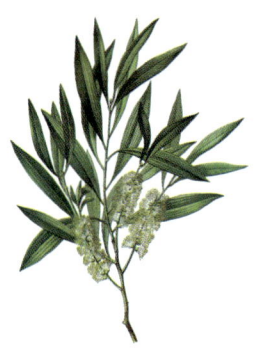

Scientific name	*Melaleuca cajeputi*
Family	Myrtaceae(도금양과)
Plant Part	leaf, young twigs(잎과 어린 가지)
Note	Top
Country of origin	Malaysia, Australia
Extraction Method	Steam Distillation(수증기 증류법)
Principal Components	α-pinene, limonene, 1,8-cineole

● 특징
- 호흡기 질환, 즉 기침, 감기, 카타르 증상, 천식, 부비강염, 인후염, 인플루엔자 등의 치료에 효과가 있다.
- 관절염, 류머티즘, 신경통, 통풍 등에 효과적이다.
- 신경계를 강화하고 피로와 나른함에 사용하면 효과가 있다.

● 주의사항

피부를 자극할 수 있으므로 반드시 희석해서 사용해야 하며, 점막 부위에는 사용을 금한다.

6. Camphor White(캄포 화이트)

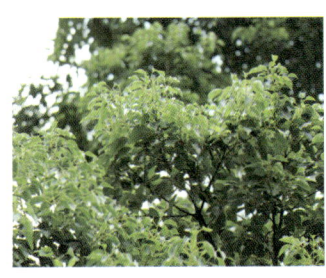

Scientific name	*Cinnamomum camphora*
Family	Lauraceae(녹나무과)
Plant Part	wood(나무)
Note	Top
Country of origin	Japan, Taiwan
Extraction Method	Steam Distillation(수증기 증류법)
Principal Components	camphor, 1,8-cineole, α-pinene

● 특징
- 호흡기 감염 치료, 기관지염, 방부, 살균, 거담 작용에 효과적이다.
- 관절염, 근육통, 류머티즘 등에 효과적이다.
- 여드름, 피부염증에 효과가 있다(반드시 희석해서 사용).

● 주의사항
- 피부를 자극할 수 있으므로 유아 및 어린아이는 사용을 자제한다.
- 경련 유발 및 신경독성이 있다.
- 임신부는 사용을 금한다.

7. Carrot Seed(캐롯 시드) : 당근

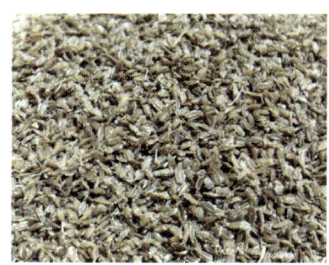

Scientific name	*Daucus carota*
Family	Umbelliferae(산형화과)
Plant Part	seeds(씨앗)
Note	Middle
Country of origin	France, Holland, Hungary
Extraction Method	Steam Distillation(수증기 증류법)
Principal Components	carotol, α-pinene, β-pinene, limonene

● 특징
- 세포 재생이 뛰어나서 노화 피부, 주름, 피부 염증, 습진, 건선 등에 효과가 있다.
- 간 세포 재생에 도움을 주며 급성 간염, 담즙 이상, 약물 중독에 효과가 크다.
- 림프와 정맥의 울혈을 제거하여 독소 배출 작용을 한다.

● 주의사항
임신 중에는 사용을 자제한다.

8. Cedarwood(시더우드): 백향목

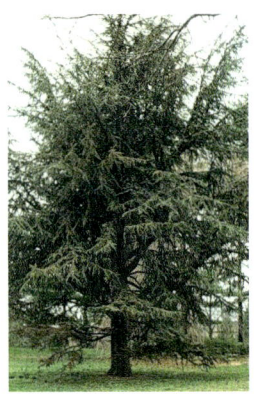

Scientific name	*Cedrus atlantica*
Family	Pinaceae(소나무과)
Plant Part	wood(나무)
Note	Base
Country of origin	France, Morocco, Egypt, Tunisia
Extraction Method	Steam Distillation(수증기 증류법)
Principal Components	β–himachalene, atlantone, α–himachalene

Cedarwood Atlas relaxes the analytical mind and provides harmonious strength.

Properties

- Cellulite(지방분해) : It causes fats to be broken down.
- Sedative(이완) : It relieves anxiety, Bath
- Fluid retention in legs(다리 부종)
- Skin care : acne and oily skin(여드름, 지성피부)

● 유래

'cedar'는 영적인 능력을 의미하며 굳은 신앙의 상징을 나타낸다.

● 특징

고대 이집트 시신(미이라) 처리에 방부제로 사용되었던 시더우드는 방부, 살균 작용이 뛰어나며 항박테리아, 수렴, 항염 효과가 있어서 여드름, 피부궤양, 지성피부의 관리에 효과적이다.
또한 시더우드는 긴장, 불안 등의 심리적 상태를 안정시켜주며 명상에도 도움을 준다.
신체적으로는 내분비계와 신경계에 강장작용을 하고 신체균형을 조절해주며 습진, 건선, 비듬, 탈모 등의 모발관리에도 효과적으로 사용된다.
카타르나 만성 기관지염의 치료와 방광염을 비롯한 비뇨기 감염에도 유용하게 사용된다.

● 주의

임신 중 사용을 피한다.

● Blending Well

Bergamot, Cypress, Frankincense, Juniper, Lavender, Lemon, Neroli, Rose, Rosewood Sandalwood, Vetiver

9. Chamomile(캐모마일)

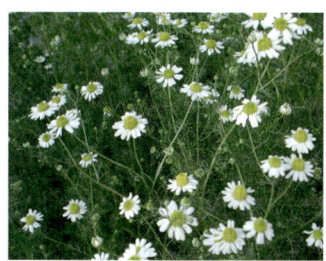

Scientific name	Anthemis nobilis(Roman), Matricaria recutica(German)
Family	Compositae(국화과)
Plant Part	flower(꽃)
Note	Middle
Country of origin	France, Italy, Egypt, Morocco
Extraction Method	Steam Distillation(수증기 증류법)
Principal Components	α-pinene, isobutylangelate, isoamylangelate

Emotional stability and soothe the nervous system and stimulate digestion.

Properties(Roman)

- Insomnia(불면증)
- Teething(이가 날 때)
- Colic(배앓이)

Chamomile German(Blue)
Female reproductive system, scars, 항염증, 항알레르기

● 유래

캐모마일이란 이름은 '지상의 사과'란 의미의 그리스어에서 유래되었으며 캐모마일 향이 청사과향을 가졌기 때문이다. 다른 식물과 함께 심으면 다른 식물이 병에 걸리지 않아서 '식물의 의사'라는 애칭 또한 가지고 있다.

● **특징**

독성이 강하지 않으면서 다양하게 사용되는 캐모마일은 진정, 안정, 소염효과가 있으며 심리적으로는 라벤더와 마찬가지로 진정, 이완 작용을 하고 불안감, 스트레스, 우울, 불면 등에 사용된다.

근육통, 육체적 피로, 염증 등의 통증 완화에 효과적이며 복통, 소화불량, 변비, 설사 등의 소화기질환을 개선시킨다. 또한 비뇨생식기 질환에 사용하면 생리통, 폐경기 증후군, 성기능 장애 등을 치유한다.

피부 관리에 있어서는 알레르기 피부나 모세혈관 확장증 등에 탁월한 효과가 있으며 화상, 궤양, 뾰루지, 여드름, 피부염 등에 사용된다.

● **주의**

임신 초기 사용을 피한다.

● **Blending Well**

Bergamot, Clary Sage, Geranium, Lavender, Lemon, Marjoram Sweet, Neroli, Orange, Rose otte or absolute, Rosewood, Sandalwood, Ylangylang

10. Cinnamon(시나몬): 계피

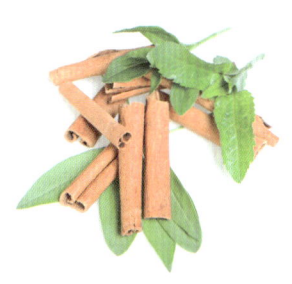

Scientific name	*Cinnamomum zeylanicum*
Family	Lauraceae(녹나무과)
Plant Part	(a) leaf(잎)　　(b) bark(나무껍질)
Note	Middle
Country of origin	Indonesia, Sri Lanka, Ceylon
Extraction Method	Steam Distillation(수증기 증류법)
Principal Components	eugenol, cinnamic aldehyde, linalool

● 특징
- 강력한 살균력과 항진균 작용으로 바이러스 감염과 전염성 질병에 효과가 크다.
- 따뜻한 성질로 초기 감기, 한기, 몸살, 오한 등에 효과적이며 특히, 겨울철에 노인들에게 추천하면 좋다.
- 위장 촉진제로 소화불량, 설사, 메스꺼움 등에 효과가 크며, 식욕 상실에도 좋다.

● 주의사항
- 피부 자극이 있으므로 피부 사용은 금지한다(특히, 시나몬 바크).
- 임신부에게 사용을 금한다.

11. Citronella(시트로넬라)

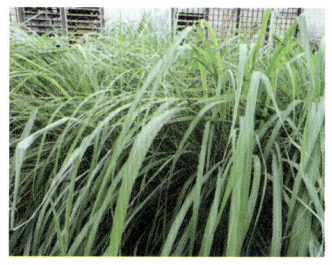

Scientific name	Cymbopogon nardus
Family	Poaceae(화본과)
Plant Part	leaf(잎)
Note	Top
Country of origin	Sri Lanka
Extraction Method	Steam Distillation(수증기 증류법)
Principal Components	geraniol, citronellal, citronellol

● 특징
- 곤충, 벌레 기피제로 잘 알려져 있으며 특히 모기퇴치에 효과가 크다.
- 베인 상처, 찰과상, 부은 데 효과적이다.
- 레몬향이 나서 신선한 활력을 증진시키며 신경 피로에 효과가 있다.

● 주의사항
안전하나 개인에 따라 접촉성 피부염을 유발할 수도 있다.

12. Clary Sage(클라리세이지)

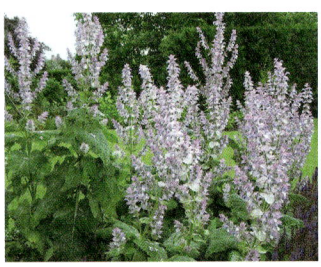

Scientific name	*Salvia sclarea*
Family	Labiatae(꿀풀과)
Plant Part	plant(식물)
Note	Middle
Country of origin	France, Bulgaria, Russia
Extraction Method	Steam Distillation(수증기 증류법)
Principal Components	linalyl acetate, myrcene, β-caryophyllen Euphoric action, treating nervousness, weakness, fear, depression

Properties

- Anti-depression(항우울)
- Promote estrogen secretion(에스트로겐 분비 촉진)
- Respiratory(호흡기 계통)
- Hair care(두피 케어)

● 유래

클라리는 라틴어로 '깨끗하다'를 의미하고 세이지는 '병을 낫게 하다'라는 의미가 있다. 이는 클라리세이지가 전통적으로 눈의 점액을 깨끗하게 하는 데 사용되었던 점에서 붙여진 이름이다.

● 특징

클라리세이지는 심리적으로 상승, 이완작용이 있어 우울, 불안, 긴장을 해소시키고 쇠약해져있거나 피로한 사람에게는 에너지를 주기도 한다.

신체에 작용해 만성기관지염, 천식, 기침, 목감기 등의 호흡기 질환을 개선하고 위나 장의 경련이나 통증을 완화시키며 소화장애에 도움을 준다.

또한 클라리세이지는 자궁강장제로 자궁 관련 질환에 효과적이며 호르몬 조절 작용으로 생리를 정상화시키고 생리통 해소, 분만 촉진, 산후 우울증 등을 치유한다.

세포 재생작용을 하고 모발성장촉진 및 두피의 장애를 호전시키고 염증성 피부에 도움을 준다.

- 주의
- 알콜과 혼합해서 사용하면 안 되고 임신 5개월까지는 사용을 금한다.
- 흡입 시 졸음을 유발하므로 용량을 지키고 운전하기 전에는 사용하지 않는다.

- Blending Well

Bergamot, Cedarwood, Chamomile Roman, Frankincense, Geranium, Jasmine, Lavender, Marjoram Sweet, Neroli, Orange, Rosewood, Sandalwood, Ylangylang

13. Clove bud(클로브 버드): 정향

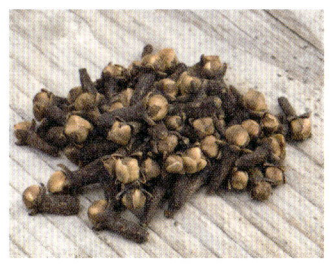

Scientific name	*Eugenia caryophyllata*
Family	Myrtaceae(도금양과)
Plant Part	bud(꽃 봉우리)
Note	Middle
Country of origin	Indonesia, Tanzania
Extraction Method	Steam Distillation(수증기 증류법)
Principal Components	eugenol, eugenyl acetate, caryophyllene

- 특징
- 강력한 진통작용으로 치과에서 많이 사용되었으며, 마취효과가 커서 통증을 경감시킨다.
- 뛰어난 방부작용으로 몸살, 감기 예방에 효과가 있다.
- 식중독에 걸리거나 소화불량, 설사, 가스 찰 때 효과적이다.

- 주의사항
- 피부 자극이 있으므로 민감한 피부에는 사용하지 않고, 국소적으로 단기간 사용한다.
- 임신부에게는 사용을 금한다.

14. Coriander(코리안더): 고수

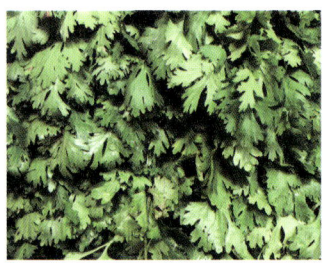
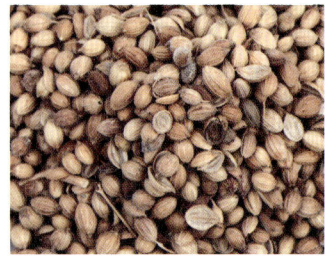

Scientific name	*Coriandrum sativum*
Family	Umbelliferae(산형화과)
Plant Part	seeds(씨앗)
Note	Middle
Country of origin	China, France
Extraction Method	Steam Distillation(수증기 증류법)
Principal Components	linalool, geranyl acetate, α-pinene, limonene

● 특징
- '고수'는 피를 맑게 하는 대표적인 식물로 소화 활력에 도움을 주어 소화 흡수를 돕고 위경련, 헛배부름과 복부 가스, 메스꺼움, 구토에 효과가 뛰어나다.
- 체액 정체, 셀룰라이트, 관절염과 류머티즘, 근육통증에 효과가 크다.
- 췌장과 비장 질환에도 효과가 있어, 당뇨병 환자에게도 도움이 된다.

● 주의사항
다량 사용 시 마비 증세가 온다.

15. Cypress(사이프러스)

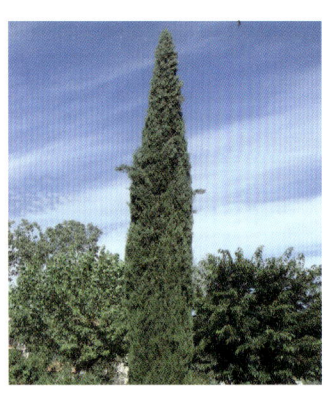

Scientific name	*Cupressus sempervirens*
Family	Cupressaceae(측백나무과)
Plant Part	needle(잎)
Note	Middle
Country of origin	France, Morroco, Spain
Extraction Method	Steam Distillation(수증기 증류법)
Principal Components	α-pinene, δ-3-carene

It eases sadness and encourages assertiveness and promotes circulation.

Properties
- Cellulite(셀룰라이트, 비만)
- Fluid retention(체액 정체)
- Hot Flushes(열감, 홍조)

● 유래
학명 'Cupressus'는 나무를 숭배하던 키프로스섬의 이름에서, 그리고 'sempervirens'는 '영원히 산다'는 뜻으로 부패하지 않고 생명력이 강한 나무의 특성에서 유래하였다.

● 특징
수렴 효과가 뛰어난 오일이다. 심신의 과잉상태를 정상화시키는 작용을 하는 사이프러스는 과다출혈, 과잉수분상태인 피부관리, 생리량이 많을 때, 셀룰라이트, 과다한 땀 분비 등에 효과적으로 사용되는 오일이다.
혈관 수축 작용으로 정맥류와 치질에 도움을 주며 혈액 순환을 촉진해 저혈압에도 사용된다. 또한 여성의 생식기에 유용하며 생리 장애, 호르몬의 불균형, 갱년기 장애를 호전시킨다. 그 외에도 백일해, 기침, 천식 등의 증상을 개선시키고 피부 밸런스를 맞춰주며 노화피부와 지성피부에 효과적이다.
심리적으로는 불면증을 치유하고 슬픔과 상실감 등을 해소시켜 준다.

● 주의
임신 중에는 사용을 금한다.

● Blending Well
Bergamot, Clary Sage, Fennel, Grapefruit, Juniper, Lavender, Lemon, Orange, Pine, Rosemary

16. Eucalyptus(유칼립투스)

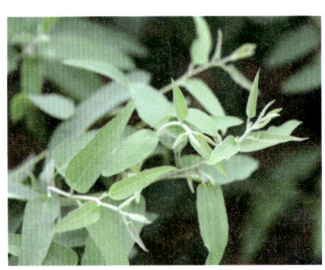

Scientific name	(a) *Eucalyptus globules* (b) *Eucalyptus radiata* (c) *Eucalyptus smithii* (d) *Eucalyptus citriodora*
Family	Myrtaceae(도금양과)
Plant Part	leaf(잎)
Note	Top
Country of origin	Australia/Portugal
Extraction Method	Steam Distillation(수증기 증류법)
Principal Components	1,8-cineole, α-pinene, limonene

Invaluable in assisting irritated bronchities and coughs.

Properties

- Coughs & Head cold(기침, 코감기)
- Muscle "warmer"(근육통)
- A great domestic disinfectant(가정 소독약, 살균제)

● 유래

유칼립투스(Eucalyptus)의 어원을 보면 'eu'는 '잘(well)'이라는 뜻과 'kalyptos'는 '보호하다(cover)'라는 뜻이 합쳐져 "잘 싸였다"는 뜻으로 꽃이 피기 전에 꽃받침이 꽃의 내부를 완전히 둘러싼 것에서 비롯된 이름이다.

유칼립투스 나무는 세계에서 가장 키가 큰 나무 중 하나이며, 코알라가 유칼립투스의 잎을 먹는 것으로도 잘 알려져 있다. 오스트레일리아(호주) 원주민들은 옛날부터 상처난 데 뿐 아니라 만병통치약으로 유칼립투스를 애용해 왔다.

● 특징

항박테리아, 항바이러스 등의 작용을 하는 유칼립투스는 감기, 기침, 카타르, 부비강염, 인후염 등의 호흡기 감염증에 좋고, 천식으로 인한 호흡 곤란을 해소하며 객담 제거를 도와 기관지염을 호전시킨다.

방광염을 비롯한 비뇨생식기의 질환치유에 도움을 주며 류머티스 관절염이나 근육통에도 효과적이다. 또한 쿨링과 진정 효과로 지성 피부관리에 사용되며 종기, 여드름, 헤르페스, 수두, 대상포진 등을 개선시킨다. 정서적으로 유칼립투스는 기분을 상승시키며 활력과 자극을 주는 기능을 한다.

● **주의**

고농도로 사용하면 신장을 자극할 염려가 있으며 고혈압, 간질 환자는 사용을 금한다.

● **Blending Well**

Basil, Cedarwood, Frankincense, Ginger, Hyssop, Juniper, Lavender, Lemon, Marjoram Sweet, Niaouli, Pine, Peppermint, Rosemary, Tea Tree, Thyme

17. Fennel(펜넬): 회향

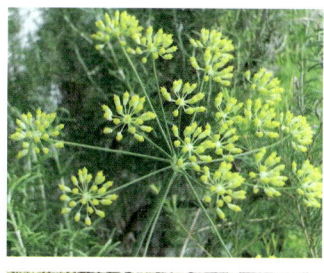
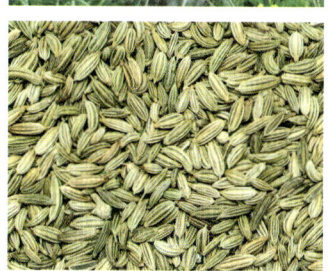

Scientific name	*Foeniculum vulgare*
Family	Umbelliferae(산형과)
Plant Part	seeds(씨앗)
Note	Middle
Country of origin	France
Extraction Method	Steam Distillation(수증기 증류법)
Principal Components	estragol, limonene, α-pinene

To give strengthen and courage in adversity.

Properties

- Digestive remedy(소화 촉진)
- Detoxifying the body(몸의 독소 배출)
- Potent oestrogen activity(에스트로겐 활성화)

● **유래**

'Foeniculum'은 마른 풀을 의미한다. 잎, 줄기 등이 연녹색을 띠며 실같이 잘게 찢어진 잎들이 마른 풀같이 보인다 하여 붙여진 이름이다. 고대 중국인들은 뱀에 물렸을 때 펜넬을 해독제로 사용하였다.

●특징

펜넬은 효과적인 소화제이며 오심, 헛 배부름, 변비, 딸꾹질, 소화불량 등을 개선시키고 감기, 기관지염 등의 호흡기 질환에도 효과적이다. 생리전 증후군, 갱년기 장애를 비롯한 여성의 생식기 관련 질환을 치유하고 페퍼민트와 달리 모유 분비를 증가시키는 작용을 한다. 이뇨작용으로 비뇨기 감염증과 신장 결석의 치료제로 유용하며 포만감을 주고 셀룰라이트를 효과적으로 해소해 비만에도 사용된다.

또한 피부의 탄력성을 증가시키고 주름살 방지에 도움을 주며 정서적으로는 우울증, 스트레스를 경감시키고 의욕을 증진시킨다. 벌레나 뱀에 물렸을 때 해독제로 사용되기도 한다.

●주의

간질 환자, 임산부는 사용을 금한다.

●Blending Well

Basil, Clary Sage, Cypress, Geranium, Grapefruit, Juniper, Lavender, Lemon, Peppermint, Rosemary, Rose, Sandalwood

18. Frankincense(프랑킨센스) : 유향

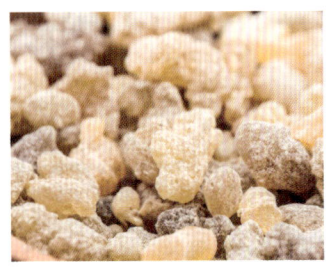

Scientific name	*Boswellia carterii*
Family	Burseraceae(감람과)
Plant Part	resin(수지)
Note	Base
Country of origin	Somalia
Extraction Method	Steam Distillation(수증기 증류법)
Principal Components	α-pinene, limonene, myrcene

It releases subconscious stress and uplifts the spirit while calming the mind.

Properties

- Revitalizing/Toning to skin(피부 강장, 활력)
- Nightmares(악몽)
- Stress/Active mind(스트레스)

● 유래

프랑킨센스의 'frank'는 '진짜'를 의미하고, 'incense'는 '향'을 의미하므로 프랑킨센스는 '진짜 향'이라는 뜻이다. 고대 이집트에서는 제단에서 프랑킨센스를 태워 여러 신들에게 바쳤고, 예수님이 탄생하실 때 동방박사들이 바친 3가지의 선물 중 하나이다.

● 특징

유향이라고 불리는 프랑킨센스는 정서적으로 마음을 가라앉혀주며 기분을 고양시키고 과거와 연결된 불안, 우울, 상처 등의 심리상태를 개선시켜준다.

폐 정화작용을 하며 코나 기관지의 카타르에 효과적이고 기침, 천식, 기관지염, 후두염 등의 호흡기 질환 치유에 사용된다. 또한 주름을 제거하고 노화된 피부에 탄력을 가져다주며 종기, 궤양, 염증 등의 피부 트러블을 효과적으로 개선시킨다.

자궁질환의 치유 및 임신, 출산 등 비뇨생식기에 두루 사용되는 프랑킨센스는 특히 출산 시에 효과가 크며 산후 우울증에도 도움을 준다.

● Blending Well

Basil, Bergamot, Geranium, Jasmine, Lavender, Lemon, Myrrh, Neroli, Orange, Patchouli, Pine, Rose, Rosewood, Sandalwood, Vetiver, Ylangylang

19. Geranium(제라늄)

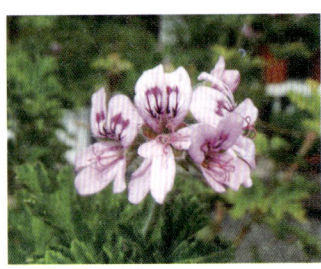

Scientific name	(a) *Pelargonium roseum asperum* (b) *Pelargonium graveolens*
Family	Geraniaceae(쥐손이풀과)
Plant Part	leaf/flower(잎/꽃)
Note	Middle
Country of origin	Morroco, Madagascar, Egypt
Extraction Method	Steam Distillation(수증기 증류법)
Principal Components	citronnellol, geraniol, linalool

Friendly and kind, it enhances communication with humour. It can be helpful during talks and negotiations as it creates a positive atmosphere.

Properties

- Cold sores(입술 발진)
- PMS, Menopause(생리전 증후군, 폐경기)
- Bruises(멍)
- Communication(소통 원활)

● 유래

제라늄의 어원을 살펴보면, 학명의 'Pelargonium'은 라틴어의 'Pelargos(황새)'를 뜻하며, 제라늄의 씨가 황새의 부리를 닮았기 때문에 붙여진 이름이다. 그리고 종명의 'graveolens'는 'gravis(강한)'와 'olens(향기롭다)'의 합성어로 강한 향기를 갖고 있다는 것을 의미한다. 전통적으로 아프리카인들은 제라늄을 설사나 상처, 피부 트러블 등의 치료용으로 사용해왔으며, 유럽에서는 건물 창가에 나쁜 기운이 들어오지 않도록 제라늄을 키우는 풍습이 있다.

● 특징

그린 플로럴 풍의 우아한 제라늄 향은 스트레스로 고민하는 현대인들에게 잘 맞는 향이고, 마음을 편안하게 유도해 피곤하고 지친 심신을 건강하게 회복시켜준다.

제라늄 오일은 호르몬 밸런스를 조정하는 것으로 잘 알려져 있고, 또한 체액의 밸런스를 조절해 림프 순환을 돕는다. 또 호르몬의 균형을 조절해주기 때문에 생리전 증후군, 생리 장애, 폐경기 장애에 효과적이며 체액 정체를 해소하고 노폐물을 제거해서 비만에도 도움을 준다. 위, 간, 신장 등에 강장, 정화 작용을 하고 비뇨기 염증, 요도감염증을 비롯해 입, 목구멍, 잇몸 등의 감염증에도 효과적이다.

정서적으로 기분상승효과가 있으며 우울, 불안, 스트레스 해소 등에 사용된다. 또한 제라늄은 피지분비를 정상화하고 수렴, 진정, 균형 작용이 있어 건성, 지성피부타입에 효과적이며 피부트러블이나 상처, 궤양, 화상, 여드름, 염증 등을 치유하고 피부를 청결하게 유지시켜준다.

● **주의**

민감성 피부에 자극을 줄 수 있으며 호르몬 조절 효과가 있으므로 임신 중에는 사용하지 않는다.

● **Blending Well**

Basil, Bergamot, Cedarwood, Clary Sage, Frankincense, Grapefruit, Jasmine, lavender, Lemon, Neroli, Orange, Palmarosa, Patchouli, Rose, Rosemary, Rosewood, Sandalwood, Ylangylang

20. Ginger(진저): 생강

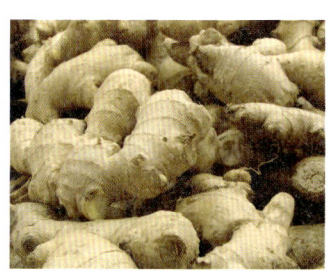

Scientific name	Zingiber officinalis
Family	Zingiberaceae(생강과)
Plant Part	roots(뿌리)
Note	Middle
Country of origin	Sri Lanka, China, India
Extraction Method	Steam Distillation(수증기 증류법)
Principal Components	zingiberene, bisabolene, camphene

It is provider of energy, helps meet the challenge when unconventional tasks are required. Ginger stimulates your vital forces.

Properties

- Loss of appetite(식욕이 없을 때)
- Digestive Tonic(소화 촉진)
- Sore Throat(목감기)

● 유래

'Zingiber'는 인도의 '진기'라는 지방명에서 유래된 것이다. 생강은 수천년동안 양념과 의용으로 동양에서 사용되어 왔다.

● 특징

진저, 즉 생강은 생활 속에서 쉽게 접할 수 있는 아로마 향으로 오랫동안 식품에 사용되어 왔으며 심리적으로는 기운을 북돋아주고 마음을 자극해 기억력 증강, 우울증 해소, 피로회복 등의 효과를 가진다.

위통, 소화불량, 가스, 식욕 부진 등의 소화 장애를 해소하고 설사, 구토증 등에 사용된다. 또한 진저는 카타르나 수분이 많은 상태를 호전시켜 감기, 콧물, 편도선염 등을 치유하며 류머티즘, 관절염, 근육통 등의 통증을 완화시키고 근육을 강화한다.

비뇨기과에서는 성욕 감퇴 등의 성기능 장애 치료제로 사용하기도 한다.

● 주의

민감한 피부를 자극한다.

● Blending Well

Cedarwood, Cinnamon, Clove, Eucalyptus, Frankincense, Geranium, Lemon, Orange, Rosemary, Peppermint, Tea Tree, Thyme

21. Grapefruit(그레이프후룻): 자몽

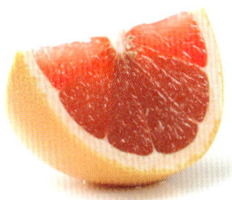

Scientific name	*Citrus paradisii*
Family	Rutaceae(운향과)
Plant Part	rind(껍질)
Note	Top
Country of origin	America, Argentina, Israel
Extraction Method	Cold Pressed(냉압착법)
Principal Components	limonene, nutcatone

A bright scent, it can give hope and boosts confidence.

Properties

- Uplifting(기분 업)
- Cellulite(셀룰라이트)
- Water Retension(체액 정체) : Foot Bath
- Lymphatic Tonic(림프 순환)

● 유래

우리말로 '자몽'으로 원산지는 아시아이다. 영국의 세독 선장이 이 과일을 서인도제도에서 가져와 소개한데 연유하여 이 과일은 '세독 과일'이라는 이름으로 알려졌다.

● 특징

달콤하고 상쾌한 향이 나는 그레이프후룻은 심리적으로 감정을 고양시키고 활성화시켜 스트레스, 우울증 등을 해소시키며 중추신경의 균형을 유지해 기분 장애를 조절하고 행복감을 주는 오일이다.

또한 비만환자에게 선택하기 좋은 오일로 담즙 분비를 촉진하고 이뇨작용을 해서 지방의 소화분해를 촉진시키므로 체중 감소 다이어트에 도움을 줄 수 있다. 소화기관에 정화, 강장 효과를 가지며 림프액 분비를 돕고 담석을 녹이며 간기능을 강화시킨다. 울혈성 피부와 여드름 등의 피부질환과 두피질환에 효과적이며 편두통, 생리전 긴장 등을 완화시켜주는 역할을 한다.

● 주의

사용 후 강한 햇빛에 노출하면 피부자극이 있을 수 있다.

● Blending Well

Basil, Bergamot, Cedarwood, Fennel, Frankincense, Juniper, Geranium, Ginger, Lavender, Orange, Palmarosa, Rosewood, Rosemary, Ylangylang

22. Hyssop(히솝): 우슬초

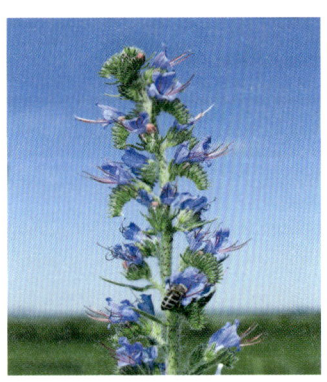

Scientific name	*Hyssopus officinalis*
Family	Labiatae(꿀풀과)
Plant Part	plant(잎, 꽃)
Note	Middle
Country of origin	France, Hungary, Holland
Extraction Method	Steam Distillation(수증기 증류법)
Principal Components	isopinocamphene, pinocamphone, α-pinene

● 특징
- 인후염, 감기, 기침, 만성 기관지염, 인플루엔자, 거담작용, 그리고 폐 질환에 효과적이다.
- 항바이러스 효과가 뛰어나고, 헤르페스 치료, 면역 결핍에도 효과가 있다.
- 정신적 피로, 집중력 부족, 신경쇠약에 효과적이다.

● 주의사항
- 간질환자, 임신부에게는 사용을 금한다.
- 다량 사용할 경우 마취효과를 일으킬 수 있다.

23. Jasmine(자스민)

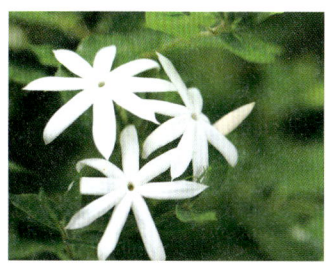

Scientific name	*Jasminum officinalis*
Family	Olacaceae(철청수과)
Plant Part	flower(꽃)
Note	Base
Country of origin	Egypt/India/China
Extraction Method	Solvent Extraction(용매추출법)
Principal Components	Benzylacetate, linalool

The oil of Romance, The king of flower

Properties

- Labour(Pregnancy) : 출산시 도움
- Confidence Booster : 자신감 부여
- Skin Moisturizer : 피부 보습
- Aphrodisiac : 최음효과

● 특징

생식기 관련 문제에 탁월한 효과를 보이는 자스민은 여성의 출산 시에 효과적으로 사용할 수 있는 오일로 자궁의 수축을 강화하고 통증을 완화시켜주며 자궁강화효과로 출산 후 회복에도 효과적이다.

또한 호르몬의 균형 유지, 자궁 경련, 생리통, 질감염에도 효과가 있으며 불감증, 무력증 등의 남성 성기능 장애 치유와 최음효과도 뛰어나다.

심리적으로는 활력을 불어넣어주며 불안, 우울, 무기력, 자신감 결여 등을 개선시킨다.

고급스러운 오일인 자스민은 피부관리에도 유용하며 피부탄력을 증가시켜 노화피부에 효과적이다.

● 주의

임산부는 사용을 금하고 최면작용이 있으므로 적은 용량으로 사용한다.

● **Blending Well**

Bergamot, Clary Sage, Frankincense, Geranium, Lavender, Orange, Mandarin, Neroli, Palmarosa, Rose, Rosewood, Sandalwood, Ylangylang

24. Juniperberry(쥬니퍼베리): 노간주나무

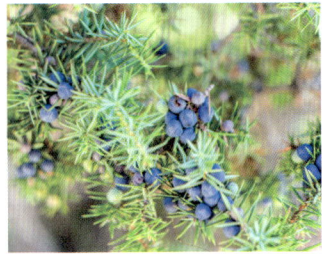

Scientific name	*Juniperus communis*
Family	Cupressaceae(측백나무과)
Plant Part	berry(열매)
Note	Middle
Country of origin	France, Italy, Croatia
Extraction Method	Steam Distillation(수증기 증류법)
Principal Components	α-pinene, myrcene, sabinene

"the tree of life" in Europe, Juniper is calming and strength.

Properties

- Joint conditions(관절염)
- Detoxifying(독소 배출)
- Indigestion(소화불량)
- Cystitis(방광염)

● 유래

쥬니퍼는 '작은', 베리는 '열매'를 의미하므로 쥬니퍼베리는 '작은 열매'라는 뜻이다.

● 특징

쥬니퍼베리는 비뇨생식기의 살균작용과 이뇨특성으로 비뇨기계 감염, 방광염, 신장결석을 포함해 생리 장애나 생리통을 완화시키는 데 사용된다.

또한 해독작용이 강해 관절염, 통풍, 류머티즘의 치유에 사용되며 독소가 쌓여 생긴 피부질환에도 탁월하게 작용하고 진물이 나는 습진, 건선, 염증, 궤양, 발진 등에 효과적이다.

소화기관을 강화시켜 소화를 촉진하고 간을 보호하며 당뇨, 동맥경화증 같은 성인병 치료에 사용되는 쥬니퍼베리는 정서적으로 불안감이나 불면증, 정신적 피로 해소, 기억력 강화를 가져온다.

● 주의
신장이 심하게 손상된 환자는 증상을 악화시킬 수 있으므로 피하는 것이 좋다.

● Blending Well
Bergamot, Cypress, Fennel, Frankincense, Geranium, Grapefruit, Orange, Lavender, Lemongrass, Lemon, Rosemary, Sandalwood

25. Lavender(라벤더)

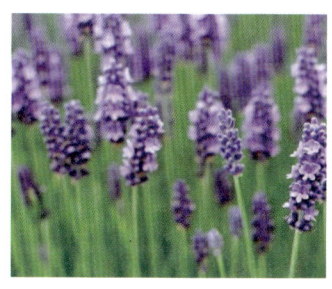

Scientific name	*Lavendula angustifolia*
Family	Labiatae(꿀풀과)
Plant Part	flowering top(꽃 부위)
Note	Middle
Country of origin	France
Extraction Method	Steam Distillation(수증기 증류법)
Principal Components	linalyl acetate, linalool

The first aid kit in aromatherapy, calming nervous tension, relaxing to the mind.

Properties

- Relaxing/Stress(안정/스트레스)
- Burns(화상)
- Wounds(상처)
- Shock(충격)
- Pain(통증)
- Headaches(두통)

● 유래

라벤더는 프랑스어로 "씻다"를 의미하는 'Lavare(라바레)'가 어원이며 어린 아이부터 노인까지 안심하고 사용할 수 있는 대표적인 릴렉스 향이다. 그 효능이 다양하고 쓰임새가 많아 에센셜 오일의 '약방의 감초', 또는 "만능 에센셜 오일"이라고도 불린다.
심신에 안정을 주어 릴렉스시킬 뿐만 아니라 숙면을 도와주는 향으로 유명하며, 가정 내 응급 상황 시 필요한 첫번째 오일이다.

● 특징

에센셜 오일 중 가장 광범위하게 사용되는 라벤더는 심신의 조화로 건강을 유지시키고 진정, 진통, 정화, 항경련 작용을 한다. 항바이러스, 항박테리아 작용으로 초기의 감기, 독감에 유용하며 진통을 완화시키기 때문에 근육 경련, 류머티즘, 근육통 등에도 효과적이다.

심리적 진정작용으로 스트레스, 불안, 우울증, 불면증, 두통 등을 개선시키기도 한다. 또한 라벤더는 소화불량, 위장염 등의 소화기 질환을 비롯해서 생리주기 조절, 생리통 완화 등 생리장애에 도움을 주며 살충제로 해충의 박멸에도 사용된다.

피부에 작용해 세포 성장을 촉진시키고 피지 분비를 균형적으로 조절하며 방부, 항염 등의 효과까지 있어 여드름, 피부염, 습진, 무좀, 창상, 종기 등 다양한 피부질환에 효과적으로 사용할 수 있다.

● Blending Well

Bergamot Chamomile Roman, Clary Sage, Geranium, Jasmine, Lemon, Mandarin, Orange, Palmarosa, Patchouli, Pine, Thyme, Rosemary, Rosewood, Ylangylang

26. Lemon(레몬)

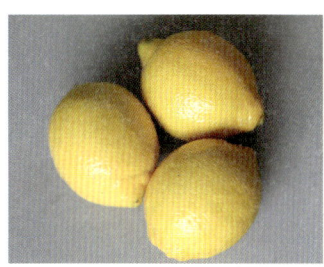

Scientific name	*Citrus limonum*
Family	Rutaceae(운향과)
Plant Part	rind(껍질)
Note	Top
Country of origin	Argentina/Israel/Italy
Extraction Method	Cold Pressed(냉압착법)
Principal Components	limonene, β-pinene, v-terpinene

Achieve goals swiftly and effectively. Restores humour and decisiveness.

Properties

- Infections(감염)
- Lymphatic Tonic & Feet(림프 강장)
- Varicose Veins(모세혈관 확장증)
- Ant & Fly Repellent(개미, 파리 기피제)

● 유래

레몬은 감귤류의 과일을 가르키는 아랍어의 '라이문'과 페르시아어의 '리문'에서 유래되었다.

● 특징

소독제, 해독제, 식품, 향수 등에 널리 사용되었던 상쾌한 향의 레몬 오일은 심리적으로 활성화 작용을 하여 피로, 허약, 스트레스 등에 도움을 주며 행복한 기분을 갖게 한다. 면역 체계를 활성화시켜 빈혈증을 완화시키고 지혈효과로 외상출혈에도 도움이 된다. 발열을 동반한 인후통, 기침, 감기, 독감 등에 효과적이며 두통, 편두통, 류마티스, 관절염 등의 통증을 완화시킨다. 또 설사, 오심, 변비 등을 치유하며 소화기계를 강화시키고 신체 정화작용을 한다. 피부에 세정작용이 있고 혈색을 밝게 하며 특히 지성 피부관리에 이용되는 레몬은 각질제거, 티눈, 사마귀에 효과가 있으며 염증성 피부질환과 단순 포진 등의 고통을 완화시킨다.

● 주의

민감한 피부에 자극을 줄 수 있다.

● Blending Well

Bergamot, Eucalyptus, Fennel, Frankincense, Ginger, Juniper, Lavender, Neroli, Rose, Rosemary, Sandalwood

27. Lemongrass(레몬그라스)

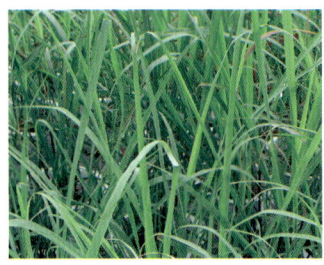

Scientific name	*Cymbopogon citratus*
Family	Gramineae/Poaceae(화본과)
Plant Part	plant(식물)
Note	Top
Country of origin	Nepal/Ceylon/India
Extraction Method	Steam Distillation(수증기 증류법)
Principal Components	geranial, neral

Fragrant and clean it is an ideal deodoriser and room freshner.

Properties

- Air disinfectant(공기 살균)
- Sports Massage oil(스포츠 마사지오일)
- Reduce Fever(흥분을 가라앉힘)

● 유래

속명의 'Cymbopogon'은 그리스어의 'cymbos' 즉 '속이 비어있다'는 말과 'pogon' 즉 수염이라는 말의 합성어로 줄기는 속이 비어있고 잎은 수염처럼 가늘고 길기 때문에 붙여진 이름이다. 인도에서는 전통적으로 열을 내리고 감염된 병을 치료하는 데 사용해 왔다.

● **특징**

해열제, 콜레라, 감염증의 해독제로 사용되었던 레몬그라스는 정서적으로 생기를 부여해 우울증을 개선시키고 탈진 시 에너지를 충전시키는 효과를 가진다.

모공을 좁혀주며 여드름, 무좀, 마른버짐 등을 치료하고 머릿니 제거 및 기름진 모발관리에도 사용된다.

소화기관에 작용해서 소화불량, 복통, 헛배부름 등을 해소하고 위의 기능을 강화, 위통을 완화하고 위장염을 치료한다. 또한 젖산을 제거하고 순환을 촉진하기 때문에 근육의 통증을 완화시키는 데 효과적이다.

살균, 방취 효과가 있어 가축의 질병을 치료하는 데도 사용된다.

● **주의**

피부가 예민하게 반응하므로 소량을 사용하는 것이 좋다.

● **Blending Well**

Basil, Bergamot, Cedarwood, Geranium, Lavender, Lemon, Niaouli, Palmarosa, Rosemary, Tea Tree

28. Marjoram(마조람)

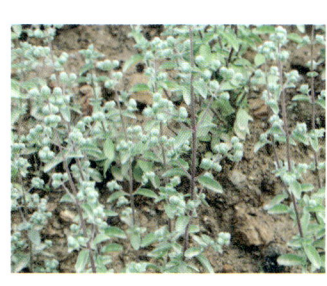

Common name	(a) Marjoram French(Sweet) (b) Marjoram Spanish
Scientific name	(a) Origanum marjorana (b) Thymus mastichina
Family	Labiatae/Lamiaceae(꿀풀과)
Plant Part	plant(식물)
Note	Middle
Country of origin	(a) Egypt, France (b) Spain
Extraction Method	Steam Distillation(수증기 증류법)
Principal Components	(a) terpinene 4-ol, v-terpineol, linalyl acetate (b) 1,8-cineol, linalool, α-pinene

Comforting when spirits are low, it soothes the broken heart and quietens the mind.

Properties
- Blood pressure lowered(혈압을 낮춤)
- Insomnia(불면증)
- Anxiety(걱정, 근심)
- Migrain(hormonal) 호르몬관련 편두통

● 유래
속명 오리가눔은 그리스어로 '산의 기쁨'이라는 의미로 행복의 상징이고, 종명 '마조라나'는 '보다 큰'이라는 의미로서 생명연장의 뜻을 포함하고 있다. 고대 그리스인들은 마조람을 소화제와 해독제로 널리 사용했다.

● 특징
신경계를 진정시키는 효과가 있어 스트레스, 불안, 불면 등의 감정 조절에 효과적이며 마음을 강하게 만들어서 문제에 직면했을 때 도움을 준다.
신체적으로는 소화장애에 사용되며 위, 장의 통증을 진정시키고 가스 제거 및 장기능을 강화시켜 변비에도 효과가 있다. 또한 마조람은 순환기에 작용해 혈압강하제, 동맥혈관 확장제로도 사용된다.
천식, 기침, 기관지염, 감기 등의 호흡기 질환과 관절염, 류머티즘, 편두통 등의 통증 완화에도 효과적이다.

● 주의
장시간 사용 시 졸음이 온다.

● Blending Well
Bergamot, Cedarwood, Chamomile, Cypress, Lavender, Mandarin, Orange, Rosemary, Rosewood, Ylangylang

29. Mandarin(만다린): 귤

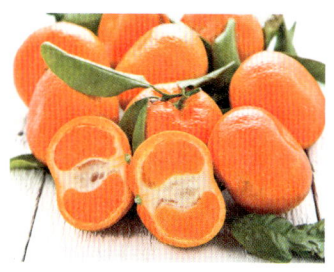

Scientific name	*Citrus reticulata*
Family	Rutaceae(운향과)
Plant Part	rind(껍질)
Note	Top
Country of origin	Argentina/Israel/Italy
Extraction Method	Cold Pressed(냉압착법)
Principal Components	limonene, v-terpinene

A safe children's remedy for indigestion and hiccups, it helps strengthen the digestive function and the liver for elderly.

Properties

- Digestive system(소화 기관)
- Stretch marks(튼살)
- Depression & Anxiety(불안, 우울)

● 유래

우리가 흔히 귤이라 부르는 과일이다. 만다린이라는 명칭은 중국 만다린 지방에서의 전통선물이던 과일에서 비롯되었다.

● 특성

어린이나 노인, 임산부를 비롯해 몸이 허약한 사람에게도 안전하게 사용할 수 있는 만다린은 기분을 밝게 해주며 심리적인 고양효과를 가진다.

흥분이나 자극을 진정시켜 우울증이나 불면증을 개선하는 데 사용되며 스트레스나 우울증으로 인한 신체의 무력감, 식욕부진, 소화장애 등에도 효과적이다.

담즙의 분비를 촉진하고 지방을 분해시키며 장을 진정시켜 장내 가스를 배출하는 데 도움을 주며 임신선 예방, 임신기의 통증 해소, 이완을 촉진시키기도 한다. 또한 울혈성 피부, 체액 정체, 지성피부나 문제성 피부에 강화효과를 가진다.

● 주의

감광성이 있기 때문에 사용 후 햇빛을 피한다.

● Blending Well

Bergamot, Chamomile Roman, Grapefruit, Jasmine, Lavender, Lemon, Marjoram Sweet, Nerol, Orange, Palmarosa, Rose, Sandalwood, Ylangylang

30. Melissa(멜리사) : Lemon Balm(레몬밤)

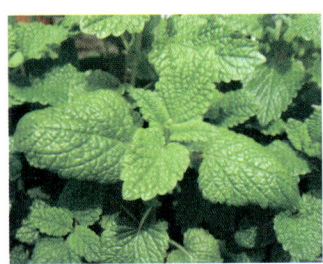

Scientific name	*Melissa officinalis*
Family	Labiatae/Lamiaceae(꿀풀과)
Plant Part	leaf(잎)
Note	Middle
Country of origin	France
Extraction Method	Steam Distillation(수증기 증류법)
Principal Components	geranial, neral, β-caryophyllene

the herb of scholar, uplifting and antidepressant Property.

Properties

- Calming to the nervous system(신경계 진정)
- Shock(충격)
- Female reproductive system(여성 생식기관)

● 유래

레몬밤은 라틴어로 '꿀벌'을 의미하며, 이는 멜리사 꽃에 꿀벌이 많이 모여서 붙여진 이름이다. 벌들이 아주 좋아하는 멜리사라는 이름도 그리스 신화에 등장하는 벌들의 요정인 멜리사에서 이름이 유래된 것이다.

● 특징

레몬밤으로 잘 알려진 멜리사는 진정작용이 있으므로 쇼크, 히스테리, 공포, 긴장, 불안, 불면 등에 도움이 되며 기분을 상승시키는 효과가 있어 항우울제로도 사용된다.

신체의 진정작용도 탁월해 고혈압을 낮춰주고 위장을 비롯한 소화기계를 안정시켜 가스, 소화불량, 구토, 설사 등을 치유한다.

심장의 강장제로 경련이나 피로에 도움이 되며 알러지, 기침, 천식에도 효과적이다. 또한 멜리사는 여성의 생식기에 친화력을 가져 생리주기와 배란을 정상화시키고 통증을 감소시킨다.

염증, 종기 등의 피부트러블을 진정시켜 피부 관리에도 효과적으로 사용된다.

● 주의

임신 초기 5개월은 피하고 저혈압이 있을 때 사용을 금한다.

● Blending Well

Bergamot, Cedarwood, Geranium, Jasmine, Lavender, Lemon, Marjoram Sweet, Neroli, Rose, Ylangylang

31. Myrrh(미르): 몰약

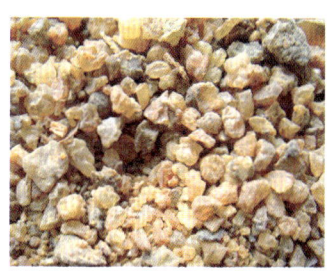

Scientific name	*Commiphora myrrha*
Family	Burseraceae(감람과)
Plant Part	resin(수지)
Note	Base
Country of origin	Somalia, Ethiopia
Extraction Method	Steam Distillation(수증기 증류법)
Principal Components	lindestrene, curzerene

the Egyptians used it to worship the life-giving strength of the North African sun. Its musky scent has a calming effect on the mind.

Properties
- Wound healing(상처 치유)
- Mouth Ulcers(아구창)
- Revitalizing to aged skin(노화 피부에 활력)

● 유래
고대 이집트인들은 몰약을 매일 정오에 태양 숭배의식으로 피우기도 하고, 미이라를 만드는 방부제로 사용하였다.

● 특징
동방박사의 세 가지 선물 중 하나였다는 사실로 유명한 몰약은 진정, 자극 효과를 동시에 갖고 있는 오일로 무기력하고 쇠약한 상태에 자극을 주어 고양시켜 주며 과잉 감정 상태는 가라앉혀 준다. 호흡기에 작용해 과다한 점액이 분비되는 증상을 호전시키며 폐 정화 작용으로 기관지염, 감기, 인후통, 기침과 같은 질병에 도움을 준다. 구강을 비롯해 목 질환에 강력한 효과가 있어 구취, 구강궤양, 잇몸 질환, 거담 등의 치료제로 사용된다.

식욕을 자극하고 설사, 헛배부름, 위산 과다 등에 효과적이며 진정, 쿨링 효과로 트거나 갈라진 피부, 습진, 염증, 화농성 피부염 등과 노화방지에도 사용된다.

자궁출혈, 생리장애, 질감염 등의 부인과 질환에도 효과적이다.

● Blending Well
Frankincense, Lavender, Palmarosa, Patchouli, Rose, Rosewood, Sandalwood, Tea Tree, Thyme

32. Neroli(네롤리): 오렌지 꽃

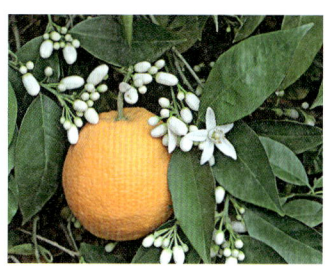

Scientific name	*Citrus aurantium*
Family	Rutaceae(운향과)
Plant Part	flower(꽃)
Note	Middle
Country of origin	Tunisia/ Marocco
Extraction Method	Steam Distillation(수증기 증류법)
Principal Components	linalool, limonene, β-pinene

the symbol of purity, the most effective sedative and antidepressant essential oil.

Properties

- The perfume of self-confidence(자신감의 향수)
- Stretch marks(튼살), varicose veins(정맥류), broken capillaries (모세혈관 확장증)
- Aphrodisiac(최음 효과)
- Antidepressant(항우울)

● 유래

1670년경 네롤리 왕가의 백작 부인인 안나 마리아가 이것을 향수로 바르거나 목욕에 사용한 것에서 네롤리란 이름이 유래했다.

● 특징

고가의 오일인 네롤리는 향수나 화장품으로 오랫동안 이용되어 왔다. 진정, 안정 작용으로 모든 피부타입에 사용 가능하며 건성이나 민감성 피부에 특히 효과가 있는 네롤리는 피부세포의 재생을 도와 탄력성을 개선시키는 데도 효과적이다.

긴장을 완화시키며 불안, 우울증, 정신적 혼란, 신경성 통증, 자신감 결여, 불면, 두통 등을 치유하고 극도로 흥분되거나 쇼크 상태를 가라앉히는 효과도 있다.

최면성이 있어 행복한 감정을 불러오며 최음 효과로 성적 장애에 도움을 준다.

또한 심장혈관계의 강장작용이 뛰어나 혈액을 정화하고 고혈압, 정맥류, 치질에 효과적으로 사용할 수 있다.

● 주의

긴장을 완화시키는 힘이 강하지만 정신 집중만을 목적으로 할 때는 사용을 금한다.

● Blending Well

Bergamot, Clary Sage, Chamomile Roman, Frankincense, Geranium, Jasmine, Lavender, Lemon, Mandarin, Orange, Palmarosa, Rose, Rosemary, Rosewood, Sandalwood, Ylang-ylang Neroli(Orange Blossom) Floral Water

33. Niaouli(니아울리)

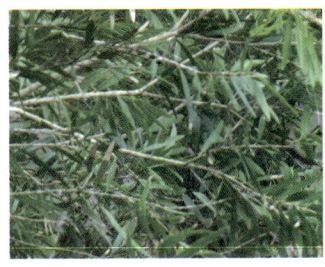

Scientific name	Melaleuca quinquenervia
Family	Myrtaceae(도금양과)
Plant Part	leaf, young twigs(잎과 어린 가지)
Note	Top & Middle
Country of origin	Australia, Madagascar
Extraction Method	Steam Distillation(수증기 증류법)
Principal Components	1,8-cineolel, α-pinene, α-terpineol, limonene

● 특징
- 거담작용, 기관지염, 부비강염, 천식에 효과적이다.
- 방광염, 요로 감염 치료에 효과가 있다(세정제로 활용).
- 항균 작용이 탁월하여 여드름, 습진, 뽀루지에 효과가 크다.

● 주의사항

안전한 오일이지만 민감 피부에는 주의가 필요하다.

34. Nutmeg(넛맥)

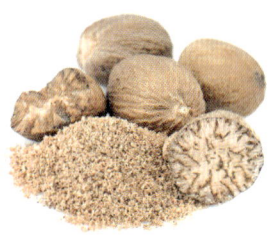

Scientific name	*Myristica fragrans*
Family	Myristicaceae(육두구과)
Plant Part	seed(말린 씨앗 가루)
Note	Base
Country of origin	Indonesia, Sri Lanka
Extraction Method	Steam Distillation(수증기 증류법)
Principal Components	sabinene, α-pinene, β-pinene

● 특징
- 소화 활력에 도움을 주어 소화 흡수를 돕고 헛배부름과 복부 팽만, 메스꺼움, 구토, 설사 치료에 효과가 있다.
- 관절염과 류머티즘, 근육통증에 효과가 크다.
- 신경 강화제로 피로 회복에 효과가 있다.

● 주의사항
안전한 오일이다.

35. Orange Sweet(오렌지 스위트)

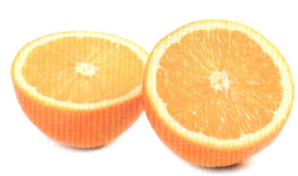

Scientific name	*Citrus sinensis*
Family	Rutaceae(운향과)
Plant Part	rind(껍질)
Note	Top
Country of origin	Argentina/Israel/Italy
Extraction Method	Cold Pressed(냉압착법)
Principal Components	limonene, myrcene

Restore a positive outlook. The warmest of the citrus oils, it dispels fear and reduces emotional oversensibility.

Properties
- Mind Tonic(강장 효과)
- Anxiety(걱정, 근심)
- Harmonizing atmosphere(조화로운 분위기 연출)

●특징
상쾌한 감귤향이 나는 오렌지는 양육적인 오일로 우울, 불면, 초조, 가슴 두근거림 등에 도움을 주며 긴장, 스트레스를 해소하고 적극적인 인생관을 갖게 한다.
특히 기분이 식욕과 소화에 영향을 주고 있을 때 효과적이며 장 기능을 강화해 설사나 변비 등을 치유하고 식욕을 증진시킨다. 또한 감기, 기관지염 등을 호전시키며 발한작용으로 피부의 독소를 제거하고 기미, 주름, 피부염 등의 개선에 효과적이다.

●주의
감광성이 있으므로 사용 후 바로 햇빛에 노출하지 않는 것이 좋고, 임신기에 태아의 간에 영향을 줄 수 있다.

●Blending Well
Bergamaot, Cinnamon, Clary Sage, Clove, Cypress, Frankincense, Geranium, Jasmine, Juniper, Lavender, Neroli, Rose, Rosewood, Sandalwood, Ylangylang

36. Oregano(오레가노)

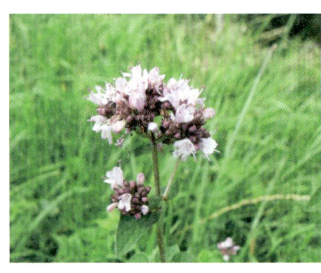

Scientific name	*Origanum vulgare*
Family	Lamiaceae(꿀풀과)
Plant Part	Dried flowering Herb(말린 허브)
Note	Middle
Country of origin	Europe
Extraction Method	Steam Distillation(수증기 증류법)
Principal Components	carvacrol, thymol, cis-ocimen, caryophyllene, linalool

Natural Immune Support

Properties

- 면역력 강화
- 강력한 살균, 소독 효과(대상포진, 궤양 등)
- 호흡기 질환
- 소화 불량
- 항산화 작용

● 주의

피부에 자극적이며 점막에 자극을 유발할 수 있으므로 반드시 희석해서 사용한다(페놀성분 함유).
과민성 피부, 전염성 또는 손상을 입은 피부, 7세 이하의 어린이에게는 사용을 금한다.

37. Palmarosa(팔마로사)

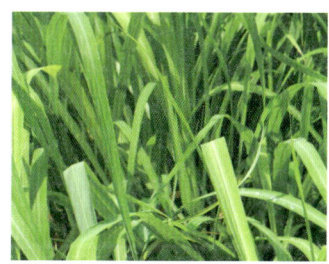

Scientific name	*Cymbopogon martinii*
Family	Poaceae(화본과)
Plant Part	plant(식물)
Note	Middle
Country of origin	India, Madagascar
Extraction Method	Steam Distillation(수증기 증류법)
Principal Components	geraniol, geranyl acetate, linalool, limonene

● 특징

- 피지 분비의 조절, 세포 재생 작용이 뛰어나 여드름, 피부염, 건조 피부, 영양 부족 피부에 효과가 있다.
- 식욕을 자극해서 신경성 식욕 부진, 식욕 상실에 효과가 크다.
- 스트레스, 불안에 효과가 있다.

● 주의사항

안전한 오일이다.

38. Patchouli(파촐리)

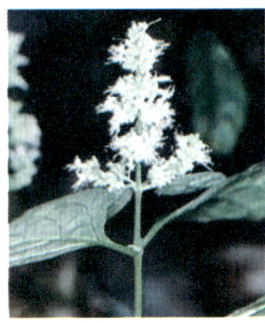

Scientific name	*Pogostemon patchoulii*
Family	Labiatae/Lamiaceae(꿀풀과)
Plant Part	leaf(잎)
Note	Base
Country of origin	Malaysia, Indonesia
Extraction Method	Steam Distillation(수증기 증류법)
Principal Components	patchoulol, α– bulnesene, α–guaien

It is useful when dealing with anxiety and depression.

Properties

- Anxiety and depression(걱정, 불안)
- Fluid retention & cellulite(체액 정체, 셀룰라이트)
- Astringent effect(수렴 효과)
- Deodorizing(냄새 제거)

● 유래

파촐리란 이름은 인도에서 유래되었으며 동양에서는 질병의 확산을 막는 예방제로 사용하였고, 뱀에 물렸을 때 해독제로 사용하기도 했다.

● 특징

정서적으로 무기력감을 없애고, 객관적인 마음가짐을 갖게 하는 파촐리는 강력한 수렴특성으로 과도한 다이어트 후 늘어진 피부를 회복시키고 셀룰라이트를 해소하며 식욕을 억제하는 작용이 있어 비만 치료에 효과적이다.

항박테리아, 곰팡이 제거 및 수렴효과로 두드러기, 헤르페스, 비듬, 무좀 등에 효과적이며 피부조직을 재생시켜주고 항염증 작용으로 여드름, 습진, 피부염 등을 치유한다. 또한 파촐리는 노화방지에 도움을 주어 주름을 예방하고 해충이나 뱀에 물렸을 때 소독 및 해독작용을 한다.

● 주의

항염, 충혈 완화 효과가 있어서 많은 양을 사용할 경우 정신이 멍해질 수 있다.

● Blending Well

Bergamot, Clary Sage, Frankincense, Geranium, Ginger, Lavender, Lemongrass, Myrrh, Neroli, Rose, Rosewood, Sandalwood, Ylangylang

39. Peppermint(페퍼민트): 박하

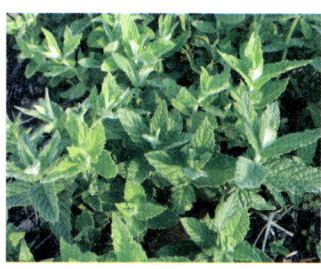

Scientific name	Mentha piperita
Family	Labiatae/Lamiaceae(꿀풀과)
Plant Part	leaf(잎)
Note	Top
Country of origin	France/Italy/America
Extraction Method	Steam Distillation(수증기 증류법)
Principal Components	menthol, menthone, menthyl acetate

To promote mental clarity and encourage positively.

Properties

- Headaches & Migraines(두통, 편두통)
- Travel sickness(여행 멀미 등)
- Sinus congestion(코막힘)
- Muscle pain(근육통증)
- Digestive system(소화 촉진)

● 유래

페퍼민트는 우리에게 "박하" 라는 이름으로 더 잘 알려져 있다. 속명은 '멘타'인데, 로마 신화에서 비롯된 이름이다. 지하의신 '플루토'는 아름다운 요정 '멘타'를 사랑했는데, 그의 아내인 '페르세포네'가 그 사실을 알고 질투심에 '멘타'를 잔인하게 땅에 밟아 죽인다. 그 후 '플루토'가 애절하게 '멘타'를 그리워하여 한그루의 약초로 변신시켰다는 데서 '멘타'라는 이름이 유래되었다고 전해진다.

● 특징

강하고 시원한 향으로 익숙한 페퍼민트는 위산과다, 설사, 소화불량 등 소화기계통 문제에 강력한 효과를 발휘하며 천식, 기관지염, 감기 등 전반적인 호흡기 질환에도 사용된다.
생리 상태를 정상화시키고 유방의 출혈상태 해소, 모유분비 억제 등의 효과를 가지며 심리적으로는 기분을 상승시키고 쇼크, 히스테리, 정신적 피로, 우울 등을 호전시킨다. 또한 페퍼민트는 쿨링 효과와 세정작용으로 가려움, 염증 등의 피부질환을 치유하고 지성피부와 지성모발관리에도 도움을 준다.
해충 박멸에도 효과가 있으며 두통, 류머티즘 등의 통증완화에도 사용된다.

● 주의

반드시 희석해서 사용하고 간질환자는 사용을 금한다.

● Blending Well

Basil, Bergamot, Cedarwood, Cypress, Eucalyptus, Lemon, Mandarin, Marjoram, Niaouli, Pine, Rosemary, Thyme

40. Petitgrain(페티트그레인): 오렌지 잎

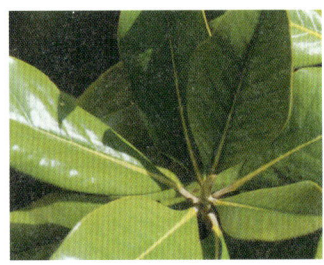

Scientific name	*Ctrus aurantium var. amara*
Family	Rutaceae(운향과)
Plant Part	leaf(잎)
Note	Middle
Country of origin	France, Paraguay
Extraction Method	Steam Distillation(수증기 증류법)
Principal Components	linalool, linalyl acetate, geraniol

● 특징
- 피지 분비의 조절, 여드름 피부, 노화 피부, 지성피부에 효과가 있다.
- 신경계를 안정시키고 고무시켜 스트레스, 불안, 우울, 흥분, 불면증 등에 유용하다.
- 소화 불량, 복통, 위염, 구토, 딸꾹질 등에도 효과가 크다.

● 주의사항

안전한 오일이다.

41. Pine(파인) : 소나무

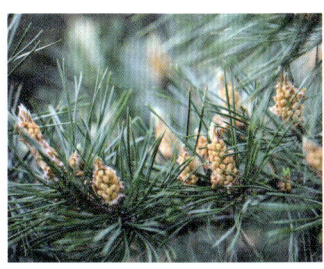

Scientific name	*Pinus sylvestris*
Family	Pinaceae(소나무과)
Plant Part	needle(솔잎)
Note	Middle
Country of origin	France, Russia
Extraction Method	Steam Distillation(수증기 증류법)
Principal Components	α-pinene, β-pinene, limonene

Positively energizing with the ability to comfort.

Properties

- Coughs(기침)
- Bronchitis(기관지염)
- Energizing(활력)

● 특징

신선한 삼림향기가 나는 파인은 리후레쉬 작용으로 정신적 피로가 쌓였을 때 도움을 주며 신체의 강장효과가 있다.
강력한 살균소독제이며 거담효과가 있어 특히 폐와 기관지 질환에 도움을 주며 감기, 기침, 독감 등을 치유한다.
근육통과 피로해소에도 효과적이며 류머티즘, 관절염 등의 통증을 완화시킨다. 장 기능을 개선시켜주며 특히 장내 기생충 제거에 효과적인 파인은 냉증, 자궁염증, 생리 장애, 방광염을 비롯한 비뇨생식기계 감염 치료에도 탁월한 효과가 있다. 또한 습진, 마른버짐, 염증 등의 피부 트러블을 효과적으로 개선시킨다.

● 주의

민감한 피부를 자극하는 경우가 있으므로 소량을 사용한다.

● Blending Well

Cedarwood, Cinnamon, Clove, Cypress, Eucalyptus, Lavender, Marjoram Sweet, Niaouli, Peppermint, Rosemary, Thyme, Tea Tree

42. Ravensara(라벤사라)

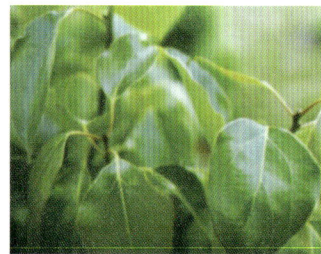

Scientific name	*Ravensara aromatica*
Family	Lauraceae(녹나무과)
Plant Part	leaf(잎)
Note	Top
Country of origin	Madagascar
Extraction Method	Steam Distillation(수증기 증류법)
Principal Components	1,8-cineole, α-pinene, α-terpineo

● 특징
- 강력한 항바이러스 작용으로 바이러스 감염과 감기, 천식, 기관지염에 효과가 크다.
- 한기, 몸살, 오한 등에 효과적이며 기관지염, 비염, 부비강염에 효과적이다.
- 신경 강화제로 심신의 피로 회복에 효과가 있고, 대상포진에도 유용하다.

● 주의사항

안전한 오일이다.

43. Rose(로즈): 장미

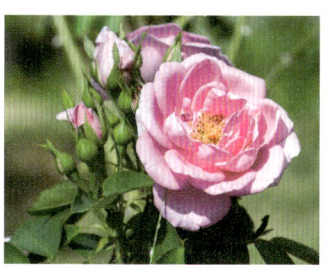

Common name	(a) Rose Absolute (b) Rose Otto
Scientific name	(a) Rosa centifolia (b) Rosa damascena
Family	Rosaceae(장미과)
Plant Part	flower(꽃)
Note	Middle
Country of origin	(a) Morocco (b) Bulgaria/Turkey
Extraction Method	(a) Solvent extraction (b) Steam Distillation(수증기 증류법)
Principal Components	citronnellol, geraniol, nerol, paraffines(Rose Otto)

Queen of flowers, immemorial for lovers, this scent gives emotional comfort like a wearing a silk scarf around your body.

Properties

- Feminine Tonic(여성 생식기관 강장): balance the endocrine system
- Mature skin(노화 피부), anti-wrinkles(주름 완화)
- First scent(생애 첫 향기)

● 유래

장미는 비너스(미의 여신, 금성)의 상징이며, 사랑과 예술, 모든 미의 창조를 맡고 있는 '꽃의 여왕'으로 알려져 있다. 깊고 그윽하며 우아한 장미향은 감정에 깊은 영향을 미쳐 현대인의 스트레스(우울, 불안, 분노, 슬픔, 두려움 등)를 장미 꽃잎처럼 감싸 안아, 마음 속 깊은 곳으로부터 감정을 진정시켜주며 마음을 열어주는 역할을 한다.

모든 피부에 사용 가능한 오일이며, 여성 생체 리듬을 조절하고, 심신을 언제까지나 젊고 싱싱하게 보존해주는 여성을 위한 최고의 오일이다.

● 특징

여성과 관련된 대부분의 증상이나 질병 치료에 탁월한 효과가 있는 로즈 오일은 자궁에 친화력이 있어 청결, 정화, 강장 효과를 가지며 생리 주기를 규칙적으로 조절해준다. 산후 우울증 등의 심리적인 부분에도 효과가 있으며 마음을 고양시키고 긴장, 스트레스를 풀어주며 감정을 조절해 긍정적인 상태로 이끌어준다.

또한 로즈 오일은 위장 및 간 기능의 강화를 비롯해 소화계, 순환, 신경계에 뛰어난 효과를 가지며 불감증 등의 성적인 장애를 호전시켜 최음제로도 사용된다.

피부 관리에 있어서는 특히 건성, 민감성 피부와 노화 피부에 효과를 발휘하며 염증 치료에도 도움을 준다.

● 주의

임신 중에는 사용을 금한다.

● Blending Well

Bergamot, Chamomile Roman, Clary Sage, Frankincense, Geranium, Jasmine, Lavender, Melissa, Neroli, Patchouli, Palmarosa, Roseweed, Sandalwood, Ylangylang

44. Rosemary(로즈마리)

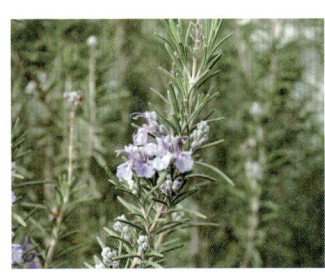

Scientific name	*Rosmarinus officinalis*
Family	Labiatae/Lamiaceae(꿀풀과)
Plant Part	leaf(잎)
Note	Middle
Country of origin	Spain/Portugal
Extraction Method	Steam Distillation(수증기 증류법)
Principal Components	1-8 cineole, α-pinene, camphor, camphene

Strengthen the will and lift mental fatigue.

Properties

- Tiredness(피로)
- Digestive stimulant(소화 촉진)
- Muscular strains(근육통)
- Concentration(집중)

● 유래

학명에 있는 로즈마리누스(Rosmarinus)는 '바다의 이슬'이라는 의미의 라틴어에서 유래하였다. 로즈마리가 지중해 지역의 바닷가에서 잘 자라는 데다 연한 청색의 꽃이 마치 이슬처럼 보이기 때문에 이런 이름이 붙여진 것이 아닌가 생각한다.

● 특징

라벤더와는 대조적으로 자극을 주는 오일이며 특히 중추신경계 자극 효과가 커서 신체 기능의 손실과 저하 즉 후각상실, 시각저하, 언어장애, 마비증 등에 사용하면 효과적이다.
정서적으로는 머리를 맑게 해주며 기억력을 증진시키고 피로, 두통 등을 해소시킨다.
심장에 강장효과가 있으며 저혈압을 정상치로 올려주며 혈액 내 콜레스테롤을 떨어뜨리는 데도 사용된다. 또한 폐의 강장제로 쓰여 천식, 기관지염, 감기, 부비강염 등을 치유하며 과로로 인한 근육통, 관절염, 류머티스 등의 통증해소에도 사용된다. 수렴, 자극 작용으로 두피 장애에 효과를 나타내며 비듬개선과 모발의 성장을 촉진시킨다.

● 주의

임신 초기 5개월 동안은 사용을 피하고 고혈압, 간질 환자도 사용을 금한다.

● Blending Well

Basil, Bergamot, Cedarwood, Frankincense, Geranium, Ginger, Grapefruit, Lavender, Lemongrass, Lemon, Mandarin, Orange, Peppermint, Tea Tree, Thyme

45. Rosewood(로즈우드)

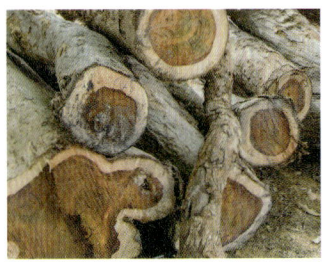

Scientific name	*Aniba rosaedora*
Family	Lauraceae(녹나무과)
Plant Part	wood(나무)
Note	Middle
Country of origin	Brazil
Extraction Method	Steam Distillation(수증기 증류법)
Principal Components	linalool, α-terpineol, geraniol

It is helpful when feeling weary and over-burdened with problems.

Properties

- Immune System(면역기능 강화)
- Cell stimulant & Tissue regenerator(세포 성장 촉진)
- Balancing effect(밸런스 효과)

●유래

'Bois de Rose' 라고 불리기도 하는데, 이는 장미나무라는 뜻이다.

●특징

로즈우드는 중추신경계를 안정시키는 작용을 하며 우울증을 개선하고 기분을 고조시켜 평온함을 가져다준다. 신체의 면역 체계를 활성화시키는 데 탁월한 효과를 발휘해 만성질환에 오랫동안 사용되었던 로즈우드는 미생물이나 바이러스 등을 막아주는 역할을 해 두통, 감기, 열, 감염증 등에도 효과적이다. 살균, 탈취 작용을 하고 성적 감정을 불러일으키는 효과가 있어 최음제로 사용되기도 한다. 피부관리에 있어서는 세포재생효과가 있어 상처치료에 좋고 건성피부나 민감성 피부, 염증이 있는 피부를 비롯해 주름완화에 특히 효과가 있다.

●Blending Well

Bergamot, Cedarwood, Frankincense, Geranium, Lavender, Mandarin, Neroli, Orange, Palmarosa, Patchouli, Rose, Rosemary, Sandalwood, Vetiver, Ylangylang

46. Sage(세이지)

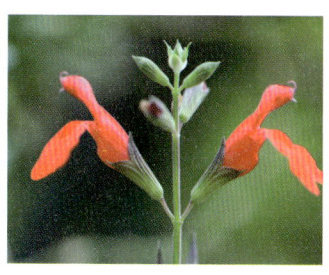

Scientific name	*Salvia officinalis*
Family	Labiatae(꿀풀과)
Plant Part	leaf(잎)
Note	Top & Middle
Country of origin	Bosnia, Bulgaria, USA
Extraction Method	Steam Distillation(수증기 증류법)
Principal Components	camphor, 1,8-cineole, camphene, limonene

● 특징
- 에스트로겐 호르몬과 유사한 작용으로 여성 생식기에 아주 탁월한 효과가 있다.
- 생리 주기 조절, 생리통, 생리 불순, 갱년기, 폐경기 증상 등에 효과적이다.
- 소화 불량, 식욕 부진에도 효과가 있다.
- 피부 재생효과가 높아 상처 치유, 여드름, 피부염, 습진, 비듬, 탈모 등에도 사용한다.

● 주의사항
임신부와 간질환자는 사용을 금한다.

47. Sandalwood(샌달우드)

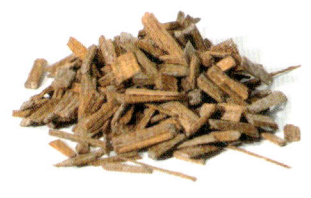

Scientific name	*Santalum album*
Family	Santalaceae(단향과)
Plant Part	wood(나무)
Note	Base
Country of origin	India
Extraction Method	Steam Distillation(수증기 증류법)
Principal Components	α-santalol, β-santalol

AROMATHERAPY GUIDE

A warm and exotic essential oil that has been used traditionally in temples and for meditation.

Properties

- Stress and anger management(스트레스, 분노 조절)
- Dry skin conditions(건성 피부)
- Aphrodisiac(최음 효과)
- Meditation(명상)

● 특징

부드러운 오일인 샌달우드는 정서적으로 진정, 이완 작용을 해서 불안, 긴장, 우울증을 해소시켜주며 최음 효과까지 있어 불감증 치료에도 사용된다.

비뇨기, 생식기의 정화, 항염증 작용을 하므로 생식기 청결 유지, 호르몬 조절, 방광염 등에 사용되며 호흡기계의 감염에도 효과가 있어 기침, 인후염, 기관지염을 호전시킨다.

복통, 구토, 설사, 오심 등을 진정시키기도 하는 샌달우드는 항염작용과 피지의 균형을 조절하기 때문에 건성피부, 노화 피부에 효과가 있다.

그 외에도 습진, 염증, 두드러기 등의 피부트러블에 도움을 준다.

● 주의

최음 효과가 강하므로 주의해서 사용한다.

● Blending Well

Basil, Bergamot, Cypress, Cedarwood, Frankincense, Geranium, Jasmine, Lavender, Lemon, Myrrh, Neroli, Orange, palmarosa, Rose, Vetiver, Ylangylang

48. Tea Tree(티트리)

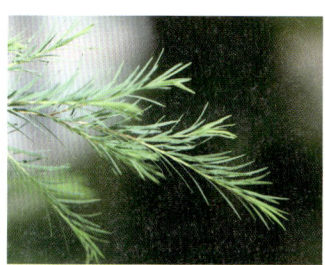

Scientific name	*Melaleuca alternifolia*
Family	Myrtaceae(도금양과)
Plant Part	leaf(잎)
Note	Top
Country of origin	Australia
Extraction Method	Steam Distillation(수증기 증류법)
Principal Components	terpinene 4-ol, v-terpinene, α-terpinene

King of healing oils, Popular now for its antiseptic and anti-fungal properties.

Properties

- Wounds(상처)
- Immunity enhancer(면역력 증강)
- Athlete's Foot(무좀)

● 특징

강력한 방부효과를 비롯해 박테리아, 바이러스, 곰팡이를 박멸하고 면역 기능 강화에 효과적인 티트리는 감기, 기관지염 등의 호흡기 질환이나 방광염, 질염 등의 생식기 감염 치료에 효과적이다.

피부관리에 있어서도 다양한 트러블을 효과적으로 개선시키고 피부정화작용을 하기 때문에 여드름, 그을린 피부, 무좀, 대상포진, 수두 등에 사용된다.

그 외에도 티트리는 수술 전후 환자의 면역 기능을 강화해 회복 속도를 빠르게 해주며 백혈구를 활성화시키고 에이즈 환자의 면역기능을 강화하는 데도 효과적이다.

● 주의

민감한 피부에 자극을 줄 수 있다.

● **Blending Well**

Cinnamon, Clove, Cypress, Eucalyptus, Geranium, Ginger, Juniper, Lavender, Lemon, Mandarin, Orange, Peppermint, Pine, Rosemary, Thyme

49. Thyme(타임): 백리향

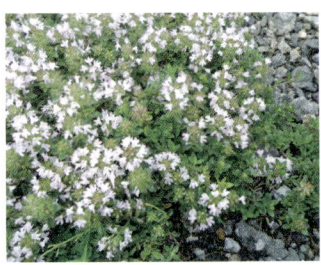

Scientific name	*Thymus vulgaris*
Family	Labiatae/Lamiaceae(꿀풀과)
Plant Part	plant(식물)
Note	Top
Country of origin	France
Extraction Method	Steam Distillation(수증기 증류법)
Principal Components	thymol, para-cymene, β-caryophyllene, linalool

Thyme conveys courage, compassion, action and improves immune system.

Properties

- Immunity(면역 증강)
- Head Cold(코감기)
- Flu and colds(인플루엔자, 감기)

● 유래

타임이라는 말은 그리스어의 '쮸모스', 즉 '향기롭게 한다'에서 유래하였다.

● 특성

백리향이라고 불리는 타임은 방부, 살균, 항곰팡이 효능으로 음식의 가공시 보존제로 사용되기도 하며 폐를 강화시키고 감기, 기관지염, 천식 등을 호전시킨다.
소화기계의 강장효과로 식욕을 자극하고 소화를 돕고 위장의 각종 감염증을 개선시킨다.

류머티스, 통풍 등의 통증을 완화시키며 생리관련 장애를 호전시키고 출산 시 분만을 촉진시키기도 한다.
또한 두피의 토닝제로 비듬과 탈모에도 효과가 있으며 정서적으로는 두통, 우울증, 피로 등을 해소하고 기분을 밝고 활달하게 만든다.

● 주의

피부 자극이 강하며 고혈압 환자나 임산부는 사용을 금한다.

● Blending Well

Bergamot, Cedarwood, Chamomile, Eucalyptus, Juniper, Lavender, Lemon, Niaouli, Mandarin, Rosemary, Tea Tree

50. Vetiver(베티버)

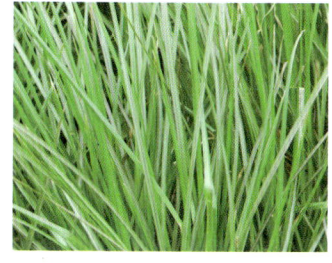

Scientific name	*Vetiveria zizanoides*
Family	Gramineae/Poaceae(화본과)
Plant Part	root(뿌리)
Note	Base
Country of origin	Madagascar
Extraction Method	Steam Distillation(수증기 증류법)
Principal Components	vetivone, khusimol

The oil of tranquility.

Properties

- Sedative(진정)
- Immune system(면역력 강화)
- Balancing to the central nervous system(중추신경계 조절)

● 특징

진정작용이 뛰어난 베티버는 정서적으로 기분을 상승시키며 스트레스, 긴장 완화, 우울증 해소, 불면증 등에 효과를 발휘한다.

심신의 피로 회복에도 탁월한 효과가 있으며 중추신경계의 균형을 유지시키고 혈액 순환을 촉진해 관절염, 근육통 등에 도움이 된다.

생식기관의 강장제로 사용되며 호르몬의 불균형을 해소하고 신체 전반의 면역계를 활성화시켜 일반적인 감염증에 사용된다. 또한 피부관리에 있어서는 여드름 같은 피부 감염증에 유용하게 사용되며 건성 피부 및 상처에도 효과적이다.

● Blending Well

Frankincense, Geranium, Grapefruit, Jasmine, Lemon, Lavender, Patchouli, Rose, Rosewood, Sandalwood, Ylangylang

51. Ylangylang(일랑일랑)

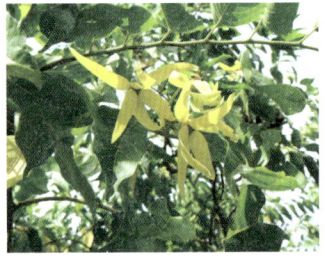
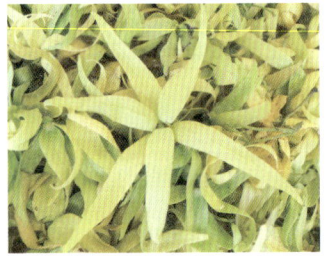

Scientific name	*Cananga odorata*
Family	Annonaceae(번여지과)
Plant Part	flower(꽃)
Note	Base
Country of origin	Madagascar
Extraction Method	Steam Distillation(수증기 증류법)
Principal Components	germacrene D, β-caryophyllene, benzyl benzoate

this exotic essential oil can sooth away the frustrations of life.

Properties

- Antidepressant(항우울)
- Aphrodisiac(최음 효과)
- Palpitation(심계항진, 가슴 두근거림)

● 유래

일랑일랑이라는 말은 '꽃 중의 꽃'이라는 말로 말레이시아어에서 유래했다.

● 특징

이국적이고 달콤한 꽃향을 가진 일랑일랑은 호르몬 분비를 균형적으로 조절해서 생식기 관련 질환에 효과적이며 자궁의 강장제, 유방의 탄력 유지, 최음제 등으로 사용된다.

진정작용으로 가슴 두근거림이나 과호흡, 고혈압 치료에 도움을 주며 불안, 분노, 긴장, 쇼크, 우울증, 두려움, 좌절 등의 신경계 증상도 효과적으로 진정시켜준다.

또한 피지의 분비를 조절하기 때문에 지성이나 건성 피부관리에 효과적인 일랑일랑은 자극, 강장효과로 모발과 두피관리에도 사용된다.

● 주의

고농도로 사용하면 두통이나 구토를 유발할 수 있으며 장기간 사용하면 신경기능을 자극시켜 흥분을 유발할 수 있다.

● Blending Well

Bergamot, Grapefruit, Geranium, Jasmine, Lavender, Lemon, Neroli, Orange, Patchouli, Rose, Rosewood, Sandalwood

11 한국산 에센셜 오일

1. Yuza(유자)

Scientific name	*Citrus Junos*
Family	Rutaceae(운향과)
Plant Part	rind(껍질)
Note	Top
Country of origin	Korea
Extraction Method	Cold Pressed(냉압착법)
Principal Components	limonene, v-terpinene, β-phellandrene, a-pinene

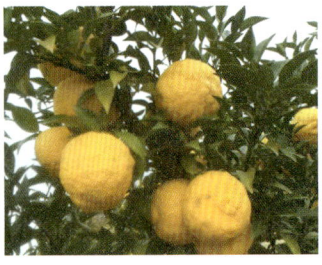

정신을 맑게 하고 집중력을 향상시키며 기분을 좋게하고 피부를 희게한다.

Properties

- Depressive Disorder(우울증 해소)
- Concentration up(집중력 향상)
- Whitening(미백효과)
- Anti stress(스트레스 해소)

● 유래

유자는 한국 원산의 운향과 감귤속에 속하는 과일이다. 예로부터 향이 좋고 비타민,미네랄이 풍부하여 한국에서 애용한 과일로 일본으로 전래되었다. 중국 양자강 유역이 원산지로 알려져 왔으나 최근 조사결과 한국고유종에 무게가 실리고 있다. 과일 향이 매우 기분을 좋게하여 예로부터 잔치 후 도포자락에 담아가 부모에게 공양할 정도였다.

● 특징

과일은 감기예방, 피로회복제로 많이 사용되고 있으며 유자오일은 그 독특한 향취로 최근 향수, 화장품, 아로마테라피 제품 등에 인기가 높다. 유자오일을 흡입하면 심리적으로 기분이 좋아져 스트레스나 우울증 해소에 도움을 주고 정신을 맑게하여 집중력을 향상시켜주며 피부에 도포 시 미백효과가 뛰어나다. 그 외 감귤류 오일이 갖는 공통적인 특성도 존재한다.

● 주의

광독성 성분이 없어 안전하게 사용할 수 있는 오일이다.

● Blending Well

Petitgrain, Peppermint, Bergamot, Ylangylang, Rose, Jasmine, Lavender, Neroli, Rosemary, Sandalwood, Geranium

2. Fir(전나무)

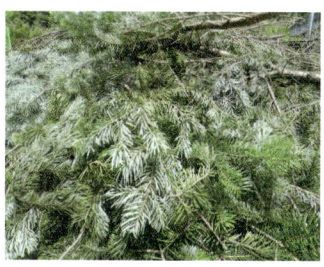

Scientific name	*Abies holophylla*
Family	Pinaceae(소나무과)
Plant Part	leaf/branch(잎/나뭇가지)
Note	Top & Middle
Country of origin	Korea
Extraction Method	Steam Distillation(수증기 증류법)
Principal Components	b-pinene, limonene, canphene, careen

기분 좋은 발삼향이 나는 신선한 오일로 특히 한국산은 과일향 취가 발휘되어 더욱 기분 좋은 향으로 특히 호흡기에 탁월한 효능을 발휘한다. 아로마테라피 오일은 물론 천연방향제, 목욕제, 치약, 비누, 목욕용품 등에 사용한다.

Properties

- Catarr(카타르성 발진)
- Rheumathritis(류마티스 관절염)
- Anti stress(스트레스 해소)
- Inspire mind(정신 고취)

● 유래

유럽에서는 비교적 작은 나무로 오스트리아, 프랑스, 독일, 폴란드, 러시아, 캐나다 등지에서 자란다. 많은 유럽 국가에서 목재, 펄프, 크리스마스 트리용으로 식재되고 있다.

한국산 전나무는 한국이 원종이고 크가 15m 이상 자란다. 특히 구상나무는 한국특종으로 영어로 KOREA FIR이다. FIR오일은 구과 식물에 속하는 다양한 식물종들의 잎과 가지에서 생산한다.

● 특징
퍼오일은 무색에서 연노란색을 띠며 진한 발삼향의 달콤함과 기분 좋은 침엽수의 향기가 난다. 소나무과의 전나무는 소위 전나무 발삼이라는 수지가 나온다. 이 수지를 북아메리카 인디언들은 약용 및 종교적 목적으로 사용하였다.

Abies alba 오일은 목욕용품, 공기청정제, 소독제, 구제용, 화장수, 비누, 향수, 세제에 향료로 사용한다. 한국산 퍼오일은 호흡기에 특히 좋은 오일이며 유럽산에 비해 달콤한 리모넨의 함량이 높다.

● 주의
일반적으로 무독성, 비민감성, 비자극성이다.

● Blending Well
Lemon, Neroli, Orange, Basil, Bergamot, Cedarwood, Clary Sage, Frankincense, Grapefruit, Jasmine, Lavender, Patchouli, Rose, Rosemary, Rosewood, Sandalwood, Ylangylang

로즈 오또와 로즈 앱솔루트의 차이

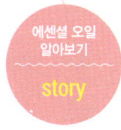

로즈 오또(Rose Otto)	차이점	로즈 앱솔루트(Rose Absolute)
꽃잎	추출부위	꽃잎
수증기 증류법(아비세나법)	추출방법	용매추출법(Solvent extraction)
• 민감한 피부, 아토피피부, 노화피부 • 호르몬 조절, 피부미용에 적절하고 극미량 사용함	사용범위	향수, 화장품 원료, 노약자가 아닌 호르몬 조절을 원할 때, 예민하지 않는 피부 노화, 피부미용에 주의해서 사용해야 함
• 입욕 시 1방울 이상 사용 금함 • 캐리어 오일 100ml 블랜딩 할 시에 1~2방울 블랜딩 사용 가능함 • 임산부 사용 금함(출산 때나 만삭 땐 주의해서 사용 가능)	주의사항	• 입욕 시 1방울 이상 사용 금함 • 캐리어 오일 100ml 블랜딩 시에 1방울 이상 사용 금함 • 아토피 피부사용 금함 • 예민성 피부나 유아 사용 금함 • 임산부사용 금함
10세기 아라비안 의사 아비세나가 만든 냉각장치가 부착된 수증기 증류법으로 로즈가 가지고 있는 향을 최소한 잃어버리지 않게 추출해내는 기술을 개발하여 아비세나법이라 함	역사	18세기 때 고안한 솔벤트를 이용한 추출방법으로 로즈가 가지고 있는 천연의 향을 그대로 추출을 해냄
베이스노트	노트	베이스노트
수증기 증류법이므로 로즈의 향(약효 성분)들을 많이 잃어버리지만 그럼에도 불구하고 따뜻한 향을 가진 로즈 오또의 치유효과는 대단함	향	로즈의 천연적인 향과 약효 성분들을 그대로 가지고 있다.
투명	색상	주황색에서 붉은 색

AROMA-
THERAPY
GUIDE

Lesson 03

캐리어 오일과 플로럴 워터
알아보기

1 캐리어 오일이란?

아로마 에센셜 오일을 블랜딩해서 피부에 바르거나 마사지를 할 때는 반드시 희석해서 사용해야 하며, 이때 사용되는 식물성 오일을 캐리어 오일(carrier oil), 비휘발성 오일(fixed oil)라고도 한다.

향기요법에서 사용하는 캐리어 오일은 콩류나 식물의 씨앗, 열매, 과육 등에서 1차 냉각 압착법으로 추출한 100% 천연 오일로 인체에 유익한 다량의 불포화지방산과 비타민, 미네랄 등의 영양 성분을 포함하고 있어 그 자체만으로도 훌륭한 효과를 발휘한다.

캐리어 오일은 분자가 커서 피부에 쉽게 침투하지 못하는 대신 에센셜 오일을 전달하는 매개체 역할을 한다. 사실 피부로 스며드는 것은 캐리어 오일 그 자체가 아니라 오일 속에 포함된 영양분이다. 비타민 E나 필수지방산과 같은 영양 물질들은 분자 구조가 아주 작기 때문에 혈관 깊숙이 스며든다.

대표적인 캐리어 오일의 종류로는 호호바, 아몬드, 윗점, 세서미, 그레이프 시드, 아보카도 등이 있으며 피부 상태에 따라 선택해서 사용한다. 캐리어 오일은 다양한 종류만큼이나 각각의 효능 또한 다양하다. 에센셜 오일과 섞을 때 각각의 캐리어 오일의 기능도 살펴가며 혼합하는 것이 중요하다.

블랜딩은 캐리어 오일에 3%의 에센셜 오일을 희석하는 것이 기본이며, 얼굴과 같은 얇고 연약한 피부에 사용할 때는 1%를 희석한다. 캐리어 오일 5ml는 100방울, 즉 1ml는 20방울을 의미한다(1테이블스푼은 15ml, 즉 300방울). 따라서 5ml의 캐리어 오일에 3방울의 에센셜 오일을 희석하면 3%가 된다.

블랜딩한 오일은 보통 6개월에서 최대 1년까지 사용이 가능하다.

비휘발성 식물성 오일의 생산

비휘발성 식물성 오일의 생산은 씨나 견과류에서 직접 이루어진다. 견과류나 씨는 천연적으로 항산화성분을 가지고 있으며, 외곽이 단단한 껍질로 쌓여져 있어 산화되는 것을 방지해 준다. 따라서 이런 견과류나 씨는 완전한 혹은 일부 단계를 거친 상태의 오일로 보관하는 것보다는 가공하지 않은 상태로 보관하는 것이 바람직하다.

캐리어 오일의 보관

비휘발성 오일을 이루고 있는 트리글리세롤은 대기 중에서 산소와 수분과 결합한다. 지방산 또한 빛이나 높은 온도에서는 산소와 반응한다. 따라서 대용량의 경우에는 스테인레스 용기에 넣어 냉암소에 보관하여야 한다. 에센셜 오일도 이와 같은 방법으로 하여 용기나 병에 빈공간이 최소화하도록 하여야 한다. 따라서 장기간 사용하여야 하는 오일은 오일을 몇 병에 나누어두고 필요할 때에 하나씩 사용하는 것이 최선의 방법이다.

기본적인 캐리어 오일

스위트 아몬드(Sweet Almond)
살구씨(Apricot kernel)
그래이프시드(Grape seed)
복숭아씨(Peach kernel)
해바라기(Sunflower)

위의 오일들은 가장 일반적인 캐리어 오일들로서 에센셜 오일과 혹은 이들 오일만으로도 전신마사지에 사용할 수 있다. 이런 캐리어 오일들은 일반적으로 색이 너무 짙지 않고 옅으며, 씨나 견과류를 맛좋은 요리 오일로 생산하기 위해 추출 전에 먼저 구운 것이 아닌 경우에는 향이 거의 없다.

끈적이고 점성이 있는 캐리어 오일

아보카도(Avocado)
이브닝프림로즈(Evening primrose)
호호바(Jojoba)
로즈힙(Rose hip)
윗점(Wheatgerm)
님(Neem)

이들 오일들의 풍부한 특성으로 인해 단독으로 사용하기에는 너무 끈적임과 점성이 강하다고 여겨진다. 따라서 이런 점성이 강한 오일들은 5~25%까지 기본적인 캐리어 오일에 첨가될 수 있다.

온침시킨 캐리어 오일(Macerated Carrier Oils)

칼렌쥴라(Calendula)
캐롯 오일(Carrot Oil)
세인트 존스 워트(St John's Wort)

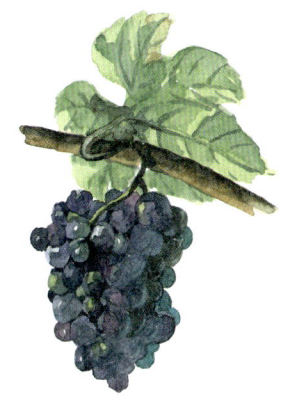

특정한 식물의 특정한 부위를 잘게 부수어서 대개 썬플라워나 올리브오일과 같은 선택된 캐리어 오일에 더한다. 이 혼합물은 강한 햇볕에 며칠간 내놓기 전에 얼마동안 가볍게 잘 흔들어 놓으면. 식물 자체(에센셜 오일을 포함해서)에 있는 모든 용해성 화합물은 캐리어 오일로 옮겨지게 된다. 냉침된 혼합물은 첨가된 모든 식물성 재료들을 제거하기 위해 여과과정을 거치면, 사용된 식물에 따라 추가적인 효능을 지닌 올리브 오일이나 해바라기유를 얻을 수 있게 된다.

2

주요 캐리어 오일 종류와 특성

1. Apricot kernel Oil(살구씨 오일)

학명	*Prunus armeniaca*
추출부위	열매(씨)
추출방법	압착법

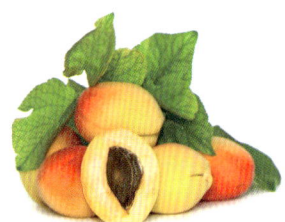

살구씨 오일로 건조, 노화피부와 예민 민감성 피부에 적합하며 습진, 가려움증 등에도 효과적이다. 끈적임이 적고 유연성이 좋을 뿐만 아니라 흡수도 빠르고 사용감이 매우 가볍다.

- 피부의 보습과 영양을 공급
- 예민하고 건조, 노화 피부에 적합
- 피부 가려움증에 효과

● 주요 성분

유형		지방산	함유량(%)
포화 지방산	C16:0	palmitic acid	3.0~7.0
	C18:0	stearic acid	0.5~1.5
	C20:0	arachidic acid	<0.5
단일 불포화 지방산	C16:1	palmitoleic acid	0~0.1
	C18:1	oleic acid	65(56~68)
	C20:1	eicosenoic acid	<0.5
다가 불포화 지방산	C18:2	linoleic acid	28(25~33)
	C18:3	alpha linolenic acid	<0.8
	C18:3	gamma linoleic acid	<0.2

2. Avocado Oil(아보카도 오일)

학명	*Persea americana*
추출부위	열매 과육
추출방법	용매추출법 or 압착법

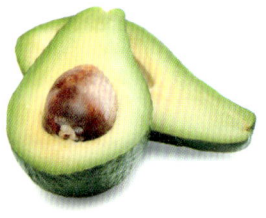

'숲의 버터'라고 알려져 있으며 다른 캐리어 오일과 달리 과육에서 오일을 추출한다. 건조하고 가려운 피부, 노화피부, 마른 습진에 효과가 있으며 피부보습 효과가 우수하다. 점도가 아주 강

하므로 다른 캐리어 오일에 10~25% 희석해서 사용하면 좋다.

- 피부에 우수한 보습제
- 건선, 습진에 효과
- 노화 방지

● 주요 성분

유형		지방산	함유량(%)
포화 지방산	C16:0	palmitic acid	10~22
	C18:0	stearic acid	<3.0
단일 불포화 지방산	C16:1	palmitoleic acid	1.0~10
	C18:1	oleic acid	66(59~75)
다가 불포화 지방산	C18:2	linoleic acid	12(8~14)
	C18:3	linolenic acid	<5.0

3. Evening Primrose Oil(달맞이꽃 종자유)

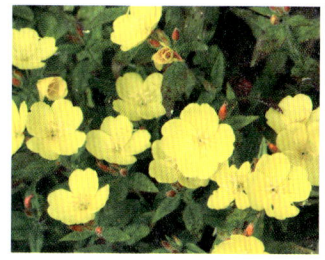

학명	*Oenethera biennis*
추출부위	열매(씨)
추출방법	압착법

이브닝프림로즈 오일은 필수 지방산인 gamma linoleic(감마 리놀레닉 산)을 함유하여 혈액 내 콜레스테롤 수치를 낮추어 주기 때문에 심장질환이 있는 사람에게 효과적이다. 그러나 gamma linoleic(감마 리놀레닉 산)은 매우 불안정해서 빛이나 열, 습도, 공기 중의 산소에 의해 쉽게 파괴되므로, 오일은 차고 어두운 곳에 보관해야 한다.

불포화 지방산이 많아 산화 가능성이 높고 개봉 후 1~2개월 이내 사용하는 것이 좋다. 씨 100kg을 짜면 25kg까지 오일을 얻을 수 있다. 노란색 오일은 공기나 빛에 노출되면 산화되는데, 중금속이 존재하면 이 과정이 가속화된다.
다른 캐리어 오일에 10~20% 섞어서 사용한다.

- 항알러지, 항염증 효과, 상처 치유 효과
- 건성, 각질이 일어나는 피부
- 습진, 비듬 방지 효과
- 여성 호르몬 조절기능 : 생리통, 폐경기

● 주요 성분

유형		지방산	함유량(%)
포화 지방산	C16:0	palmitic acid	6.5
	C18:0	stearic acid	1.3
	C20:0	arachidic acid	0.3
단일 불포화 지방산	C18:1	oleic acid	6.3
다가 불포화 지방산	C18:2	linoleic acid	72(65.0~75)
	C18:3	gamma linoleic acid	9.5(8.0~10.0)
	C18:3	alpha linolenic acid	0.2

4. Grape Seed Oil(포도씨 오일)

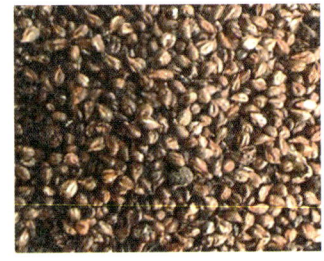

학명	*Vitis vinifera*
추출부위	열매(씨)
추출방법	압착법

포도씨에서는 고품질의 오일이 나오는데, 포도씨 오일을 활용한 식이요법 등으로 지금은 널리 알려져 있다. 가볍고 값이 싼 편이어서 마사지 오일로 즐겨 쓰이고 있다. 보통 스위트 아몬드나 아보카도, 살구씨 오일 등과 섞어 사용하는 경우가 많다. 색이 없거나 옅은 그린색으로 모든 종류의 피부에 사용되며 기름기가 적기 때문에 피부 연화제 또는 마사지 오일이나 목욕 오일을 만들 때 좋다.

- 피부 보습효과
- 가볍고 많이 oily 하지 않음
- 스포츠 마사지 오일로 적합

● 주요 성분

유형		지방산	함유량(%)
포화 지방산	C16:0	palmitic acid	5.0~11.0
	C18:0	stearic acid	3.0~6.0
단일 불포화 지방산	C18:1	oleic acid	12~20
다가 불포화 지방산	C18:2	linoleic acid	69(58~81)

5. Jojoba(호호바 오일)

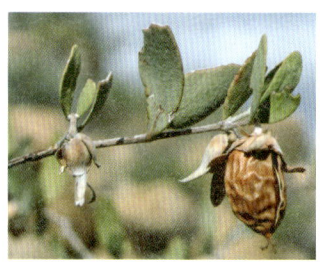

학명	*Simmondsia chinensis*
추출부위	씨
추출방법	압착법
식물	가죽 같은 잎을 가진 다년생 관목으로 사막 등 건조한 지역에서 잘 자람

● 유래

'Simmonds'는 씨를 따라 이름을 지었고, 'chinensis'는 중국이란 의미이다.

● 특징

호호바는 오일이 아니라 황금 빛 액체 왁스다. 이 오일은 쉽게 산화되지 않고 열 안정성도 좋아 변질되지 않아 보존 기간이 길어 수년이 지나도 화학적 조성에 큰 변화가 없을 정도다. 아주 차가운 곳이나 냉장고 안에 두면 고체화되지만 섭씨 10도만 되면 곧 액체화된다. 호호바 오일의 구조는 피부의 피지와 거의 유사해서 다른 오일들보다 쉽게 피부에 흡수된다. 호호바 씨는 원래 야생하는 관목에서 얻어졌지만 1979년 이래로 상업적으로 경작돼 오고 있다. 호호바는 땅이 사막화되는 것을 막는 목적으로 심어지기도 한다.

- 피부와 헤어의 보습에 효과
- 여드름, 습진, 건선, 관절염 등에 효과
- 모든 피부 타입에 유익

● 주요 성분

유형		지방산	함유량(%)
포화 지방산	C16:0	palmitic acid	11
	C18:0	stearic acid	69~71
	C20:0	arachidic acid	14
	C22:0	behenic acid	1
단일 불포화 지방산	C16:1	palmitoleic acid	0.1
	C18:1	oleic acid	6.7
다가 불포화 지방산	C18:2	linoleic acid	0.3
	C18:3	linolenic acid	0.2

● 지방 알콜

유형		지방산	함유량(%)
지방 알콜	C18:0	octadecanol	1
	C20:0	eicosanol	44
	C22:0	docosanol	45
	C24:0	tetracosanol	9

6. Rosehip Oil(로즈힙 오일)

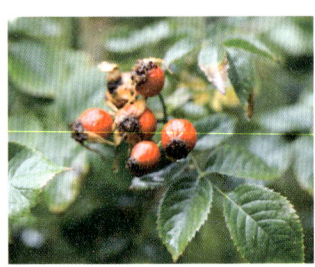

학명	*Rosa canina, R. rubiginosa*
추출부위	열매
추출방법	압착법

로즈힙 오일은 오렌지의 약 20배의 비타민 C가 들어있으며 비타민 A도 많이 포함되어 있다. 수분공급에 효과적이며 pH 밸런스를 조절해준다. 오일에 함유된 유용성분인 트랜스-레피노익 산은 부작용이 없지만 지나치게 사용할 경우 자극을 유발할 수 있으므로 다른 캐리어 오일과 블랜딩 하여 사용한다.

• 노화 피부
• 건성 피부, 습진, 여드름
• 세포 재생 촉진

● 주요 성분

유형		지방산	함유량(%)
포화 지방산	C16:0	palmitic acid	3.6
	C18:0	stearic acid	1.7
단일 불포화 지방산	C18:1	oleic acid	13.4
다가 불포화 지방산	C18:2	linoleic acid	43.6
	C18:3	alpha linolenic acid	36.2

7. Sweet Almond Oil(스위트 아몬드 오일)

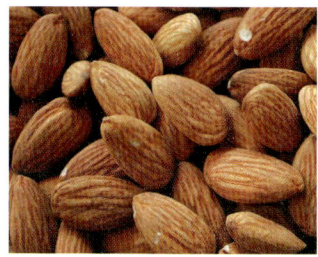

학명	*Prunus amygdalus var. dulcis*
추출부위	열매(씨)
추출방법	압착법
식물	복숭아와 비슷하지만 조금 더 크고 꽃이 필 때 더 아름다움

고대시대부터 스위트 아몬드 오일은 피부에 가장 좋은 오일이라고 알려져 왔으며 가장 즐겨 쓰이는 캐리어 오일 중의 하나이다. 아몬드 오일은 많은 영양을 공급하여 피부를 부드럽고 젊게 유지시켜주는 성분을 가지고 있다. 옅은 노란색에 약간 끈적거리고 기름기가 아주 많다. 복숭아씨(인), 살구씨(인), 헤이즐넛 오일과 화학적으로 비슷해 이들을 구별하기가 어렵다. 이들 오일들은 다른 오일들에 비해 산화되는 경향이 적다는 장점이 있다.

- 피부와 헤어에 우수한 보습제
- 습진, 건선, 가려움 진정
- 근육 통증, 긴장, 경직에 효과
- 염증 진정, 완화

● 주요 성분

유형		지방산	함유량(%)
포화 지방산	C14:0	myristic acid	trace
	C16:0	palmitic acid	6.6(6~8)
	C18:0	stearic acid	1.6(0.5~1.8)
단일 불포화 지방산	C16:1	palmitoleic acid	0.4(0.4~0.7)
	C18:1	oleic acid	65(60~80)
	C20:1	eicosenoic acid	<0.5
다가 불포화 지방산	C18:2	linoleic acid	27.7(17~30)

8. Wheat Germ Oil(윗점 오일)

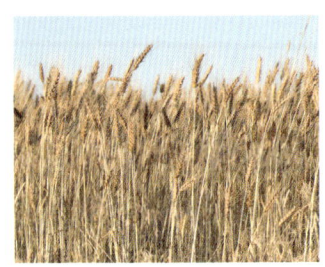

학명	*Triticum vulgare*
추출부위	밀배아
추출방법	용매추출법

윗점 오일은 담황색의 투명한 색깔로 약간 진득진득 하다. 이 담황색은 비타민 A의 전구체인 카로티노이드가 존재하기 때문이다. 또한, 천연 항산화제인 비타민 E의 함량이 높아 다른 캐리어 오일에 첨가돼 보존제 역할을 할 수 있고 항산화 효과가 우수하다.(다른 식물유에 10% 더함으로써 그 캐리어 오일을 오래 가게 할 수 있다.) 이외에도 비타민 B 복합체, 레시틴, 피토스테롤, 단백질 등이 함유되어 있다. 가격은 꽤 비싼 편이다.

- 천연 항산화제
- 노화 피부, 주름 개선, 세포 재생
- 건조 피부에 피부 보습
- 피로한 근육에 효과

● 주요 성분

유형		지방산	함유량(%)
포화 지방산	C14:0	myristic acid	<0.1
	C16:0	palmitic acid	19(11~21)
	C18:0	stearic acid	1
	C20:0	arachidic acid	<1
	C24:0	lignoceric acid	<1
단일 불포화 지방산	C16:1	palmitoleic acid	0.2
	C18:1	oleic acid	18(15~26)
다가 불포화 지방산	C18:2	linoleic acid	54(49~60)
	C18:3	linolenic acid	6

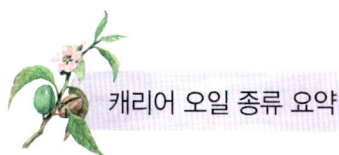

캐리어 오일 종류 요약

제품명	학명	추출방법	특징
스위트 아몬드 오일	Prunus amygdalus dulcis	압착법	건성 피부, 가려움증 등에 도움
호호바 골든	Simmondsia chinensis	압착법	액체왁스로 피부의 피지와 거의 유사, 모든 피부에 유효(지성), 여드름, 두피, 얼굴에 많이 사용
세서미 오일	Sesamum indicum	압착법	참깨 오일, 해독작용, 재생작용, 자외선차단효과, 관절염, 류마티즘, 아율베다에서 사용
로즈힙 오일	Rosa canina	압착법	피부재생, 각종 비타민 풍부, 주름예방, 흉터완화, 화상, 상처, 튼살 등에 도움
이브닝프림로즈	Oenothera biennis	압착법	GLA 함유(콜레스테롤 수치 저하), 호르몬 분비조절, 습진, 염증, 생리통, 피부 노화방지
아프리코트 커넬	Prunus ameniaca	압착법	살구씨 오일, 습진, 가려움증, 아기 엉덩이의 자극 등에 도움
아보카도	Persea gratissima	압착법	비타민 풍부, 건성피부에 도움, 피부보습 효과 우수
캐스터	Ricinus communis	압착법	파마자유, 피부보습, 관절염에 도움
헤이즐넛	Corylus avellana	압착법	수렴작용, 지성피부에 적합, 침투성이 좋음
그레이프 시드	Vitis vinifera	압착법	가벼운 느낌, 지성피부(여드름)에 적합
윗점	Triticum vulgare	압착법	비타민 E(항산화제) 함량 높음, 건성, 손상피부, 임신선, 흉터, 다른 캐리어 오일에 10% 정도 섞어서 사용, 피부 탄력촉진, 세포재생
세인트 존스 워트	Hypericum perforatum	냉침법	신경통, 좌골신경통, 결합조직염, 화상, 야뇨증, 치질, 통풍, 류마티즘, 종기, 궤양, 두드러기, 헤르페스
칼렌쥴라	Calendula officinalis	냉침법	트고 갈라진 피부에 효과적이며 손상된 정맥, 정맥류, 멍, 습진 등에 도움

3
플로럴 워터 (Floral Water)

플로럴 워터는 수증기 증류법으로 허브에서 에센셜 오일을 추출할 때 얻어지는 허브 추출물(수용성)이다. 근래에 들어서는 플로럴 워터라는 말 대신에 하이드로졸(Hydrosol)이라고도 한다. 왜냐하면 꽃뿐만 아니라 뿌리, 나무껍질, 가지, 나무 등에서 하이드로졸을 증기로 추출할 수 있기에 엄격하게 말하자면 플로럴 워터라고 불리울 수 없기 때문이다.

하이드로졸은 아로마테라피 목적으로 증기 또는 하이드로 증류법으로 생산된 응축된 물이다. 보통 하이드로졸은 에센셜 오일을 추출하는 증류법의 부산물로 보고 있으나 때에 따라서는 하이드로졸만을 얻기 위해서 증류하기도 한다.

플로럴 워터의 pH는 2.9~6.5에 이르는 약산성으로 피부에 자극이 적고 사용감도 부드러워 천연 스킨, 보습용 미스트 또는 애프터쉐이빙 등으로 널리 사용되고 있다.

한 가지 워터로 사용 하지만 2~3가지 워터를 블랜딩 하여 사용해도 효과적이다.

추출하는 식물성분의 수용성 용해도에 따라 하이드로졸 1L당 에센셜 오일 성분이 0.002~0.005% 정도 함유되어 있어 플로럴 워터 자체로도 살균, 소독, 보습의 효과가 있다.(Suzanne Catty, 2001) 그러나 하이드로졸에 용해되어 있는 에센셜 오일은 동일한 식물에서 추출한 에센셜 오일과 화학성분 구조가 다르다.

따라서 에센셜 오일과 하이드로졸은 독특하게 다른 물질이다.

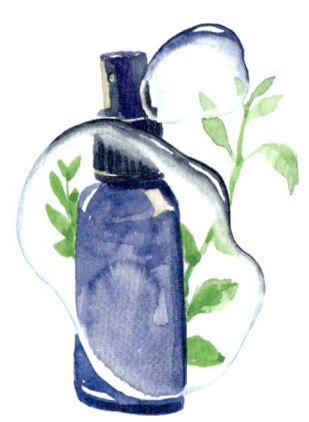

플로럴 워터의 종류

워터명	pH	효과
Chamomile Water (캐모마일 워터)	3.0~3.3	민감성 피부, 트러블이 있는 피부에 가려움증을 완화시키며 피부진정, 눈의 피로에 도움을 준다.
Cornflower Water (콘플라워 워터)	4.7~5.0	건조, 예민 피부, 면역력 약한 피부에 적합하며 피곤하고 지친 눈에도 보습효과가 있다.
Lavender Water (라벤더 워터)	5.6~5.9	지성, 복합성 피부, 트러블이 있는 피부에 적합하며 가벼운 화상이나 상처 등의 염증을 가라앉히고 두피, 모발 정화와 강화에도 도움을 준다.
Neroli Water(Orange Blossom Floral Water, 네롤리 워터)	3.8~4.5	건성 피부, 노화 피부 등에 적용하여 피부에 보습을 충분히 주어 세포의 성장, 재생을 돕는다.
Rose Water (로즈 워터)	4.1~4.4	정상, 복합성, 예민 피부 등 모든 피부에 사용 가능하며 피부정화와 혈관강화 효과를 지닌다.
Rosemary Water (로즈마리 워터)	4.2~4.7	지성피부나 노화 피부에 적합하며 헤어토닉으로도 좋다.
Witch Hazel Water (위치하젤 워터)	4.0~4.2	지성, 노화 피부, 얼굴이 잘 붓는 사람들에게 적합하며 항산화 작용과 수렴작용으로 정맥류, 치질, 비만관리에도 도움을 준다.

1. Chamomile Water(캐모마일 워터)

- 학명 : Anthemis nobilis
- pH : 3.0 ~ 3.3

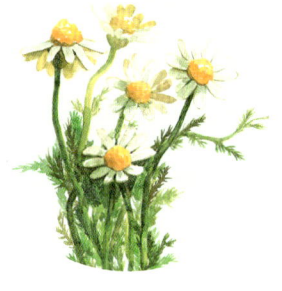

달콤한 사과 향이 특징인 캐모마일 워터는 민감성, 여드름, 붉은 피부에 진정효과가 있어 스킨케어로 널리 사용된다. 캐모마일 워터 하나로 메이크업 리무버, 크린저, 그리고 토너로 다양하게 사용할 수 있다. 네롤리 워터(오렌지 꽃 워터)와 혼합하여 사용했을 때 여드름 피부와 지성 피부에 좋으며 위치하젤 워터와 혼합하여 사용했을 때 노화피부에 좋고 라벤더 또는 제라늄 워터와 혼합했을 때 매우 건조한 피부에 좋다. 또한 아이들의 기저귀 발진과 아토피 및 예민 피부 트러블에 사용할 수 있어 가정 필수품으로 알려져 있다.

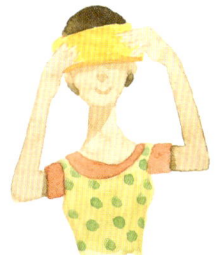

베이비 케어
기저귀 발진 또는 땀띠 난 부위에 스프레이로 분사하거나 습포해준다. 그리고 아이가 밤에 울고 보챌 때 아이 방과 이불에 가볍게 분사한다. 또한 아이의 물 수건 또는 티슈에 캐모마일 워터를 적셔 사용하면 아이의 예민한 피부에 좋다.

피곤한 눈과 결막염
면 솜에 캐모마일 워터로 충분히 적셔 양 눈에 올려놓고 마를 때까지 충분히 휴식을 취한다.

애완동물 케어
다양한 스트레스 상황(여행 전, 동물병원 방문과 같은)에 사용하면 진정효과를 얻을 수 있다.

2. Cornflower Water(콘플라워 워터)

- 학명 : Centaureacyanus
- pH : 4.7 ~ 5.0

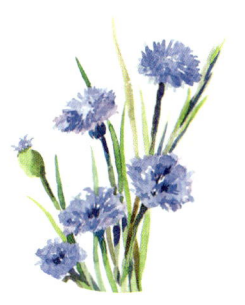

수레국화라 불리는 콘플라워는 피부 및 점막에 가장 안전하게 사용하는 워터 중의 하나이며, 민감한 피부 타입의 화장품 수성 원료로 사용된다. 피부 자극 시 진정효과와 보습작용을 주어 건강한 피부의 pH를 유지시키는 효과가 있다. 유럽에서는 렌즈 세척액으로 사용할 만큼 피부에 안전하게 사용되고 특히, 신생아에게 안전하게 사용할 수 있는 플로랄 워터이다. 민감한 피부에 캐모마일 워터와 함께 블랜딩하여 사용해도 효과적이다.

▎안구질환
피곤하고 부은 눈, 안구건조, 충혈된 눈, 렌즈사용으로 눈의 불편감 등에 효과적이며 필요할 때마다 분사하여 주거나 솜에 가볍게 적셔 눈에 1~2분간 올려 놓는다.

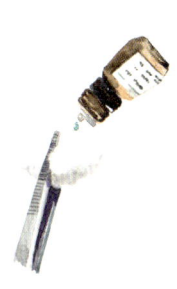

▎가벼운 상처와 멍
라벤더 에센셜 오일 한방울을 솜에 떨어뜨린 후 워터에 적셔 부위에 3분간 올려 놓는다.

▎감염
비뇨기계 감염에 워터를 이용하여 좌욕을 하거나 거즈에 적셔 닦아준다.

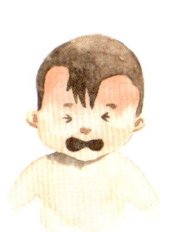

▎신생아
발열 시 손, 발에 수시로 뿌려주거나 찬 수건에 워터를 적셔 몸을 닦아준다. 침 흘림으로 인한 피부 발진, 기저귀 발진에 솜에 적셔 수시로 올려준다.

▎갱년기 발적
얼굴에 수시로 뿌려주거나 스킨토너와 섞어 사용한다.

3. Lavender Water(라벤더 워터)

- 학명 : Lavandula angustifolia
- pH : 5.6 ~ 5.9(고산지 종은 4.6pH 수준으로 낮습니다)

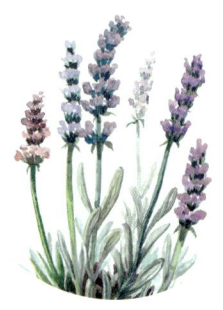

달콤한 꽃 향이 특징인 라벤더 워터는 모든 피부타입에 다 적용할 수 있는 균형 잡힌 pH수위를 보이고 있다. 기존화장품에 섞어 사용했을 때 원래 효능을 떨어트리지 않으면서 달콤한 향과 함께 피부에 쿨링효과와 재생효과를 추가할 수 있다. 또한 라벤더 워터는 면도 전·후에 얼굴에 뿌려 밀착면도와 감염예방 효과를 가지는 애프터쉐이빙 대용으로 사용 가능하다.

▎여름 피부손상 예방

뜨거운 햇볕의 장기 노출로 인한 피부 손상 예방과 진정작용으로 보습제를 바르기 전에 라벤더 워터와 위치하젤 워터를 60:40 비율로 섞어 피부에 뿌려주면 좋다.

▎메이크업 리무버 & 클렌저

면 솜에 적셔 메이크업 리무버 또는 크린저로 사용가능 하다.

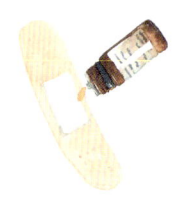

▎가벼운 상처(베인데, 찰과상)

아이들을 비롯하여 어른들의 작은 상처에 라벤더 워터를 뿌려 가벼운 살균소독을 할 수 있다.

▎베이비 케어

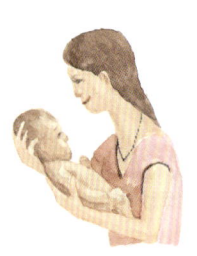

아이들의 불안정한 기분을 달래고 수면을 유도할 수 있도록 아이의 방이나 이부자리, 엄마 옷에 뿌려 사용할 수도 있다. 아이를 위한 최고의 블랜딩(혼합)은 캐모마일 워터와의 혼합이다. 이 혼합으로 아이의 기저귀 발진, 엉덩이 닦는데 사용하면 좋다.

▎PMS와 생리통

로즈 워터와 혼합하여 복부와 아래허리에 냉, 온 습포한다.

4. Neroli Water(Orange Blossom Floral Water, 네롤리 워터)

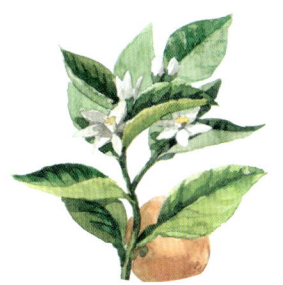

- 학명 : Citrus aurantium var. amara
- pH : 3.8 ~ 4.5

오렌지 꽃 워터는 고상한 향, 꽃 향, 과일 향, 섹시한 향, 달콤한 향이라는 다양한 수식어가 붙는다. 우수한 수렴 효과로 예민하고 민감한 피부, 지성 피부에 우수한 스킨케어 제품으로 쓰인다. 매우 건조한 피부는 피하도록 하며 아니면 라벤더 또는 로즈와 오렌지 꽃 워터를 80:20 비율로 혼합하여 사용한다. 오렌지 꽃 워터 단독으로 또는 로즈 워터와 혼합하여 여드름과 자극 받은 피부에 우수한 토너로 사용할 수 있다. 최고의 사치로 머드 또는 허니 페이스 마스크에 혼합하여 사용해보자. 무자극 천연향수로도 사용할 수 있다.

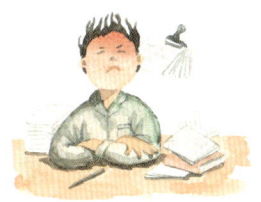

스트레스

항 스트레스제이며 진정제로 졸음을 유발하지 않으면서 중추신경계에 부드럽게 안정작용을 준다. 필요할 때마다 얼굴과 공기 중에 분사한다.

스트레스 관련 소화불량과 변비

복부와 소화기 혈점에 오렌지 꽃 워터를 분사한다. 스트레스로 인한 복부팽배, 가스 찬데, 생리통, 변비에 좋다.

냉대하와 아구창

오렌지 꽃 워터에 타임 또는 오레가노 에센셜 오일을 떨어뜨려 뒷물로 사용하면 좋다. 혼합비율은 100ml 오렌지 꽃 워터에 에센셜 오일 5방울을 떨어뜨린 후 사용할 때마다 흔들어 사용한다. 뒷물로 사용하기에 아까우므로 해당 부위를 충분히 분사하여 주면 좋다.

5. Rose Water(로즈 워터)

- 학명 : Rosa damascene
- pH : 4.1 ~ 4.4

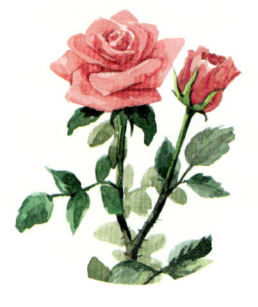

신선한 장미 향 그대로인 로즈 워터는 보습작용으로 건조, 노화, 예민, 생기를 잃은 피부에 적합하다. 쿨링작용과 매우 부드러운 수렴작용으로 로즈 워터는 마스크, 스팀, 습포 등으로 사용될 수 있고 그 효과와 달콤한 향으로 기존 화장품에 첨가하여 사용할 수도 있다. 가장 좋은 워터 블랜딩(혼합)은 로즈 워터, 라벤더 워터, 캐모마일 워터를 동일한 비율로 섞어 스트레스, 불면, 썬번, 상처 케어에 이르기까지 다양하게 사용할 수 있다.

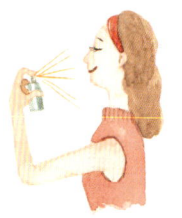

여성 위생
이완과 재생을 위한 목욕 첨가물로 또는 산후 좌욕으로 또는 럭셔리한 개인위생 뒷물로 사용할 수 있다.

방향제
화학제품에 예민한 사람들은 천연 방향제로 로즈 워터를 신체, 옷, 방에 뿌려 사용해본다. 달콤한 향과 함께 보습효과를 얻을 수 있다.

6. Rosemary Water(로즈마리 워터)

- 학명 : Rosmarinus officinalis
- pH : 4.2 ~ 4.7

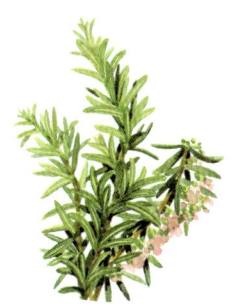

처음 느낌이 날카롭지 않고 부드러운 꽃 향으로 로즈마리 오일과는 약간 다른 향이 난다.
로즈마리 워터는 항산화 작용이 뛰어나 보존 기간이 18~20개월 정도나 된다.

▌육체적, 정신적 활력 부여
심신이 피곤할 때 로즈마리 워터를 피부에 도포해주면 활력을 부여해 준다.

▌소화 촉진
기름진 음식의 소화에 도움을 준다.

▌항산화 작용
로즈마리 워터는 안티옥시던트 작용이 다른 플로럴 워터보다 훨씬 뛰어나 보존 기간을 길게 해준다.

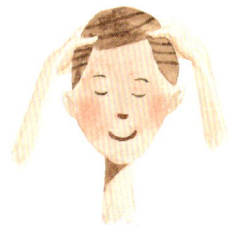

▌피부, 헤어 토너(강장) 효과
정상 피부나 지성 피부에 사용하면 좋고, 헤어에는 건강하고 윤기있는 모발로 가꾸어 주며 탈모 예방에도 효과가 있다.
또한 생기 있는 로즈마리 향은 피부 젊음을 유지시켜 준다.

7. Witch Hazel Water(위치하젤 워터)

- 학명 : Hamamelis virginiana
- pH : 4.0 ~ 4.2

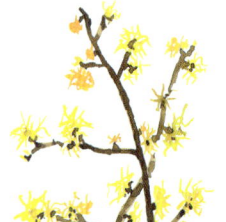

가벼운 나무 향과 함께 달콤한 허브향으로 여성뿐만 아니라 남성들에게도 사랑을 받는 위치하젤은 스킨케어에 널리 사용된다. 클린징 후 보습 전에 위치하젤 워터를 뿌리면 수렴작용과 함께 노화지연, 항산화에 도움을 준다.

부종과 관절염, 류마티스
위치하젤 워터로 습포해 주면 이뇨작용에 도움을 줘 이완효과를 얻을 수 있다.

목이 쉬고 아플 때
위치하젤 워터로 가글링한다.

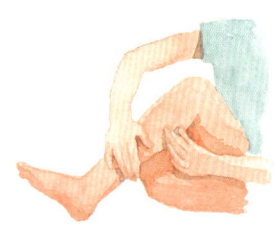

정맥류와 치질
매일 하루에 2~3회 정도 위치하젤 워터로 습포한다.

슬리밍(몸매) 관리
위치하젤 워터를 해당 부위에 바른 후 비만관리에 좋은 마사지 오일을 바르고 충분히 마사지한다. 이와 함께 운동을 하면 보다 효과적이다.

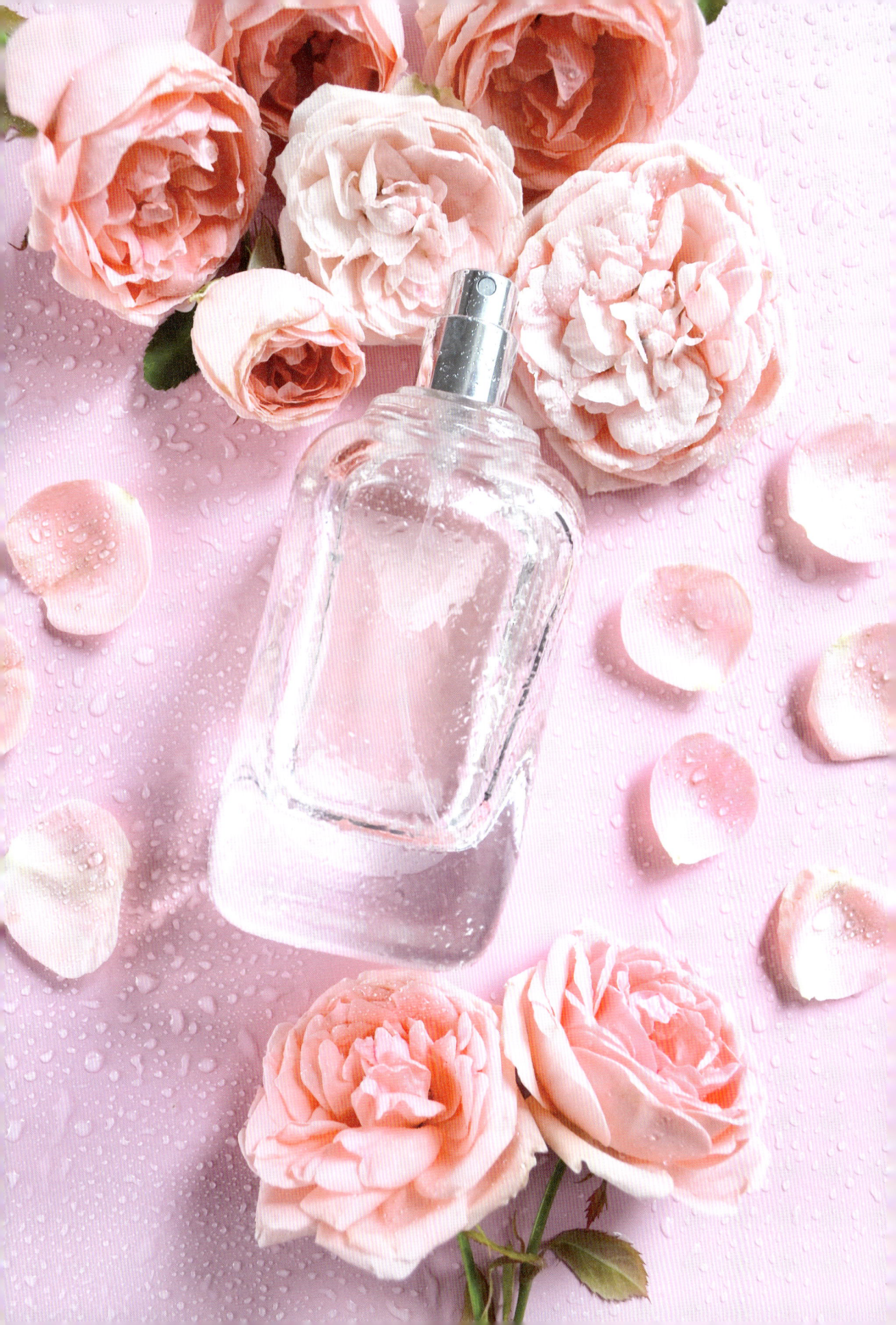

AROMA-
THERAPY
GUIDE

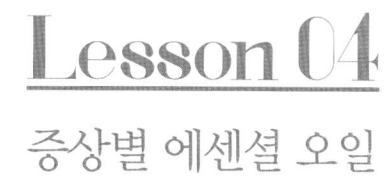

Lesson 04

증상별 에센셜 오일 선택
및 적용하기

1 근골격계

근육통
- **탑노트** : 레드파인, 퍼, 카제풋, 유칼립투스 스미티아이, 유칼립투스 라디아타, 라벤사라, 화이트캄포, 레몬그라스, 바질
- **미들노트** : 블랙페퍼, 카모마일저먼블루, 주니퍼베리, 불가리안라벤더, 로즈마리, 스윗마조람, 페퍼민트, 파인니들, 사이프레스 프렌치
- **베이스노트** : 넛메그, 시나몬리프, 베티버, 프랑킨센스, 진저, 나드, 세다우드

관절염
- **탑노트** : 레드파인, 퍼, 바질, 카제풋, 유칼립투스 스미티아이, 레몬, 세이지,
- **미들노트** : 블랙페퍼, 사이프레스 프렌치, 카모마일저먼블루, 제라늄버번, 주니퍼베리, 스윗마조람, 로즈마리, 페퍼민트
- **베이스노트** : 프랑킨센스, 진저, 넛메그, 베티버, 진저, 나드

요통(디스크)
- **탑노트** : 레드파인, 퍼, 카제풋
- **미들노트** : 스윗마조람, 로즈마리, 페퍼민트
- **베이스노트** : 진저, 넛메그, 베티버, 나드

골다공증
- **탑노트** : 유칼립투스 스미티아이, 레몬, 레몬그라스, 세이지
- **미들노트** : 불가리안라벤더, 로즈마리, 스윗페넬, 제라늄버번, 스윗마조람
- **베이스노트** : 진저, 로즈오또

류마티즘
- **탑노트** : 바질, 카제풋, 유칼립투스 스미티아이, 레몬 , 페티그레인, 세이지
- **미들노트** : 블랙페퍼, 카모마일로만, 제라늄버번, 불가리안라벤더, 주니퍼베리, 스윗마조람, 로즈마리
- **베이스노트** : 진저, 미르, 베티버, 넛메그, 프랑킨센스

경련(근육)
- **탑노트** : 바질, 카제풋, 화이트캄포, 퍼, 유자
- **미들노트** : 사이프레스 프렌치, 카모마일로만, 불가리안라벤더, 로즈마리
- **베이스노트** : 넛메그, 베티버, 나드

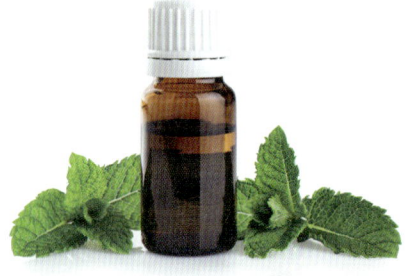

뻗데

- **탑노트** : 유칼립투스 스미티아이, 라벤사라, 레드파인, 화이트캄포
- **미들노트** : 히솝, 스윗마조람, 로즈마리, 불가리안라벤더
- **베이스노트** : 넛메그, 베티버, 로즈오또

근육강화

- **탑노트** : 레몬, 레몬그라스, 레드파인
- **미들노트** : 블랙페퍼, 로즈마리, 파인니들, 사이프레스 프렌치
- **베이스노트** : 시나몬리프, 진저

2 두피

탈모

- **탑노트** : 클라리세이지, 세이지, 레몬그라스
- **미들노트** : 불가리안라벤더, 캐롯시드, 로즈마리, 카라웨이
- **베이스노트** : 나드, 세다우드, 로즈오또, 일랑일랑

지루성 비듬

- **탑노트** : 화이트캄포, 레몬그라스, 레몬, 와일드티트리, 티트리
- **미들노트** : 제라늄버번, 캐롯시드, 카라웨이, 주니퍼베리, 불가리안라벤더, 로즈마리
- **베이스노트** : 세다우드, 샌달우드

건성 비듬

- **탑노트** : 레몬, 레몬그라스, 와일드티트리,
- **미들노트** : 카모마일로만, 제라늄버번, 불가리안라벤더, 제라늄버번
- **베이스노트** : 로즈오또, 일랑일랑

두피염증(지성)

- **탑노트** : 레몬, 레몬그라스, 와일드티트리, 티트리, 클라리세이지
- **미들노트** : 카라웨이, 캐롯시드, 주니퍼베리, 불가리안라벤더, 제라늄버번, 네롤리
- **베이스노트** : 세다우드, 샌달우드, 나드

3 비뇨기계

요로염, 방광염
- **탑노트** : 바질, 유칼립투스 스미티아이, 티트리, 와일드티트리
- **미들노트** : 카모마일로만, 스윗페넬, 제라늄버번, 로즈마리, 네롤리, 불가리안라벤더
- **베이스노트** : 프랑킨센스, 나드

부종
- **탑노트** : 유칼립투스 스미티아이, 레몬그라스, 베가못, 코리아파인, 퍼, 레몬
- **미들노트** : 사이프레스 프렌치, 스윗페넬, 제라늄버번, 주니퍼베리, 페티그레인, 파인니들, 로즈마리
- **베이스노트** : 패츌리, 세다우드

신우염
- **탑노트** : 유칼립투스 스미티아이, 카제풋, 레몬, 세이지
- **미들노트** : 블랙페퍼, 스윗페넬, 제라늄버번, 주니퍼베리, 사이프레스 프렌치, 불가리안라벤더, 파인니들
- **베이스노트** : 세다우드, 샌달우드

방광염
- **탑노트** : 바질, 카제풋, 유칼립투스 스미티아이, 티트리
- **미들노트** : 카모마일로만, 스윗페넬, 제라늄버번, 주니퍼베리, 불가리안라벤더, 페퍼민트, 파인니들, 로즈마리
- **베이스노트** : 세다우드, 프랑킨센스, 샌달우드

신장염
- **탑노트** : 레몬그라스, 베가못, 화이트그레이프프룻, 레몬
- **미들노트** : 제라늄버번, 파인니들, 제라늄버번, 불가리안라벤더
- **베이스노트** : 미르, 샌달우드

신장결석
- **탑노트** : 레몬, 베가못, 화이트그레이프프룻, 유자
- **미들노트** : 사이프레스 프렌치, 스윗페넬, 제라늄버번, 히솝, 주니퍼베리
  베이스노트 : 시나몬리프, 패츌리, 샌달우드

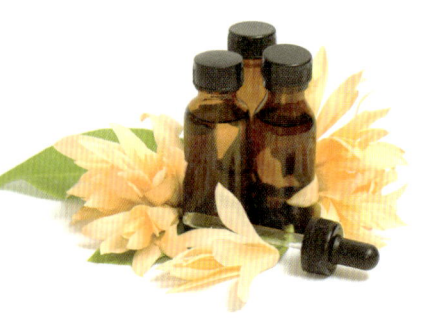

4
생식기계

생리통
- **탑노트** : 클라리세이지, 세이지
- **미들노트** : 카모마일로만, 주니퍼베리, 불가리안라벤더, 네롤리, 스윗마조람, 스윗페넬
- **베이스노트** : 샌달우드, 미르, 로즈오또, 자스민 익스트렉트

생리전 증후군
- **탑노트** : 클라리세이지, 세이지
- **미들노트** : 스윗페넬, 불가리안라벤더, 제라늄버번, 카모마일로만, 페티그레인, 네롤리
- **베이스노트** : 로즈오또, 샌달우드, 미르, 프랑킨센스

생리 불순
- **탑노트** : 클라리세이지, 세이지
- **미들노트** : 스윗페넬, 주니퍼베리, 불가리안라벤더, 로즈마리, 카모마일로만, 히솝, 페퍼민트, 스윗마조람
- **베이스노트** : 로즈오또, 미르, 샌달우드, 넛메그

호르몬 변동
- **탑노트** : 클라리세이지, 카제풋, 세이지
- **미들노트** : 로즈마리, 카모마일로만, 스윗페넬, 스윗마조람, 페퍼민트, 파인니들, 제라늄버번
- **베이스노트** : 샌달우드, 로즈오또, 샌달우드, 미르, 자스민 익스트렉트

갱년기
- **탑노트** : 클라리세이지, 세이지, 바질, 오렌지스윗, 유자
- **미들노트** : 사이프레스 프렌치, 제라늄버번, 불가리안라벤더, 카모마일로만, 페티그레인, 스윗페넬, 스윗마조람, 산국화, 네롤리
- **베이스노트** : 로즈오또, 일랑일랑, 미르, 프랑킨센스, 샌달우드, 자스민 익스트렉트

질염, 질 헤리페스
- **탑노트** : 와일드티트리, 레몬그라스, 티트리, 라벤사라
- **미들노트** : 불가리안라벤더, 제라늄버번, 네롤리
- **베이스노트** : 샌달우드, 세다우드

냉대하

- **탑노트** : 와일드티트리, 티트리, 클라리세이지, 세이지
- **미들노트** : 불가리안라벤더, 로즈마리, 히솝
- **베이스노트** : 샌달우드

최음제

- **탑노트** : 클라리세이지, 세이지
- **미들노트** : 블랙페퍼, 네롤리, 스윗페넬
- **베이스노트** : 샌달우드, 자스민 익스트렉트, 로즈오또, 일랑일랑

성 불감증

- **탑노트** : 오렌지스윗, 클라리세이지, 세이지
- **미들노트** : 네롤리, 스윗페넬, 블랙페퍼, 제라늄버번
- **베이스노트** : 샌달우드, 로즈오또, 일랑일랑, 자스민 익스트렉트

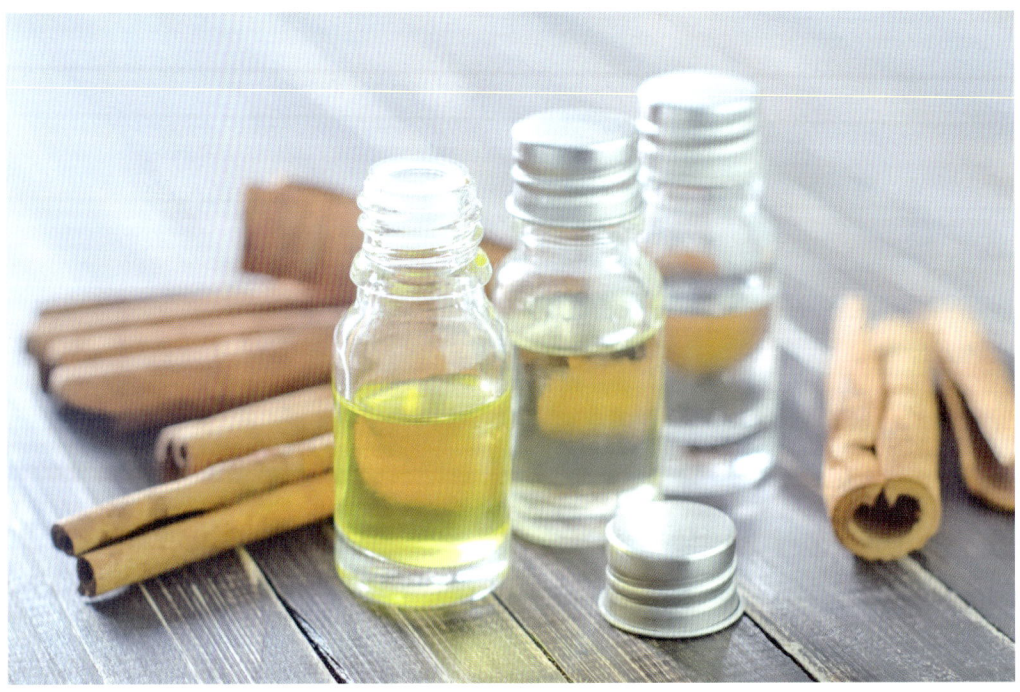

5 소화기계

설사
- **탑노트** : 와일드티트리, 티트리, 바질, 유자
- **미들노트** : 제라늄버번, 로즈마리, 카모마일로만, 사이프레스 프렌치, 주니퍼베리, 페퍼민트, 페티그레인, 스윗마조람, 블랙페퍼
- **베이스노트** : 시나몬리프, 미르, 넛메그, 샌달우드

변비
- **탑노트** : 레몬그라스 , 팔마로사, 오렌지스윗
- **미들노트** : 스윗페넬, 카모마일로만, 블랙페퍼, 주니퍼베리, 로즈마리, 스윗마조람, 캐롯시드, 카라웨이
- **베이스노트** : 진저, 패츌리

장내가스
- **탑노트** : 바질, 레몬그라스, 베가못, 오렌지스윗, 레몬
- **미들노트** : 카모마일로만, 불가리안라벤더, 스윗페넬, 로즈마리, 주니퍼베리, 스윗마조람
- **베이스노트** : 넛메그, 패츌리, 진저

복통
- **탑노트** : 베가못, 카제풋, 라벤사라, 오렌지스윗
- **미들노트** : 카모마일로만, 로즈마리, 블랙페퍼, 스윗페넬, 페퍼민트, 페티그레인, 네롤리
- **베이스노트** : 나드, 샌달우드

간장 장애
- **탑노트** : 오렌지스윗, 카제풋, 레몬, 레몬그라스 , 세이지, 바질
- **미들노트** : 카모마일로만, 블랙페퍼, 로즈마리, , 주니퍼베리, 제라늄버번, 페퍼민트
- **베이스노트** : 나드, 샌달우드, 프랑킨센스, 미르, 베티버

소화 불량
- **탑노트** : 오렌지스윗, 레몬, 레몬그라스, 세이지, 베가못
- **미들노트** : 블랙페퍼, 스윗페넬, 주니퍼베리, 로즈마리, 페티그레인, 페퍼민트
- **베이스노트** : 진저, 넛메그, 프랑킨센스

위염, 위궤양

- **탑노트** : 바질, 유자, 레몬, 오렌지스윗
- **미들노트** : 카모마일로만, 제라늄버번, 스윗마조람, 페퍼민트, 블랙페퍼
- **베이스노트** : 샌달우드, 진저

소화기능 저하(유전적)

- **탑노트** : 유자, 베가못, 라임, 오렌지스윗, 화이트그레이프프룻, 레몬, 세이지
- **미들노트** : 스윗페넬, 히솝, 주니퍼베리, 스윗마조람, 블랙페퍼
- **베이스노트** : 진저, 넛메그

멀미

- **탑노트** : 바질, 레몬, 유자, 화이트그레이프프룻, 라임
- **미들노트** : 페티그레인, 페퍼민트
- **베이스노트** : 진저, 샌달우드

입덧(구역질)

- **탑노트** : 레몬, 오렌지스윗, 라임, 바질
- **미들노트** : 페퍼민트, 페티그레인, 카모마일로만, 불가리안라벤더
- **베이스노트** : 진저, 샌달우드

소장염

- **탑노트** : 바질, 베가못, 카제풋, 레몬그라스, 세이지, 와일드티트리
- **미들노트** : 카모마일로만, 스윗마조람, 주니퍼베리, 스윗페넬, 페퍼민트
- **베이스노트** : 넛메그, 패츌리, 샌달우드, 미르, 나드

치질

- **탑노트** : 와일드티트리
- **미들노트** : 불가리안라벤더, 사이프레스 프렌치, 제라늄버번, 주니퍼베리, 스윗마조람
- **베이스노트** : 미르, 나드, 베티버

6 순환기계

혈액순환 장애

- **탑노트** : 베가못, 레몬그라스, 레몬, 세이지, 오렌지스윗, 팔마로사, 코리아파인, 레드파인, 퍼
- **미들노트** : 제라늄버번, 개똥쑥, 불가리안라벤더, 블랙페퍼, 사이프레스 프렌치, 스윗페넬, 로즈마리, 히솝, 주니퍼베리
- **베이스노트** : 세다우드, 넛메그, 샌달우드, 베티버, 진저

고혈압

- **탑노트** : 클라리세이지, 레몬
- **미들노트** : 불가리안라벤더, 일랑일랑, 주니퍼베리, 스윗마조람
- **베이스노트** : 샌달우드, 시나몬리프, 나드

저혈압

- **탑노트** : 바질, 베가못, 레몬, 세이지, 오렌지스윗
- **미들노트** : 로즈마리, 블랙페퍼, 히솝, 페퍼민트, 파인니들, 네롤리
- **베이스노트** : 프랑킨센스, 진저, 로즈오또

정맥류

- **탑노트** : 와일드티트리, 바질, 카제풋, 클라리세이지, 레몬, 레드파인, 코리아파인, 퍼, 베가못
- **미들노트** : 주니퍼베리, 제라늄버번, 불가리안라벤더, 사이프레스 프렌치, 패츌리, 페퍼민트, 로즈마리, 네롤리
- **베이스노트** : 샌달우드, 프랑킨센스, 나드, 미르

수술후 면역강화

- **탑노트** : 베가못, 레몬, 와일드티트리, 유자
- **미들노트** : 페퍼민트, 제라늄버번, 파인니들, 사이프레스 프렌치, 로즈마리
- **베이스노트** : 시나몬리프, 패츌리, 베티버

7 신경계

스트레스
- **탑노트** : 바질, 레몬, 레몬그라스, 화이트그레이프프룻, 유자
- **미들노트** : 불가리안라벤더, 주니퍼베리, 페티그레인, 페퍼민트, 네롤리, 카모마일로만
- **베이스노트** : 로즈오또, 일랑일랑, 나드, 자스민 익스트렉트

두통, 편두통
- **탑노트** : 바질, 유칼립투스 스미티아이, 유자, 베가못, 라임
- **미들노트** : 제라늄버번, 카모마일로만, 로즈마리, 스윗페넬, 레몬, 불가리안라벤더, 스윗마조람, 페퍼민트, 페티그레인
- **베이스노트** : 로즈오또, 베티버, 나드

불면증
- **탑노트** : 화이트그레이프프룻, 바질, 베가못, 오렌지스윗, 레몬, 라벤사라
- **미들노트** : 불가리안라벤더, 사이프레스 프렌치, 카모마일로만, 제라늄버번, 주니퍼베리, 스윗마조람, 페티그레인, 네롤리
- **베이스노트** : 벤조인, 나드, 로즈오또, 샌달우드, 베티버, 일랑일랑, 프랑킨센스

심리적인 불안
- **탑노트** : 화이트그레이프프룻, 클라리세이지, 레몬, 라임, 오렌지스윗
- **미들노트** : 사이프레스 프렌치, 카모마일로만, 제라늄버번, 주니퍼베리, 불가리안라벤더, 로즈마리
- **베이스노트** : 나드, 히솝, 패츌리, 일랑일랑

우울증
- **탑노트** : 유자, 레몬, 레몬그라스, 바질, 클라리세이지, 라벤사라, 와일드티트리
- **미들노트** : 불가리안라벤더, 카모마일로만, 사이프레스 프렌치, 제라늄버번, 주니퍼베리, 페티그레인, 히솝, 페퍼민트, 로즈마리, 네롤리
- **베이스노트** : 시나몬리프, 프랑킨센스, 로즈오또, 샌달우드, 일랑일랑, 베티버, 나드

결벽증
- **탑노트** : 퍼, 유자, 레몬그라스, 라임, 화이트그레이프프룻, 오렌지스윗, 베가못
- **미들노트** : 불가리안라벤더, 스윗마조람, 제라늄버번, 네롤리, 페티그레인, 카모말로만
- **베이스노트** : 로즈오또, 베티버, 벤조인

다혈질 성격완화

- **탑노트** : 화이트캄포, 티트리, 유자, 퍼, 레드파인
- **미들노트** : 사이프레스 프렌치, 제라늄버번, 불가리안라벤더, 스윗마조람, 네롤리 베이스노트 : 나드, 벤조인, 로즈오또

신경통증

- **탑노트** : 카제풋, 유칼립투스 스미티아이, 화이트캄포, 바질, 퍼
- **미들노트** : 카모마일로만, 주니퍼베리, 스윗마조람, 파인니들, 페퍼민트
- **베이스노트** : 진저, 넛메그, 샌달우드, 나드

피로, 쇠약, 무기력

- **탑노트** : 바질, 시나몬리프, 유칼립투스 스미티아이, 화이트그레이프프룻, 레몬그라스, 팔마로사, 세이지
- **미들노트** : 히솝, 불가리안라벤더, 패츌리, 페티그레인, 파인니들, 로즈마리
- **베이스노트** : 베티버, 일랑일랑, 자스민 익스트렉트

8 호흡기계

천식

- **탑노트** : 바질, 카제풋, 유칼립투스 스미티아이, 유칼립투스 라디아타, 레몬, 세이지, 와일드티트리
- **미들노트** : 카모마일로만, 히솝, 불가리안라벤더, 스윗마조람, 파인니들, 페퍼민트 베이스노트 : 나드, 세다우드, 로즈오또, 샌달우드, 프랑킨센스, 베티버

기관지염

- **탑노트** : 카제풋, 유칼립투스 스미티아이, 유칼립투스 라디아타, 레몬, 라벤사라, 세이지, 와일드티트리
- **미들노트** : 블랙페퍼, 사이프레스 프렌치, 히솝, 주니퍼베리, 불가리안라벤더, 스윗마조람, 페퍼민트, 파인니들
- **베이스노트** : 세다우드, 프랑킨센스, 진저, 미르, 로즈오또, 샌달우드

가래, 콧물

- **탑노트** : 바질, 카제풋, 유칼립투스 스미티아이, 유칼립투스 라디아타
- **미들노트** : 블랙페퍼, 히솝, 불가리안라벤더, 페퍼민트, 로즈마리, 스윗마조람 베이스노트 : 벤조인, 프랑킨센스, 미르, 세다우드, 샌달우드

바이러스 감기

- **탑노트** : 카제풋, 유칼립투스 스미티아이, 유칼립투스 라디아타, 레몬, 퍼, 레드파인
- **미들노트** : 블랙페퍼, 히솝, 불가리안라벤더, 페퍼민트, 파인니들, 사이프레스 프렌치
- **베이스노트** : 미르, 나드, 프랑킨센스

감기

- **탑노트** : 바질, 카제풋, 유칼립투스 스미티아이, 유칼립투스 라디아타, 레몬, 세이지, 와일드티트리, 파인니들, 사이프레스 프렌치
- **미들노트** : 블랙페퍼, 제라늄버번, 히솝, 주니퍼베리, 불가리안라벤더, 페퍼민트, 파인니들, 로즈마리
- **베이스노트** : 세다우드, 미르, 나드, 프랑킨센스, 진저, 베티버

기침

- **탑노트** : 카제풋, 유칼립투스 스미티아이, 유칼립투스 라디아타, 레몬, 라벤사라
- **미들노트** : 블랙페퍼, 사이프레스 프렌치, 히솝, 주니퍼베리, 불가리안라벤더, 스윗마조람, 페퍼민트, 파인니들
- **베이스노트** : 세다우드, 미르, 나드, 프랑킨센스

감기로 인한 두통, 편두통

- **탑노트** : 바질, 유자, 퍼, 레드파인, 유칼립투스 스미티아이, 유칼립투스 라디아타, 레몬, 베가못
- **미들노트** : 카모마일로만, 불가리안라벤더, 페퍼민트, 로즈마리, 스윗마조람, 제라늄버번, 주니퍼베리, 사이프레스 프렌치
- **베이스노트** : 나드, 프랑킨센스, 샌달우드

축농증

- **탑노트** : 바질, 카제풋, 유칼립투스 스미티아이, 유칼립투스 라디아타, 레몬, 라벤사라, 세이지, 와일드티트리, 티트리
- **미들노트** : 히솝, 불가리안라벤더, 스윗마조람, 페퍼민트, 파인니들, 로즈마리 베이스노트 : 벤조인, 프랑킨센스, 세다우드, 나드, 미르

목 감기(목쉼)

- **탑노트** : 클라리세이지, 유칼립투스 스미티아이, 유칼립투스 라디아타, 레몬, 라벤사라, 세이지, 와일드티트리, 티트리
- **미들노트** : 페티그레인, 제라늄버번, 히솝, 불가리안라벤더, 스윗마조람, 페퍼민트, 파인니들
- **베이스노트** : 세다우드, 샌달우드, 나드

목 염증(인후염, 편도선염)

- **탑노트** : 유자, 카제풋, 클라리세이지, 레몬, 유칼립투스 스미티아이, 라벤사라, 와일드티트리, 바질
- **미들노트** : 페티그레인, 제라늄버번, 히솝, 불가리안라벤더, 스윗마조람, 페퍼민트
- **베이스노트** : 세다우드, 프랑킨센스, 샌달우드, 나드

고열

- **탑노트** : 바질, 베가못, 화이트캄포, 유칼립투스 스미티아이, 레몬, 레몬그라스, 세이지, 티트리
- **미들노트** : 블랙페퍼, 로즈마리, 페퍼민트, 주니퍼베리, 사이프레스 프렌치, 파인니들
- **베이스노트** : 진저, 베티버

9 피부

기미

- **탑노트** : 클라리세이지, 유자, 코리아파인, 레몬, 오렌지스윗
- **미들노트** : 산국화, 개똥쑥, 카모마일로만, 페티그레인, 네롤리
- **베이스노트** : 로즈오또, 자스민 익스트렉트, 패츌리

여드름

- **탑노트** : 카제풋, 화이트캄포, 레몬, 티트리, 유칼립투스 라디아타
- **미들노트** : 페티그레인, 제라늄버번, 주니퍼베리, 카모마일로만
- **베이스노트** : 세다우드, 패츌리, 베티버, 샌달우드

종기

- **탑노트** : 카제풋, 화이트캄포, 레몬, 와일드티트리, 티트리
- **미들노트** : 페티그레인, 카모마일로만, 불가리안라벤더, 카라웨이, 캐롯시드
- **베이스노트** : 샌달우드, 세다우드, 나드, 미르, 베티버

예민, 알러지

- **탑노트** : 라벤사라, 유칼립투스 스미티아이, 유칼립투스 라디아타,
- **미들노트** : 네롤리, 불가리안라벤더, 페티그레인, 카모마일저먼블루, 제라늄버번, 베이스노트 : 나드, 미르, 프랑킨센스

타박상, 멍

- **탑노트** : 세이지, 화이트캄포, 와일드티트리
- **미들노트** : 카모마일로만, 스윗페넬, 히솝, 스윗마조람, 로즈마리
- **베이스노트** : 미르, 나드, 베티버, 샌달우드

실핏줄

- **탑노트** : 레몬, 오렌지스윗, 유자, 코리아파인
- **미들노트** : 카모마일로만, 카모마일저먼블루, 사이프레스 프렌치, 불가리안라벤더,
- **페티그레인, 페퍼민트**
- **베이스노트** : 나드, 미르

셀룰라이트

- **탑노트** : 레몬그라스, 세이지, 화이트그레이프프룻, 베가못, 레몬, 오렌지스윗, 팔마로사
- **미들노트** : 페티그레인, 사이프레스 프렌치, 스윗페넬, 제라늄버번, 불가리안라벤더, 로즈마리, 주니퍼베리
- **베이스노트** : 패츌리, 샌달우드, 세다우드, 나드

비만

- **탑노트** : 화이트그레이프프룻, 세이지, 레드파인, 레몬그라스
- **미들노트** : 블랙페퍼, 개똥쑥, 산국화, 스윗페넬, 제라늄버번, 로즈마리
- **베이스노트** : 패츌리, 세다우드

발 뒤꿈치 굳은살

- **탑노트** : 레몬그라스, 와일드티트리
- **미들노트** : 카모마일로만, 제라늄버번, 불가리안라벤더
- **베이스노트** : 샌달우드, 패츌리, 로즈오또

습진

- **탑노트** : 바질, 카제풋, 유칼립투스 스미티아이, 라벤사라, 유칼립투스 라디아타
- **미들노트** : 카모마일로만, 사이프레스 프렌치, 제라늄버번, 히솝, 불가리안라벤더, 주니퍼베리
- **베이스노트** : 나드, 베티버, 미르, 프랑킨센스

무좀, (균으로 인한 습진)

- **탑노트** : 클라리세이지, 세이지, 와일드티트리, 티트리, 유칼립투스 라디아타, 유카립투스 스미티아이
- **미들노트** : 사이프레스 프렌치, 제라늄버번, 불가리안라벤더, 페퍼민트, 파인니들, 로즈마리, 네롤리
- **베이스노트** : 패츌리, 샌달우드, 세다우드

접촉성 피부염

- **탑노트** : 와일드티트리, 유카립투스 라디아타,
- **미들노트** : 불가리안라벤더, 카모마일로만, 카모마일저먼블루
- **베이스노트** : 나드, 미르, 프랑킨센스

기저귀 발진

- **탑노트** : 와일드티트리, 카제풋, 베가못, 유카립투스 라디아타,
- **미들노트** : 카모마일로만, 제라늄버번, 히솝, 주니퍼베리, 불가리안라벤더,
- **베이스노트** : 나드, 미르, 패츌리, 로즈오또

구내염

- **탑노트** : 티트리, 오렌지스윗, 레몬
- **미들노트** : 제라늄버번, 불가리안라벤더, 카라웨이, 페퍼민트
- **베이스노트** : 프랑킨센스, 미르

지성피부

- **탑노트** : 화이트캄포, 와일드티트리, 베가못, 레몬, 레드파인, 티트리
- **미들노트** : 카모마일로만, 사이프레스 프렌치, 제라늄버번, 주니퍼베리, 불가리안라벤더, 페티그레인, 카라웨이, 캐롯시드
- **베이스노트** : 세다우드, 베티버, 나드, 일랑일랑

건선

- **탑노트** : 라벤사라, 카제풋
- **미들노트** : 카모마일저먼블루, 카모마일로만, 불가리안라벤더, 제라늄버번,
- **베이스노트** : 나드, 미르, 베티버, 프랑킨센스

열꽃

- **탑노트** : 와일드티트리, 카제풋, 라벤사라
- **미들노트** : 카모마일로만, 카모마일저먼블루, 제라늄버번, 불가리안라벤더, 페퍼민트, 네롤리
- **베이스노트** : 미르, 샌달우드, 프랑킨센스, 나드

흉터완화

- **탑노트** : 와일드티트리, 팔마로사
- **미들노트** : 산국화, 개똥쑥, 히솝, 불가리안라벤더, 네롤리
- **베이스노트** : 나드, 패츌리, 프랑킨센스, 세다우드, 미르

일광화상

- **탑노트** : 와일드티트리
- **미들노트** : 불가리안라벤더, 제라늄버번, 페퍼민트, 네롤리
- **베이스노트** : 나드, 미르, 프랑킨센스, 패츌리

상처완화

- **탑노트** : 와일드티트리, 베가못, 오렌지스윗, 카제풋, 레몬
- **미들노트** : 불가리안라벤더, 카모마일로만, 사이프레스 프렌치, 제라늄버번, 히솝, 로즈마리
- **베이스노트** : 나드, 미르, 로즈오또, 베티버, 프랑킨센스, 세다우드

단순포진

- **탑노트** : 라벤사라, 베가못, 유칼립투스 스미티아이, 유칼립투스 라디아타, 레몬, 세이지
- **미들노트** : 제라늄버번, 불가리안라벤더, 히솝
- **베이스노트** : 베티버, 나드, 미르

겨드랑이 땀냄새 완화

- **탑노트** : 와일드티트리, 베가못, 오렌지스윗, 레몬, 라임
- **미들노트** : 네롤리, 불가리안라벤더, 로즈마리, 페티그레인
- **베이스노트** : 샌달우드

늘어진 피부

- **탑노트** : 화이트그레이프프룻, 레몬그라스, 팔마로사, 오렌지스윗
- **미들노트** : 제라늄버번, 주니퍼베리, 스윗마조람, 블랙페퍼, 페티그레인
- **베이스노트** : 로즈오또, 나드, 미르, 프랑킨센스, 샌달우드

주름, 노화

- **탑노트** : 팔마로사, 클라리세이지, 레몬그라스
- **미들노트** : 산국화, 개똥쑥, 스윗페넬, 네롤리, 카모마일로만, 스윗마조람, 제라늄버번, 불가리안라벤더, 코리아파인
- **베이스노트** : 로즈오또, 나드, 미르, 프랑킨센스, 패츌리, 자스민 익스트렉트

통풍

- **탑노트** : 바질, 베가못, 코리아파인, 레드파인, 퍼, 레몬그라스
- **미들노트** : 주니퍼베리, 파인니들, 로즈마리, 파인니들, 사이프레스 프렌치, 산국화, 개똥쑥, 코리아파인
- **베이스노트** : 나드, 프랑킨센스, 패츌리, 샌달우드

수두

- **탑노트** : 라벤사라, 베가못, 유칼립투스 스미티아이, 와일드티트리, 티트리
- **미들노트** : 카모마일로만, 불가리안라벤더, 카모마일저먼블루, 제라늄버번
- **베이스노트** : 나드, 베티버, 미르, 프랑킨센스

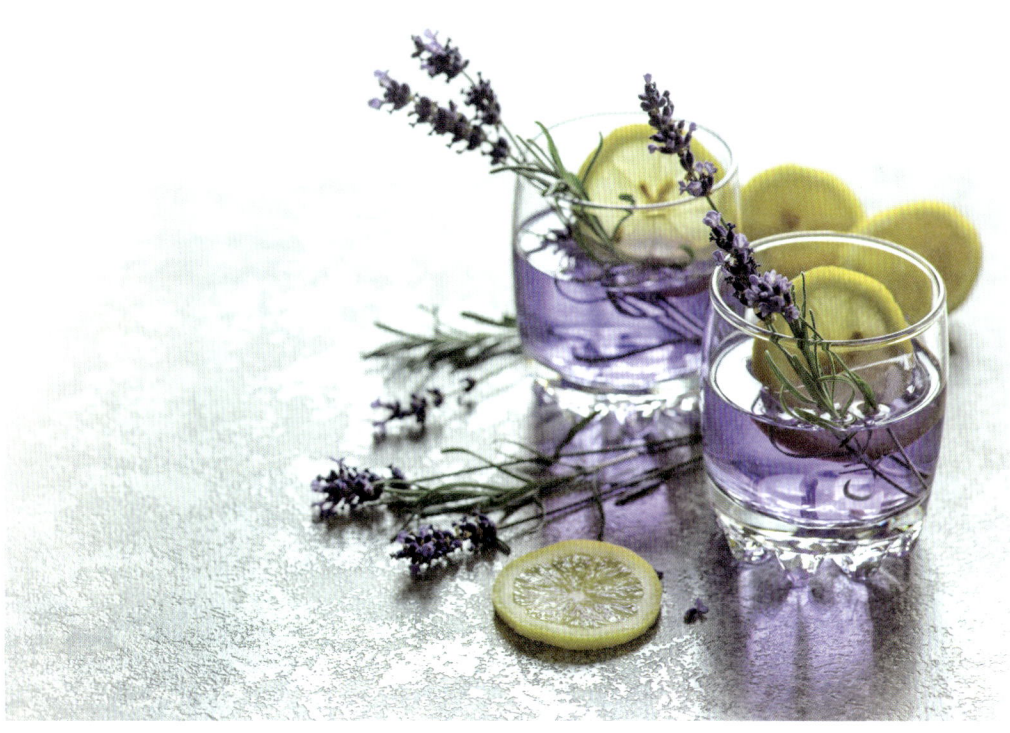

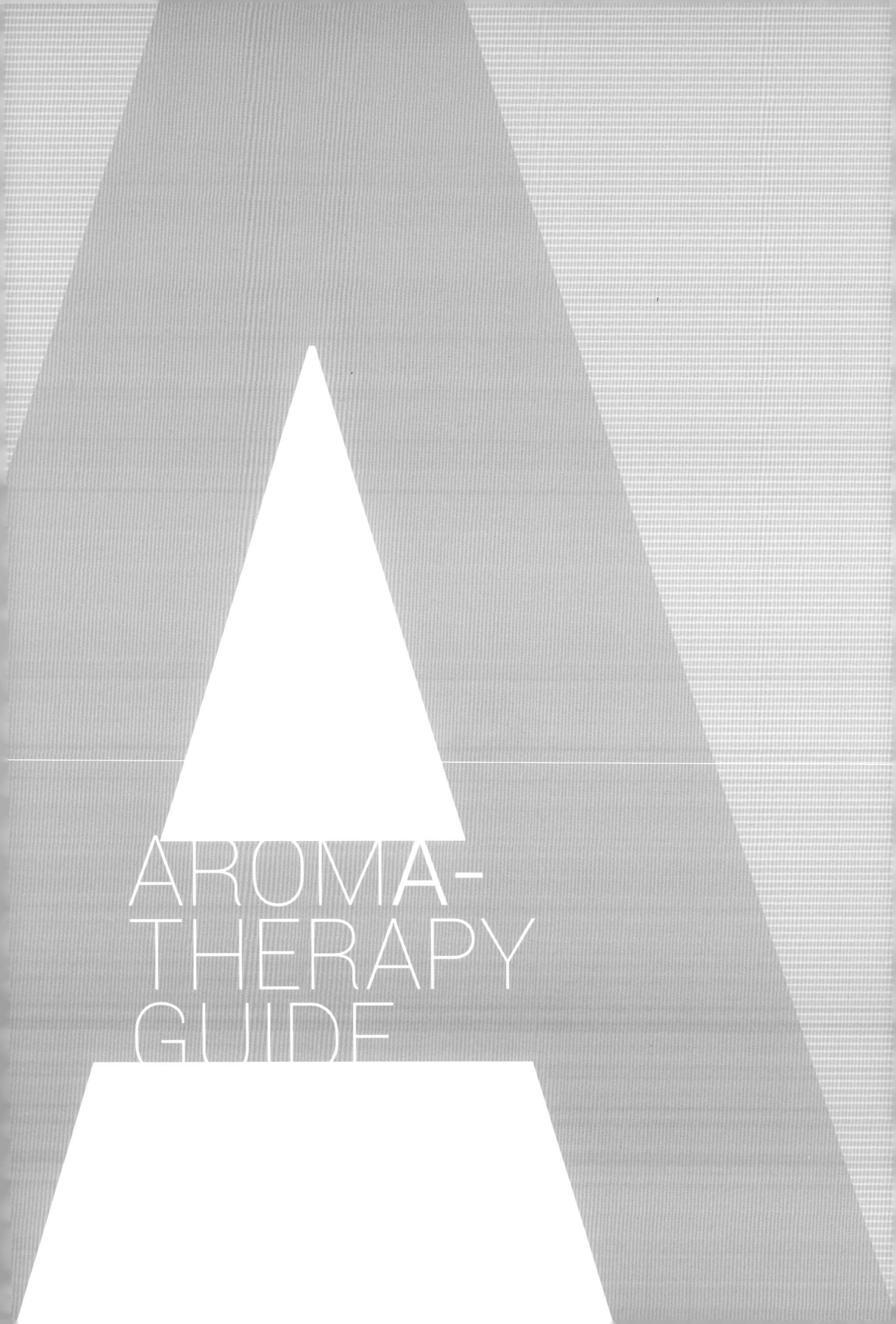

AROMA-
THERAPY
GUIDE

Lesson 05

쉽게 따라하는 증상별 아로마 처방전

자료제공 • 최미경 아로마 연구소

1 아로마 처방시 ✔체크리스트

고혈압? 저혈압? 정상인지 확인한다.
(컨디션이 다운되었을 때 나타나는 혈압상태)

연령 및 성별 : 나이에 따라 향유의 양과 처방이 결정된다.

직업 : 화학물을 다루는지? 서서 일하거나 하루 종일 앉아서 일하는지?

신장(키) : 구부정한 몸은 근육이 이완되어지면 키가 커진다.

체중 : 비만 관리 시 필수

알레르기 유·무, 아토피?

과거의 병력? 현재의 질환? 치료 중인 병명? 약 복용?

운동 유·무? : 운동을 하는 고객은 아로마테라피에 효과가 더 극대화 될 수 있다.

피부상태?

수면상태?

식사 습관?

스트레스

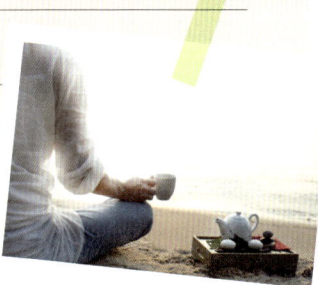

2
아로마테라피를 받은 후 나타날 수 있는 증상들

질환을 야기 시킬 수 있는 물질로 인해 약해지고 병들었던 세포들에게 유익하고 건강해질 수 있는 필요 성분을 공급했을 때 정상세포로 변해가는 과정에서 나타나는 반응을 호전반응이라 한다. 쉽게 말해 좋아지기 전에 일어날 수 있는 반응들이다.

미국의 슈트워드 M.B박사는 '호전반응은 몸의 면역계가 세포들의 병적 물질을 제거할 때 면역 시스템이 강하게 반응하여 나타나는 현상'이라고 했다.

호전반응은 사람의 건강 상태와 증상에 따라 다르게 나타나지만 보통 평균 2주~4주 정도 지속되기도 한다. 모든 반응이 나타나는 사람이 있는가 하면 한 두 가지 정도 나타나기도 하고 자신도 모르게 지나가는 경우도 있다. 호전반응이 나타날 경우 잠시 멈추었다가 진정된 후에 다시 시작하면 된다.

다음과 같은 반응이 나타나는 것을 호전반응이라 한다.

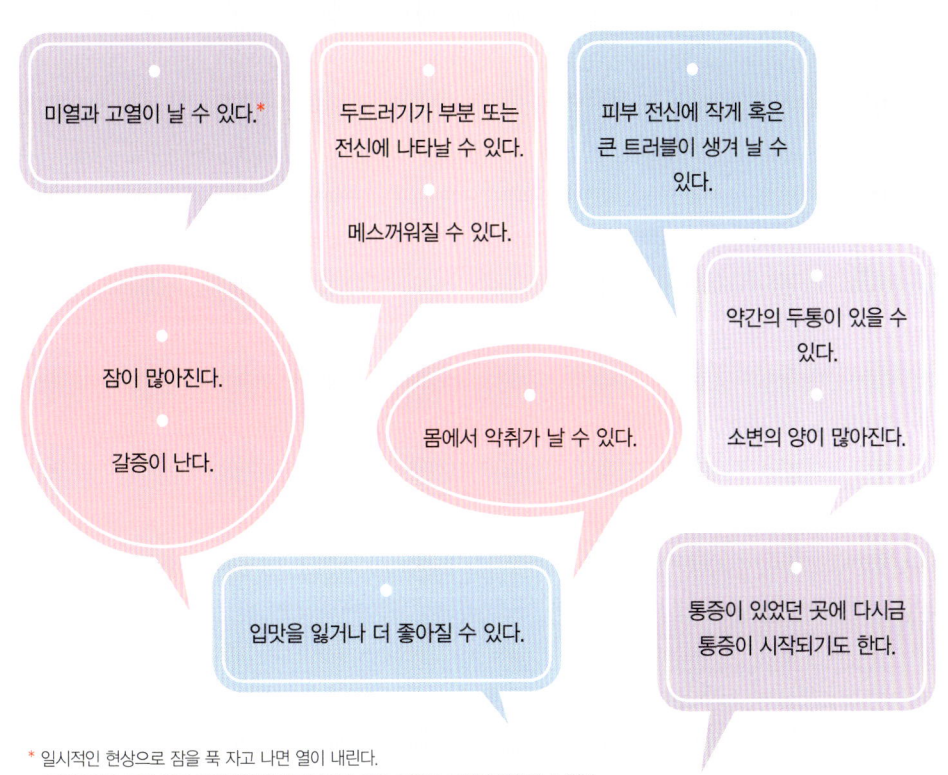

- 미열과 고열이 날 수 있다.*
- 두드러기가 부분 또는 전신에 나타날 수 있다.
- 메스꺼워질 수 있다.
- 피부 전신에 작게 혹은 큰 트러블이 생겨 날 수 있다.
- 잠이 많아진다.
- 갈증이 난다.
- 몸에서 악취가 날 수 있다.
- 약간의 두통이 있을 수 있다.
- 소변의 양이 많아진다.
- 입맛을 잃거나 더 좋아질 수 있다.
- 통증이 있었던 곳에 다시금 통증이 시작되기도 한다.

* 일시적인 현상으로 잠을 푹 자고 나면 열이 내린다.
고열이 있을 경우 땀을 흘려주면 열이 내리지만 가끔 며칠간 고열이 지속될 수 있다.

3 골격, 근육계

다음 임상 처방전은 최미경 아로마 연구소에서 다년간 고객에게 행하여진 임상의 결과에 근거하여 작성된 처방전임을 명시합니다.

증상	에센셜 오일	추천 캐리어 오일
근육통증	카제풋(25%) 화이트캄포(30%) 스윗마조람(20%) 넛메그(25%)	하이페리쿰 호호바골든 그레이프씨드
근육통증1 (고혈압)	유칼립투스 스미티아이(20%) 화이트캄포(30%) 주니퍼베리(30%) 넛메그(20%)	썬플라워 호호바골든 그레이프씨드
근육통증2 (저혈압)	세이지(20%) 블랙페퍼(30%) 로즈마리(30%) 베티버(20%)	하이페리쿰 호호바골든 그레이프씨드
요통	카제풋(30%) 스윗마조람(30%) 로즈마리(20%) 진저(20%)	하이페리쿰 호호바골든 그레이프씨드
근육경련1 (고혈압)	바질(25%) 카제풋(30%) 사이프레스 프렌치(20%) 로즈마리(25%)	하이페리쿰 호호바골든 그레이프씨드
근육경련2 (저혈압)	바질(35%) 카모마일 로만(10%) 불가리안라벤더(35%) 샌달우드(20%)	하이페리쿰 호호바골든 그레이프씨드
염좌1 (고혈압)	라벤사라(20%) 유칼립투스 스미티아이(30%) 스윗마조람(30%) 넛메그(20%)	썬플라워 호호바골든 그레이프씨드
염좌2 (저혈압)	라벤사라(20%) 히솝(20%) 로즈마리(30%) 베티버(30%)	썬플라워 호호바골든 그레이프씨드
관절염1 (고혈압)	바질(30%) 주니퍼베리(30%) 사이프레스 프렌치(20%) 프랑킨센스(20%)	이브닝프림로즈 하이페리쿰 호호바골든
관절염2 (저혈압)	세이지(20%) 블랙페퍼(30%) 로즈마리(30%) 진저(20%)	이브닝프림로즈 하이페리쿰 호호바골든
관절염3	바질(20%) 제라늄버번(40%) 스윗마조람(20%) 넛메그(20%)	이브닝프림로즈 하이페리쿰 호호바골든

증상	에센셜 오일	추천 캐리어 오일
관절염4	레몬(30%) 제라늄버번(40%) 카모마일로만(10%) 베티버(20%)	이브닝프림로즈 하이페리쿰 호호바골든
류마티즘1 (고혈압)	라벤사라(20%) 불가리안라벤더(35%) 주니퍼베리(35%) 미르(10%)	이브닝프림로즈 하이페리쿰 호호바골든
류마티즘2 (저혈압)	바질(20%) 블랙페퍼(30%) 로즈마리(30%) 프랑킨센스(20%)	이브닝프림로즈 하이페리쿰 호호바골든
류마티즘3	바질(25%) 제라늄버번(25%) 스윗마조람(25%) 진저(25%)	이브닝프림로즈 하이페리쿰 호호바골든
류마티즘4	유칼립투스 스미티아이(30%) 제라늄버번(30%) 카모마일 로만(10%) 베티버(30%)	이브닝프림로즈 하이페리쿰 호호바골든
골다공증1 (고혈압)	레몬그라스(20%) 유칼립투스 스미티아이(30%) 불가리안라벤더(30%) 진저(20%)	하이페리쿰 호호바골든 이브닝프림로즈
골다공증2 (저혈압)	세이지(20%) 레몬(20%) 로즈마리(30%) 진저(30%)	하이페리쿰 호호바골든 이브닝프림로즈
근육강화1 (고혈압)	레몬그라스(30%) 스윗마조람(20%) 주니퍼베리(30%) 시나몬리프(20%)	하이페리쿰 호호바골든 그레이프씨드
근육강화2 (저혈압)	레몬그라스(20%) 블랙페퍼(30%) 로즈마리(30%) 시나몬리프(20%)	하이페리쿰 호호바골든 그레이프씨드
골다공증1 (고혈압)	레몬그라스(20%) 유칼립투스 스미티아이(30%) 불가리안라벤더(30%) 진저(20%)	하이페리쿰 호호바골든 이브닝프림로즈
골다공증2 (저혈압)	세이지(20%) 레몬(20%) 로즈마리(30%) 진저(30%)	하이페리쿰 호호바골든 이브닝프림로즈

4 두피

증상	에센셜 오일	추천 캐리어 오일&베이스
탈모1 (고혈압)	클라리세이지(25%) 주니퍼베리(30%) 카라웨이(30%) 나드(15%)	스윗아몬드 아르간 카렌듈라
탈모2 (저혈압)	세이지(25%) 로즈마리(25%) 히솝(25%) 세다우드(25%)	스윗아몬드 아르간 카렌듈라
여성탈모	클라리세이지(30%) 카라웨이(25%) 세다우드(25%) 로즈오또(20%)	스윗아몬드 아르간 카렌듈라
남성탈모	클라리세이지(20%) 카라웨이(30%) 세다우드30%) 나드(20%)	스윗아몬드 아르간 카렌듈라
두피지루성비듬	레몬그라스(25%) 카라웨이(25%) 로즈마리(25%) 세다우드(25%)	스윗아몬드 아르간 카렌듈라
두피건선비듬	라벤사라(25%) 카라웨이(25%) 카모마일저먼블루(25%) 나드(25%)	스윗아몬드 하이페리쿰 카렌듈라
두피건성비듬	클라리세이지(30%) 카모마일 로만(10%) 제라늄버번(30%) 나드(30%)	스윗아몬드 아르간 카렌듈라
두피염증	와일드티트리(25%) 카라웨이(25%) 로즈마리(25%) 세다우드(25%)	스윗아몬드 하이페리쿰 카렌듈라
겨드랑이 땀냄새	레몬(30%) 페티그레인(30%) 불가리안라벤더(38%) 네롤리(2%)	위치하젤 익스트렌트에 혼합하여 뿌리거나 베이스 크림에 혼합하여 바름

5 면역계

증상	에센셜 오일	추천 캐리어 오일
대상포진1 (고혈압)	라벤사라(25%) 불가리안라벤더(25%) 사이프레스 프렌치(25%) 나드(25%)	하이페리쿰 카렌듈라 이브닝프림로즈
대상포진2 (저혈압)	라벤사라(25%) 로즈마리(25%) 히솝(25%) 베티버(25%)	하이페리쿰 카렌듈라 이브닝프림로즈
대상포진3	라벤사라(25%) 불가리안라벤더(25%) 카모마일로만(25%) 미르(25%)	하이페리쿰 카렌듈라 이브닝프림로즈
대상포진4	라벤사라(25%) 제라늄버번(25%) 불가리안라벤더(25%) 프랑킨센스(25%)	하이페리쿰 카렌듈라 이브닝프림로즈
항바이러스1 (고혈압)	화이트캄포(25%) 사이프레스 프렌치(25%) 주니퍼베리(25%) 샌달우드(25%)	하이페리쿰 카렌듈라 이브닝프림로즈
항바이러스2 (저혈압)	베가못(25%) 로즈마리(25%) 히솝(25%) 프랑킨센스(25%)	하이페리쿰 카렌듈라 이브닝프림로즈
항바이러스3	레몬(25%) 로즈마리(35%) 파인니들(20%) 시나몬리프(20%)	하이페리쿰 카렌듈라 이브닝프림로즈
항바이러스4	레드파인(20%) 제라늄버번(40%) 카라웨이(30%) 나드(10%)	하이페리쿰 카렌듈라 이브닝프림로즈
면역강화1 (고혈압)	레몬(25%) 사이프레스 프렌치(25%) 주니퍼베리(25%) 패츌리(25%)	하이페리쿰 카렌듈라 이브닝프림로즈
면역강화2 (저혈압)	베가못(25%) 로즈마리(25%) 히솝(25%) 진저(25%)	하이페리쿰 카렌듈라 이브닝프림로즈
면역강화3	레몬(25%) 파인니들(25%) 블랙페퍼(25%) 베티버(25%)	하이페리쿰 카렌듈라 이브닝프림로즈
면역강화4	버가못(30%) 페퍼민트(10%) 페티트그레인(30%) 베티버(30%)	하이페리쿰 카렌듈라 이브닝프림로즈

6
신경계

증상	에센셜 오일	추천 캐리어 오일
걱정 근심1 (고혈압)	유자(30%) 사이프레스 프렌치(25%) 주니퍼베리(35%) 일랑일랑(10%)	호호바골든 카렌듈라 하이페리쿰
걱정 근심2 (저혈압)	오렌지스윗(25%) 카모마일로만(15%) 로즈마리(35%) 세다우드(25%)	호호바골든 카렌듈라 하이페리쿰
걱정 근심3	바질(30%) 제라늄버번(40%) 스윗마조람(20%) 미르(10%)	호호바골든 카렌듈라 하이페리쿰
우울증1 (고혈압)	클라리세이지(30%) 주니퍼베리(30%) 불가리안라벤더(30%) 샌달우드(10%)	호호바골든 카렌듈라 하이페리쿰
우울증2 (저혈압)	바질(30%) 제라늄버번(30%) 히솝(20%) 시나몬리프(20%)	호호바골든 카렌듈라 하이페리쿰
우울증3	오렌지스윗(30%) 페티그레인(30%) 카모마일로만(10%) 베티버(30%)	호호바골든 카렌듈라 하이페리쿰
신경과민성	유자(28%) 제라늄버번(30%) 스윗마조람(30%) 로즈오또(2%)	호호바골든 카렌듈라 하이페리쿰
스트레스1 (고혈압)	레몬(40%) 카모마일로만(5%) 주니퍼베리(45%) 일랑일랑(10%)	호호바골든 카렌듈라 하이페리쿰
스트레스2 (저혈압)	유자(40%) 페티그레인(48%) 페퍼민트(10%) 네롤리(2%)	호호바골든 카렌듈라 하이페리쿰
스트레스3	바질(38%) 카모마일로만(10%) 페티그레인(50%) 로즈오또(2%)	호호바골든 카렌듈라 하이페리쿰
불면증1 (고혈압)	바질(30%) 주니퍼베리(30%) 불가리안라벤더(30%) 일랑일랑(10%)	호호바골든 카렌듈라 하이페리쿰

증상	에센셜 오일	추천 캐리어 오일
불면증2 (저혈압)	베가못(20%) 오렌지스윗(20%) 페티그레인(30%) 베티버(30%)	호호바골든 카렌듈라 하이페리쿰
불면증3	라벤사라(20%) 제라늄버번(30%) 스윗마조람(30%) 패츌리(20%)	호호바골든 카렌듈라 하이페리쿰
기분전환1	오렌지스윗(30%) 페티그레인(35%) 제라늄버번(33%) 로즈오또(2%)	호호바골든 카렌듈라 하이페리쿰
기분전환2	레몬(30%) 화이트그레이프룻(30%) 페티그레인(30%) 페퍼민트(10%)	호호바골든 카렌듈라 하이페리쿰
기분전환3	화이트그레이프프룻(30%) 제라늄버번(50%) 페퍼민트(10%) 카모마일로만(10%)	호호바골든 카렌듈라 하이페리쿰
신경통1 (고혈압)	카제풋(30%) 주니퍼베리(30%) 화이트캄포(30%) 샌달우드(10%)	하이페리쿰 썬플라워 이브닝프림로즈
신경통2 (저혈압)	유칼립투스 스미티아이(30%) 페퍼민트(15%) 스윗마조람(30%) 진저(25%)	하이페리쿰 썬플라워 이브닝프림로즈
신경통3	카제풋(30%) 화이트캄포(30%) 스윗마조람(20%) 넛메그(20%)	하이페리쿰 썬플라워 이브닝프림로즈
두통1 (고혈압)	레몬(20%) 불가리안라벤더(30%) 페티그레인(30%) 베티버(20%)	윗점 하이페리쿰 그레이프씨드
두통2 (저혈압)	바질(30%) 카모마일 로만(30%) 페퍼민트(10%) 베티버(30%)	하이페리쿰 썬플라워 그레이프씨드
두통3	유칼립투스 스미티아이(30%) 스윗마조람(30%) 페티그레인(38%) 로즈오또(2%)	하이페리쿰 그레이프씨드 썬플라워
결벽증	레몬그라스(30%) 불가리안라벤더(20%) 스윗마조람(30%) 베티버(20%)	하이페리쿰 마카다미아 썬플라워

7 호흡기계

증상	에센셜 오일	추천 캐리어 오일
감기1 (고혈압)	유칼립투스 스미티아이(20%) 사이프레스 프렌치(20%) 주니퍼베리(30%) 세다우드(30%)	썬플라워 이브닝프림로즈 하이페리쿰
감기2 (저혈압)	세이지(30%) 블랙페퍼(30%) 히솝(20%) 세다우드(20%)	썬플라워 이브닝프림로즈 하이페리쿰
감기3	카제풋(30%) 제라늄버번(30%) 사이프레스 프렌치(20%) 세다우드(20%)	썬플라워 이브닝프림로즈 하이페리쿰
콧물, 가래감기1 (고혈압)	유칼립투스 스미티아이(30%) 파인니들(20%) 불가리안라벤더(30%) 샌달우드(20%)	썬플라워 이브닝프림로즈 하이페리쿰
콧물, 가래 감기2 (저혈압)	유칼립투스 라디아타(30%) 파인니들(30%) 히솝(20%) 벤조인(20%)	썬플라워 이브닝프림로즈 하이페리쿰
콧물, 가래감기3	유칼립투스 스미티아이(40%) 페퍼민트(20%) 벤조인(30%) 샌달우드(10%)	썬플라워 이브닝프림로즈 하이페리쿰
천식1 (고혈압)	카제풋(30%) 불가리안라벤더(30%) 스윗마조람(30%) 샌달우드(10%)	썬플라워 이브닝프림로즈 하이페리쿰
천식2 (저혈압)	레몬(30%) 사이프레스 프렌치(20%) 파인니들(20%) 세다우드(30%)	썬플라워 이브닝프림로즈 하이페리쿰
천식3	카제풋(30%) 스윗마조람(30%) 카모마일로만(20%) 프랑킨센스(20%)	썬플라워 이브닝프림로즈 하이페리쿰
천식4	바질(30%) 히솝(20%) 스윗마조람(30%) 세다우드(20%)	썬플라워 이브닝프림로즈 하이페리쿰
축농증1 (고혈압)	레몬(30%) 유칼립투스 스미티아이(20%) 불가리안라벤더(48%) 로즈오또(2%)	썬플라워 스윗아몬드 카렌듈라

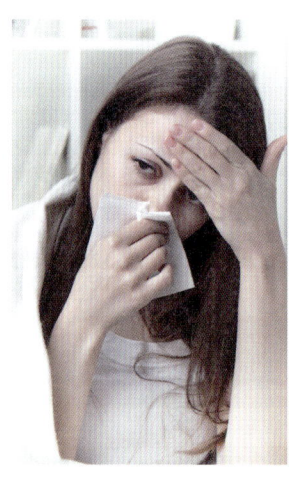

증상	에센셜 오일	추천 캐리어 오일
축농증2 (저혈압)	유칼립투스 라디아타(30%) 페퍼민트(20%) 로즈마리(30%) 세다우드(20%)	썬플라워 스윗아몬드 카렌듈라
축농증3	바질(20%) 유칼립투스 스미티아이(20%) 스윗마조람(30%) 세다우드(30%)	썬플라워 스윗아몬드 카렌듈라
목 염증1 (고혈압) 인후, 편도선염	티트리(30%) 불가리안라벤더(30%) 스윗마조람(30%) 샌달우드(10%)	하이페리쿰 로즈힙 이브닝프림로즈
인후, 편도선염1 (고혈압)	레몬(25%) 제라늄버번(35%) 카라웨이(20%) 샌달우드(20%)	하이페리쿰 로즈힙 이브닝프림로즈
인후, 편도선염2 (저혈압)	카제풋(35%) 히솝(30%) 페퍼민트(15%) 세다우드(30%)	하이페리쿰 로즈힙 이브닝프림로즈
인후, 편도선염3	티트리(30%) 제라늄버번(30%) 불가리안라벤더(30%) 프랑킨센스(10%)	썬플라워 이브닝프림로즈 하이페리쿰
목감기1 (쉰목소리) (고혈압)	클라리세이지(30%) 제라늄버번(30%) 불가리안라벤더(30%) 샌달우드(10%)	썬플라워 이브닝프림로즈 하이페리쿰
목감기2 (쉰목소리) (저혈압)	유자(30%) 히솝(20%) 파인니들(25%) 세다우드(25%)	썬플라워 이브닝프림로즈 하이페리쿰
목감기3 (쉰목소리)	유칼립투스 라디아타(25%) 스윗마조람(20%) 제라늄버번(30%) 세다우드(25%)	썬플라워 하이페리쿰 이브닝프림로즈

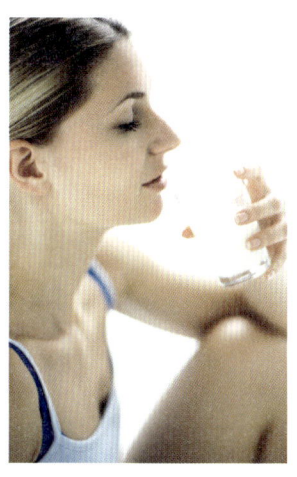

AROMATHERAPY GUIDE

8 생식기계

증상	에센셜 오일	추천 캐리어 오일
생리통1 (고혈압)	클라리세이지(30%) 주니퍼베리(40%) 카모마일저먼블루(10%) 프랑킨센스(20%)	이브닝프림로즈 로즈힙 카렌듈라
생리통2 (저혈압)	세이지(30%) 제라늄버번(40%) 네롤리(10%) 프랑킨센스(20%)	이브닝프림로즈 카렌듈라 로즈힙
생리불순1 (고혈압)	클라리세이지(30%) 주니퍼베리(30%) 스윗페넬(30%) 샌달우드(10%)	이브닝프림로즈 로즈힙 윗점
생리불순2 (저혈압)	세이지(25%) 제라늄버번(25%) 스윗마조람(25%) 미르(25%)	이브닝프림로즈 카렌듈라 로즈힙
생리불순3	클라리세이지(30%) 제라늄버번(30%) 카모마일로만(30%) 로즈오또(10%)	이브닝프림로즈 카렌듈라 로즈힙
질염, 질 헤리페스	레몬그라스(20%) 와일드티트리(30%) 불가리안라벤더(30%) 제라늄버번(20%)	스윗아몬드 그레이프시드 카렌듈라
갱년기1 (고혈압)	클라리세이지(25%) 네롤리(25%) 제라늄버번(25%) 로즈오또(25%)	마카다미아 로즈힙 이브닝프림로즈
갱년기2 (저혈압)	세이지(25%) 네롤리(25%) 스윗마조람(25%) 로즈오또(25%)	마카다미아 로즈힙 이브닝프림로즈
갱년기3	클라리세이지(25%) 제라늄버번(25%) 스윗페넬(25%) 로즈오또(25%)	마카다미아 로즈힙 이브닝프림로즈
냉대하1	와일드티트리(30%) 불가리안라벤더(30%) 네롤리(20%) 샌달우드(20%)	카렌듈라 하이페리쿰 스윗아몬드
냉대하2	티트리(25%) 제라늄버번(35%) 네롤리(15%) 미르(25%)	카렌듈라 하이페리쿰 스윗아몬드

증상	에센셜 오일	추천 캐리어 오일
최음제1 (남성)	클라리세이지((40%) 카모마일로만(40%) 일랑일랑(10%) 자스민 익스트렉트(10%)	이브닝프림로즈 카렌듈라 하이페리쿰
최음제2 (여성)	클라리세이지(30%) 제라늄버번(30%) 카모마일로만(30%) 샌달우드(10%)	이브닝프림로즈 카렌듈라 로즈힙
최음제3	클라리세이지(30%) 제라늄버번(40%) 자스민 익스트렉트(15%) 로즈오또(15%)	이브닝프림로즈 카렌듈라 로즈힙
골반통	카제풋(30%) 사이프레스 프렌치(30%) 제라늄버번(38%) 로즈오또(2%)	카렌듈라 하이페리쿰 이브닝프림로즈

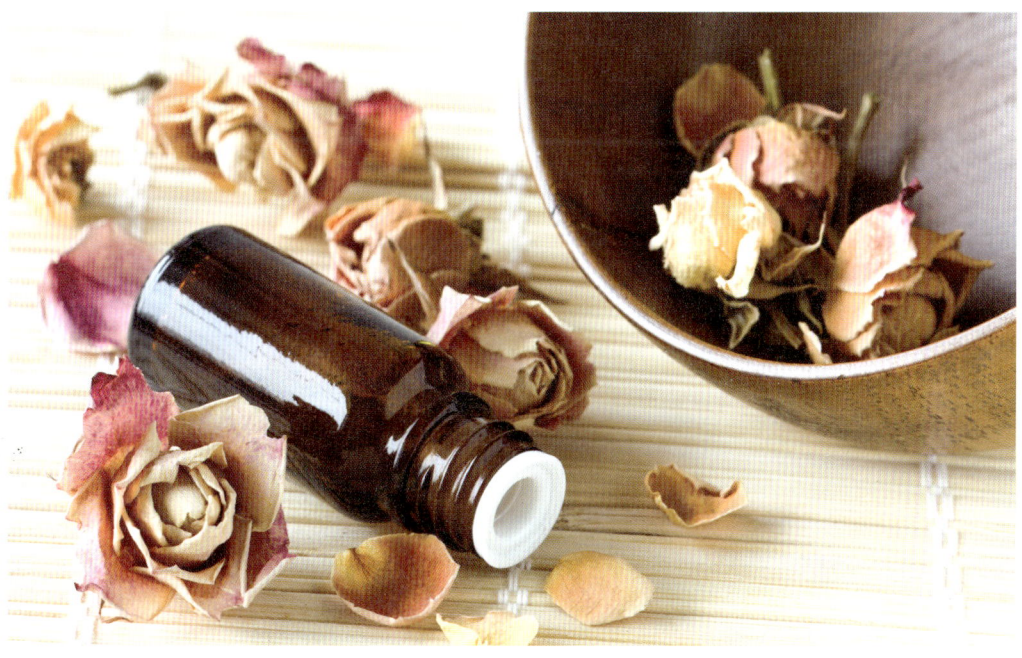

9 비뇨기계

증상	에센셜 오일	추천 캐리어 오일
요로염, 방광염1 (고혈압)	카제풋(30%) 주니퍼베리(30%) 불가리안라벤더(30%) 샌달우드(10%)	스윗아몬드 카렌듈라 하이페리쿰
요로염, 방광염2 (저혈압)	베가못(30%) 로즈마리(30%) 파인니들(30%) 프랑킨센스(10%)	스윗아몬드 카렌듈라 하이페리쿰
요로염, 방광염3	바질(30%) 스윗페넬(20%) 카모마일로만(20%) 세다우드(30%)	스윗아몬드 카렌듈라 하이페리쿰
요로염, 방광염	카제풋(25%) 제라늄버번(25%) 스윗페넬(25%) 세다우드(25%)	스윗아몬드 카렌듈라 하이페리쿰
체액정체부종1 (고혈압)	레몬(25%) 주니퍼베리(25%) 스윗페넬(25%) 패츌리(25%)	호호바골든 아보카도 썬플라워
체액정체부종2 (저혈압)	페티그레인(25%) 로즈마리(30%) 사이프레스 프렌치(20%) 세다우드(25%)	호호바골든 아보카도 썬플라워
체액정체부종3	유칼립투스 스미티아이(25%) 제라늄버번(25%) 스윗페넬(25%) 패츌리(25%)	호호바골든 아보카도 썬플라워
신우염1 (고혈압) (신장강화)	레몬(25%) 주니퍼베리(25%) 불가리안라벤더(25%) 샌달우드(25%)	윗점 하이페리쿰 카렌듈라
신우염2 (저혈압)	세이지(25%) 블랙페퍼(25%) 제라늄버번(25%) 세다우드(25%)	스윗아몬드 하이페리쿰 카렌듈라
신우염3	카제풋(25%) 스윗페넬(25%) 제라늄버번(25%) 세다우드(25%)	스위트 아몬드 하이페리쿰 카렌듈라
신장염1 (만성, 급성) (고혈압)	유칼립투스 스미티아이(25%) 제라늄버번(30%) 불가리안라벤더(35%) 샌달우드(10%)	윗점 하이페리쿰 카렌듈라

증상	에센셜 오일	추천 캐리어 오일
신장염2 (저혈압)	카제풋(25%) 제라늄버번(35%) 파인니들(30%) 세다우드(10%)	윗점 하이페리쿰 카렌듈라
신장결석1 (고혈압)	레몬(25%) 주니퍼베리(25%) 스윗페넬(25%) 시나몬리프(25%)	썬플라워 이브닝프림로즈 아보카도
신장결석2 (저혈압)	레몬(30%) 히솝(20%) 제라늄버번(25%) 시나몬리프(25%)	썬플라워 이브닝프림로즈 아보카도
신장결석3	레몬(25%) 사이프레스 프렌치(25%) 스윗페넬(25%) 시나몬리프(25%)	썬플라워 이브닝프림로즈 아보카도

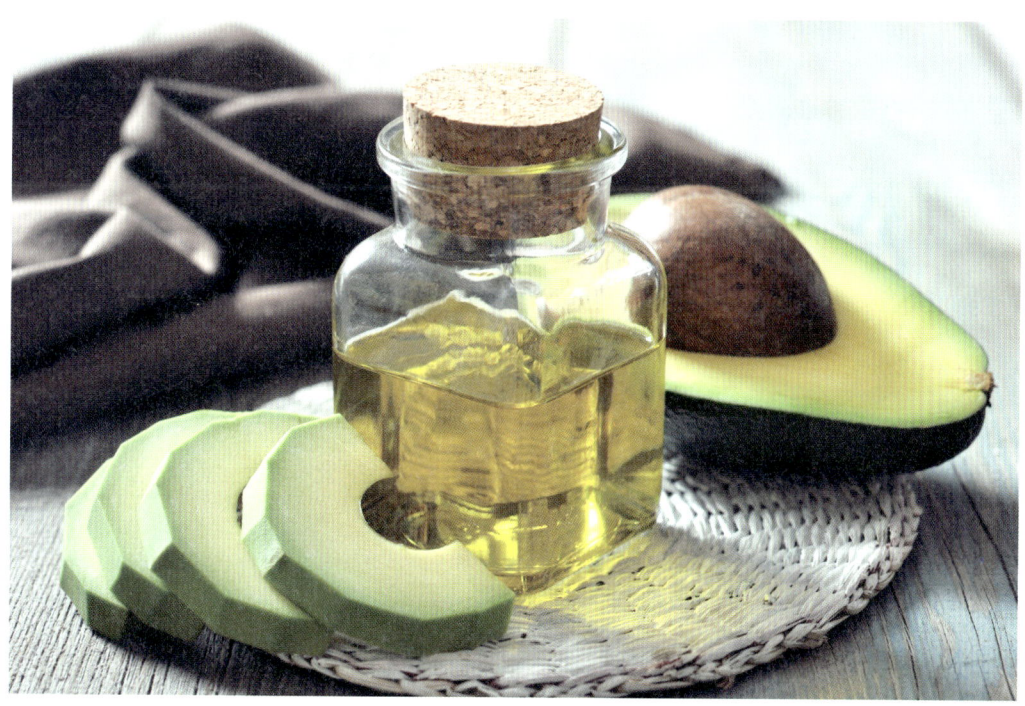

10 소화기계

증상	에센셜 오일	추천 캐리어 오일
구토1 (고혈압)	화이트그레이프프룻(35%) 불가리안라벤더(35%) 카모마일로만(20%) 나드(10%)	아보카도 마카다미아 호호바골든
구토2 (저혈압)	오렌지스윗(30%) 블랙페퍼(30%) 페퍼민트(10%) 진저(30%)	아보카도 마카다미아 호호바골든
구토3	레몬(30%) 카모마일로만(10%) 불가리안라벤더(50%) 샌달우드(10%)	아보카도 마카다미아 호호바골든
구토4	페티그레인(30%) 캐롯시드(30%) 블랙페퍼(30%) 나드(10%)	아보카도 마카다미아 호호바골든
간기능1 (고혈압)	바질(40%) 주니퍼베리(40%) 카모마일로만(18%) 네롤리(2%)	아보카도 카렌듈라 하이페리쿰
간기능2 (저혈압)	세이지(30%) 블랙페퍼(35%) 로즈마리(33%) 네롤리(2%)	아보카도 칼렌쥴라 하이페리쿰
설사1 (고혈압)	카제풋(30%) 주니퍼베리(30%) 사이프레스 프렌치(30%) 샌달우드(10%)	그레이프씨드 이브닝프림로즈 호호바골든
설사2 (저혈압)	레몬(30%) 로즈마리(30%) 페퍼민트(10%) 넛메그(30%)	그레이프씨드 이브닝프림로즈 호호바골든
설사3	유자(30%) 카모마일로만(10%) 스윗마조람(30%) 시나몬리프(30%)	그레이프씨드 이브닝프림로즈 호호바골든
설사4	레몬(30%) 페티그레인(30%) 사이프레스 프렌치(30%) 미르(10%)	그레이프씨드 이브닝프림로즈 호호바골든
변비1 (고혈압)	레몬그라스(25%) 캐롯시드(25%) 주니퍼베리(25%) 진저(25%)	아보카도 그레이프씨드 호호바골든

증상	에센셜 오일	추천 캐리어 오일
변비2 (저혈압)	오렌지스윗(25%) 블랙페퍼(25%) 로즈마리(25%) 진저(25%)	아보카도 그레이프씨드 호호바골든
변비3	베가못(20%) 스윗페넬(30%) 스윗마조람(25%) 진저(25%)	아보카도 그레이프씨드 호호바골든
변비4	오렌지스윗(30%) 카모마일로만(10%) 스윗페넬(30%) 진저(30%)	아보카도 그레이프씨드 호호바골든
고장1 (고혈압)	바질(25%) 개똥쑥(25%) 주니퍼베리(25%) 넛메그(25%)	아보카도 그레이프씨드 호호바골든
고장2 (저혈압)	베가못(30%) 페퍼민트(10%) 로즈마리(30%) 진저(30%)	아보카도 그레이프씨드 호호바골든
고장3	유자(25%) 스윗페넬(15%) 카라웨이(35%) 넛메그(25%)	아보카도 그레이프씨드 호호바골든
소화불량1 (고혈압)	레몬그라스(35%) 산국화(15%) 주니퍼베리(25%) 샌달우드(25%)	아보카도 그레이프씨드 호호바골든
소화불량2 (저혈압)	베가못(25%) 블랙페퍼(25%) 로즈마리(25%) 진저(25%)	아보카도 그레이프씨드 호호바골든
소화불량3	유자(35%) 스윗페넬(15%) 카라웨이(25%) 진저(25%)	아보카도 그레이프씨드 호호바골든
소화불량4	레몬그라스(35%) 카라웨이(25%) 스윗페넬(15%) 진저(25%)	아보카도 그레이프씨드 호호바골든
소장염증1 (고혈압)	베가못(25%) 주니퍼베리(25%) 스윗마조람(25%) 넛메그(25%)	아보카도 카렌듈라 하이페리쿰

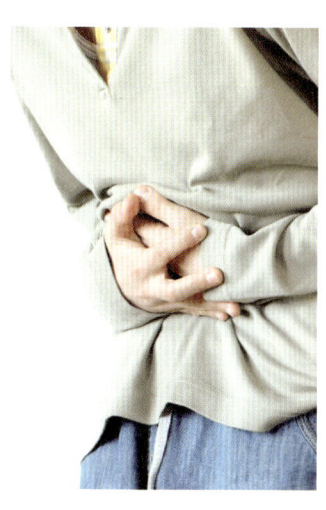

증상	에센셜 오일	추천 캐리어 오일
소장염증2 (저혈압)	유자(30%) 로즈마리(25%) 스윗페넬(15%) 패츌리(30%)	카렌듈라 하이페리쿰 스윗아몬드
소장염증3	바질(30%) 캐롯시드(20%) 스윗페넬(20%) 넛메그(30%)	아보카도 카렌듈라 하이페리쿰
소장염증4	카제풋(30%) 스윗마조람(30%) 스윗페넬(15%) 패츌리(25%)	아보카도 카렌듈라 하이페리쿰
위궤양1 (고혈압)	베가못(35%) 카모마일로만(10%) 스윗마조람(40%) 샌달우드(15%)	아보카도 스윗아몬드 이브닝프림로즈
위궤양2 (저혈압)	오렌지스윗(25%) 로즈마리(25%) 카라웨이(25%) 프랑킨센스(25%)	아보카도 스윗아몬드 이브닝프림로즈
위궤양3	유자(25%) 제라늄버번(25%) 캐롯시드(25%) 프랑킨센스(25%)	아보카도 스위아몬드 이브닝프림로즈
잇몸염증	티트리(25%) 페퍼민트(25%) 불가리안라벤더(25%) 제라늄버번(25%)	물과 혼합 가글링
구내염	티트리(30%) 제라늄버번(30%) 페퍼민트(30%) 카라웨이(10%)	물과 혼합 가글링
간기능 1 (고혈압)	바질(25%) 주니퍼베리(25%) 캐롯시드(25%) 샌달우드(25%)	아보카도 카렌듈라 하이페리쿰
간기능 2 (저혈압)	바질(25%) 스윗페넬(25%) 로즈마리(25%) 나드(25%)	아보카도 카렌듈라 하이페리쿰
담낭기능	오렌지스윗(20%) 스윗페넬(30%) 캐롯시드(25%) 프랑킨센스(25%)	아보카도 카렌듈라 하이페리쿰

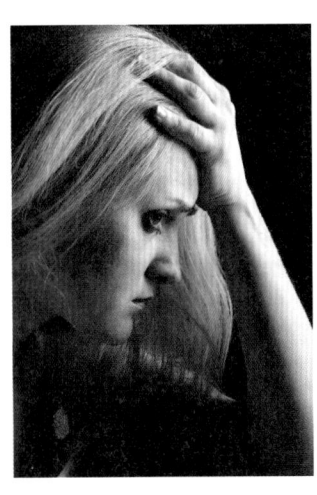

증상	에센셜 오일	추천 캐리어 오일
멀미1 (고혈압)	바질(25%) 페티그레인(25%) 주니퍼베리(25%) 샌달우드(25%)	흡입
멀미2 (저혈압)	오렌지스윗(48%) 페퍼민트(10%) 로즈마리(30%) 진저(12%)	흡입
멀미3	바질(30%) 페티그레인(30%) 페퍼민트(10%) 진저(30%)	흡입
복통1 (고혈압)	카제풋(25%) 페티그레인(30%) 스윗페넬(25%) 나드(20%)	아보카도 이브닝프림로즈 호호바골든
복통2 (저혈압)	오렌지스윗(25%) 블랙페퍼(25%) 로즈마리(25%) 진저(25%)	아보카도 이브닝프림로즈 호호바골든
복통3	라벤사라(25%) 카라웨이(30%) 스윗페넬(35%) 카모마일로만(10%)	아보카도 이브닝프림로즈 호호바골든
복통4	베가못(30%) 블랙페퍼(30%) 페티그레인(30%) 네롤리(10%)	아보카도 이브닝프림로즈 호호바골든

11 순환기계

증상	에센셜 오일	추천 캐리어 오일
통풍1 (고혈압)	레드파인(20%) 파인니들(20%) 주니퍼베리(30%) 프랑킨센스(30%)	카렌듈라 윗점 이브닝프림로즈
통풍2 (저혈압)	베가못(30%) 파인니들(25%) 로즈마리(30%) 나드(15%)	카렌듈라 윗점 이브닝프림로즈
열1 (고혈압)	유칼립투스 스미티아이(25%) 주니퍼베리(25%) 페티그레인(25%) 진저(25%)	물, 로션에 혼합
열2 (저혈압)	베가못(25%) 로즈마리(25%) 블랙페퍼(25%) 진저(25%)	물, 로션에 혼합
혈액순환 저하1 (고혈압)	클라리세이지(30%) 사이프레스 프렌치(25%) 주니퍼베리(35%) 일랑일랑(10%)	썬플라워 윗점 카렌듈라
혈액순환2 (저혈압)	오렌지스윗(25%) 카모마일로만(15%) 로즈마리(35%) 세다우드(25%)	썬플라워 호호바 카렌듈라
협심증	레몬(30%) 카모마일로만(30%) 페퍼민트(10%) 샌달우드(30%)	썬플라워 하이페리쿰 카렌듈라
혈액순환4 (비만)	클라리세이지(30%) 주니퍼베리(30%) 불가리안라벤더(30%) 샌달우드(10%)	썬플라워 윗점 카렌듈라
정맥류1 (고혈압)	클라리세이지(20%) 주니퍼베리(35%) 파인니들(35%) 샌달우드(10%)	윗점 카렌듈라 썬플라워
정맥류2 (저혈압)	레드파인(20%) 로즈마리(30%) 제라늄버번(30%) 패츌리(20%)	윗점 카렌듈라 썬플라워
정맥류3	카제풋(25%) 제라늄버번(35%) 사이프레스 프렌치(20%) 패츌리(20%)	카렌듈라 썬플라워 윗점

증상	에센셜 오일	추천 캐리어 오일
심계항진1 (고혈압)	클라리세이지(40%) 카모마일로만(20%) 스윗페넬(30%) 일랑일랑(10%)	이브닝프림로즈 로즈힙 카렌듈라
심계항진2 (저혈압)	코리아파인(30%) 제라늄버번(35%) 로즈마리(30%) 네롤리(5%)	이브닝프림로즈 로즈힙 카렌듈라
심계항진3	퍼(30%) 스윗마조람(30%) 스윗페넬(20%) 네롤리(20%)	이브닝프림로즈 로즈힙 카렌듈라

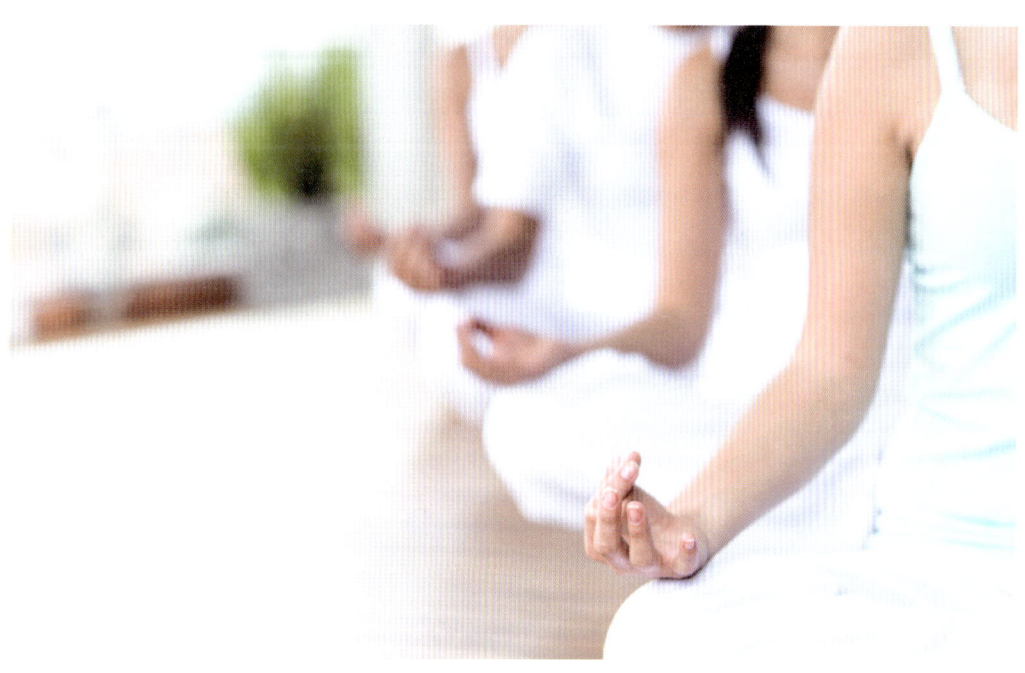

12 피부

증상	에센셜 오일	추천 캐리어 오일
지성1 (고혈압)	레몬(30%) 주니퍼베리(30%) 불가리안라벤더(25%) 일랑일랑(15%)	호호바골든 아보카도 카렌듈라
지성2 (저혈압)	베가못(25%) 사이프레스 프렌치(20%) 제라늄버번(30%) 세다우드(25%)	호호바골든 아보카도 카렌듈라
지성3	레몬(25%) 제라늄버번(25%) 페티그레인(25%) 베티버(25%)	호호바골든 아보카도 카렌듈라
여드름1 (고혈압)	화이트캄포(30%) 불가리안라벤더(30%) 주니퍼베리(30%) 샌달우드(10%)	호호바골든 아보카도 카렌듈라
여드름2 (저혈압)	화이트캄포(30%) 카모마일로만(10%) 페티그레인(30%) 세다우드(30%)	호호바골든 아보카도 카렌듈라
여드름3	와일드티트리(30%) 제라늄버번(30%) 카모마일로만(10%) 세다우드(30%)	호호바골든 아보카도 카렌듈라
종기1 (고혈압)	와일드티트리(30%) 불가리안라벤더(30%) 카모마일로만(20%) 샌달우드(20%)	하이퍼리쿰 카렌듈라 스윗아몬드
종기2 (저혈압)	와일드티트리(30%) 페티그레인(30%) 카모마일로만(20%) 미르(20%)	하이퍼리쿰 카렌듈라 스윗아몬드
늘어진 피부1 (고혈압)	팔마로사(30%) 주니퍼베리(30%) 불가리안라벤더(30%) 샌달우드(10%)	마카다미아 로즈힙 윗점
늘어진 피부2 (저혈압)	팔마로사(30%) 네롤리(20%) 스윗마조람(30%) 미르(20%)	마카다미아 로즈힙 아보카도
늘어진 피부3	팔마로사(30%) 제라늄버번(30%) 스윗마조람(30%) 나드(10%)	마카다미아 로즈힙 윗점

증상	에센셜 오일	추천 캐리어 오일
주름, 노화1 (고혈압)	클라리세이지(30%) 산국화(30%) 카모마일로만(30%) 로즈오또(10%)	아르간 로즈힙 이브닝프라임로즈
주름, 노화2 (저혈압)	팔마로사(30%) 개똥쑥(30%) 네롤리(30%) 로즈오또(10%)	아르간 로즈힙 이브닝프라임로즈
주름, 노화3	팔마로사(30%) 카모마일로만(30%) 네롤리(30%) 로즈오또(10%)	아르간 로즈힙 이브닝프라임로즈
주름, 노화4	팔마로사(30%) 산국화(30%) 개똥쑥(30%) 로즈오또(10%)	아르간 로즈힙 이브닝프라임로즈
기미	클라리세이지(25%) 페티그레인(35%) 카모마일로만(10%) 프랑킨센스(30%)	이브닝프림로즈 로즈힙 하이페리쿰
예민, 알레르기1 (고혈압)	유자(30%) 불가리안라벤더(35%) 카모마일저먼블루(25%) 일랑일랑(10%)	로즈힙 이브닝프림로즈 호호바골든
예민, 알레르기2 (저혈압)	제라늄버번(30%) 카모마일저먼블루(20%) 라벤사라(30%) 미르(20%)	로즈힙 호호바골든 이브닝프림로즈
예민, 알레르기3	유칼립투스라디아타(20%) 카모마일저먼블루(30%) 라벤사라(30%) 나드(20%)	로즈힙 호호바골든 이브닝프림로즈
피부화상	와일드티트리(30%) 불가리안라벤더(70%)	
무좀	와일드티트리(70%l) 불가리안라벤더(30%)	
얼굴피부 실핏줄	카제풋(30%) 불가리안라벤더(30%) 카모마일로만(30%) 로즈오또(10%)	호호바골든 이브닝프림로즈 그레이프씨드
타박상, 멍1 (고혈압)	카제풋(25%) 화이트캄포(30%) 스윗마조람(20%) 넛메그(25%)	썬플라워 하이페리쿰 카렌듈라

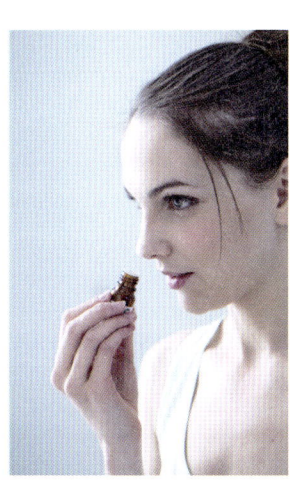

증상	에센셜 오일	추천 캐리어 오일
타박상, 멍2 (저혈압)	유칼립투스 라디아타(20%) 화이트캄포(30%) 주니퍼베리(30%) 넛메그(20%)	썬플라워 하이페리쿰 카렌듈라
타박상, 멍3	세이지(20%) 블랙페퍼(30%) 로즈마리(30%) 베티버(20%)	썬플라워 하이페리쿰 카렌듈라
셀룰라이트1 (고혈압)	카제풋(30%) 스윗마조람(30%) 주니퍼베리(20%) 진저(20%)	호호바골든 아보카도 그레이프시드
셀룰라이트2 (저혈압)	세이지(25%) 로즈마리(25%) 블랙페퍼(25%) 패츌리(25%)	호호바골든 아보카도 그레이프시드
셀룰라이트 3	레몬그라스(25%) 개똥쑥(25%) 산국화(25%) 패츌리(25%)	호호바골든 아보카도 그레이프시드
셀룰라이트 4	레몬그라스(25%) 스윗페넬(25%) 제라늄버번(25%) 패츌리(25%)	호호바골든 아보카도 그레이프시드
비만1 (고혈압)	화이트그레이프프룻(25%) 스윗페넬(25%) 주니퍼베리(25%) 패츌리(25%)	호호바골든 아보카도 그레이프시드
비만2 (저혈압)	세이지(25%) 블랙페퍼(25%) 로즈마리(25%) 패츌리(25%)	호호바 아보카도 그레이프시드
발 뒤꿈치 굳은살	와일드티트리(25%) 제라늄버번(25%) 불가리안라벤더(25%) 패츌리(25%)	아보카도 카렌듈라 스윗아몬드
습진, 주부습진1 (고혈압)	클라리세이지(25%) 카모마일로만(35%) 불가리안라벤더(30%) 프랑킨센스(10%)	로즈힙 스윗아몬드 이브닝프림로즈
습진, 주부습진2 (저혈압)	라벤사라(25%) 제라늄버번(25%) 히솝(25%) 미르(25%)	로즈힙 스윗아몬드 이브닝프림로즈

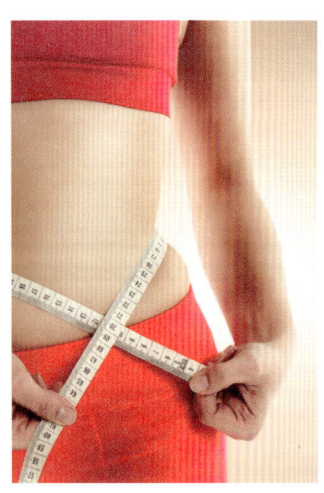

증상	에센셜 오일	추천 캐리어 오일
습진, 주부습진3	카제풋(25%) 카모마일로만(25%) 사이프레스 프렌치(25%) 프랑킨센스(25%)	로즈힙 스윗아몬드 이브닝프림로즈
습진, 주부습진4	와일드티트리(25%) 카모마일로만(25%) 불가리안라벤더(25%) 나드(25%)	로즈힙 스윗아몬드 이브닝프림로즈
무좀1 (고혈압)	와일드티트리(40%) 제라늄버번(20%) 불가리안라벤더(30%) 샌달우드(10%)	하이페리쿰 호호바골든 그레이프씨드
무좀2 (저혈압)	와일드티트리(25%) 제라늄버번(25%) 히솝(25%) 세다우드(25%)	카렌듈라 그레이프씨드 스윗아몬드
무좀3	와일드티트리(50%) 불가리안라벤더(50%)	국소부위 원액사용
무좀4	와일드티트리(25%) 불가리안라벤더(25%) 제라늄버번(25%) 세다우드(25%)	카렌듈라 그레이프씨드 스윗아몬드
열꽃1 (고혈압)	카모마일로만(25%) 불가리안라벤더(25%) 카모마일저먼블루(25%) 샌달우드(25%)	이브닝프림로즈 바오밥 하이페리쿰
열꽃2 (저혈압)	제라늄버번(35%) 카모마일저먼블루(30%) 미르(15%) 프랑킨센스(20%)	이브닝프림로즈 바오밥 하이페리쿰
열꽃3	유자(15%) 불가리안라벤더(30%) 미르(30%) 프랑킨센스(25%)	이브닝프림로즈 바오밥 하이페리쿰
수두, 홍역	라벤사라(25%) 제라늄버번(25%) 불가리안라벤더(25%) 나드(25%)	로즈힙 스윗아몬드 이브닝프림로즈
림프부종1 (고혈압)	화이트그레이프프룻(25%) 주니퍼베리(25%) 싸이프레스 프렌치(25%) 샌달우드(25%)	호호바골든 아보카도 카렌듈라

증상	에센셜 오일	추천 캐리어 오일
림프부종2 (저혈압)	오렌지스윗(25%) 카모마일저먼블루(25%) 로즈마리(25%) 패츌리(25%)	호호바골든 아보카도 카렌듈라
얼굴부종1 (고혈압)	코리아파인(25%) 주니퍼베리(25%) 사이프레스 프렌치(25%) 세다우드(25%)	호호바골든 카렌듈라 썬플라워
얼굴부종2 (저혈압)	페티그레인(25%) 사이프레스 프렌치(25%) 제라늄버번(25%) 세다우드(25%)	호호바골든 카렌듈라 썬플라워
건선1 (고혈압)	라벤사라(30%) 불가리안라벤더(30%) 카모마일저먼블루(15%) 나드(25%)	호호바골든 이브닝프림로즈 하이페리쿰
건선2 (저혈압)	라벤사라(30%) 히솝(20%) 카모마일저먼블루(20%) 베티버(30%)	호호바골든 이브닝프림로즈 하이페리쿰
건선3	카제풋(25%) 카모마일저먼블루(25%) 불가리안 라벤더(25%) 프랑킨센스(25%)	호호바골든 이브닝프림로즈 하이페리쿰
흉터1 (고혈압)	라벤사라(25%) 불가리안라벤더(35%) 샌달우드(25%) 미르(15%)	윗점 아보카도 마카다미아
흉터2 (저혈압)	히솝(30%) 불가리안라벤더(40%) 미르(10%) 패츌리(20%)	카렌듈라 아보카도 마카다미아
흉터3	불가리안라벤더(30%) 카모마일로만(25%) 프랑킨센스(25%) 나드(20%)	카렌듈라 아보카도 마카다미아
일광화상 이후관리	제라늄버번(35%) 불가리안라벤더(35%) 페퍼민트(10%) 샌달우드(20%)	호호바골든 마카다미아 카렌듈라
피부 상처들1 (고혈압)	라벤사라(25%) 카모마일로만(25%) 불가리안라벤더(25%) 나드(25%)	카렌듈라 로즈힙 마카다미아

증상	에센셜 오일	추천 캐리어 오일
피부 상처들2 (저혈압)	라벤사라(30%) 히솝(20%) 로즈마리(25%) 미르(25%)	카렌듈라 로즈힙 마카다미아
피부 상처들3	개똥쑥(25%) 제라늄버번(25%) 불가리안라벤더(25%) 미르(25%)	카렌듈라 로즈힙 마카다미아
피부 상처들4	산국화(25%) 카모마일로만(25%) 불가리안라벤더(25%) 베티버(25%)	카렌듈라 로즈힙 마카다미아

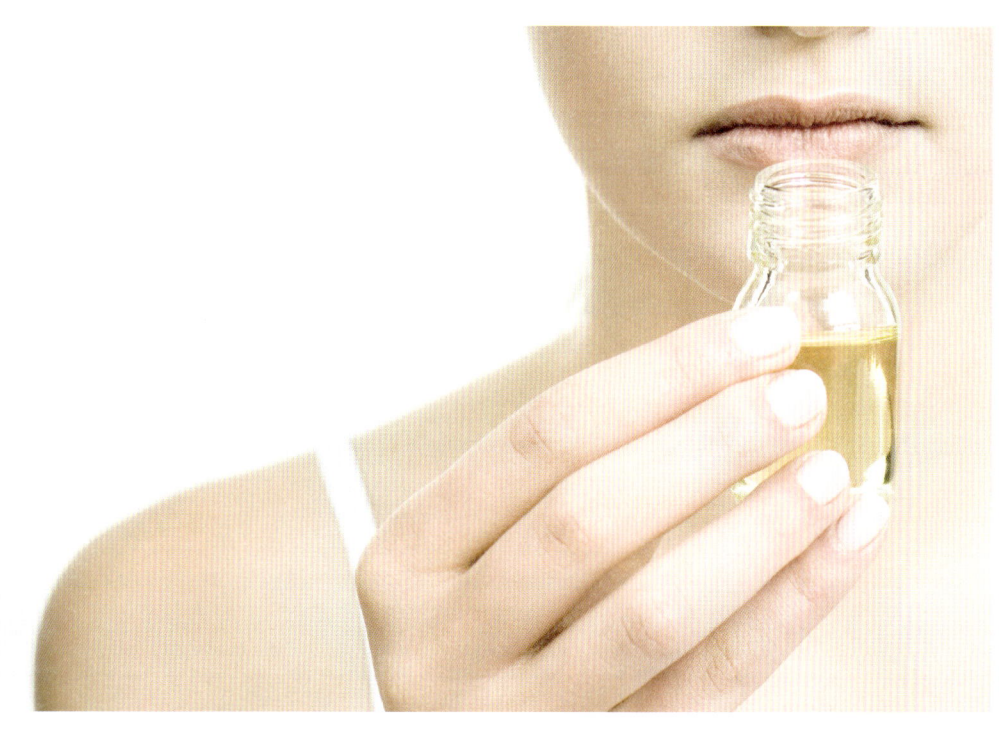

AROMA-THERAPY GUIDE

Lesson 06
병원치료 임상자료

자료제공
- 펜타힐의원
- 사)참사랑문화교육진흥협회

펜타힐의원 자료제공

01 이름 : 조ㅇㅇ   나이/성별 : 27세 여성   첫 내원일 : 2013년 3월 20일

증상 심한 소화불량, B형 간염, 장내균이상증식, 갑상선저하, 저체온증 및 생리 불규칙 불면증 호소
첫 내원시 혈액검사 Free T3 1.28(3이상이 정상) – 갑상선 저하 소견

 아로마 치료방법

- 진저, 페퍼민트, 펜넬, 코리안더, 타라곤을 복부에 바르고 음용
- 라벤더, 클라리세이지를 팬티에 한방울 떨어뜨려 사용하게 함
- 수면 전 라벤더를 코코넛오일에 섞어서 발바닥에 바르게 함
- B형 간염치료로 미르, 멜라루카, 프랑킨센스, 로즈마리, 오레가노, 타임을 활용해 가슴과 복부에 매일 2회씩 발라서 마사지 흡수 시키게 함

효과 소화불량이 많이 좋아짐, 불면증 수면장애 개선
검사수치 변화 2013.7.5 피검사 Free T3 3.04 → 2013.10.25 피검사 Free T3 3.88(갑상선 저하 증상 호전)

02 이름 : 이ㅇㅇ   나이/성별 : 42세 남성   첫 내원일 : 2014년 12월 1일

증상 강직성척수염, 천장골염, 좌측쇄골염증, 일자목, 심한 오자형 다리형태로 등이 거북이처럼 굽은 형태 유발
첫 내원시 CRP 수치 113.21 → 49.97 점차 낮아짐. 일자목도 호전 중

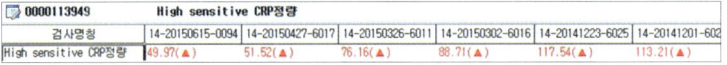

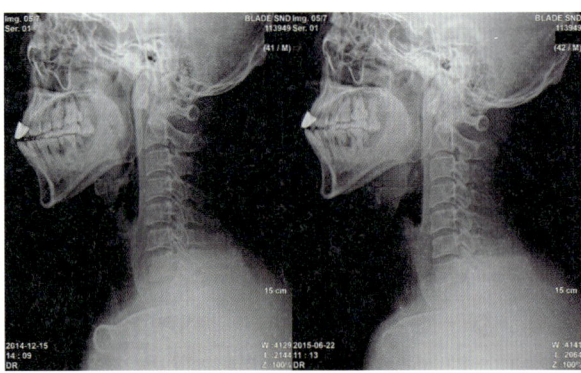

 아로마 치료방법

프랑킨센스, 텐저린, 로즈마리, 제라늄, 쥬니퍼베리, 실란트로, 클로브, 유칼립투스, 시나몬, 오렌지, 진저를 바르고 아로마 발한 치료를 함. 그 외에 요오드 및 식이조절 영양치료

효과 강직성 척수염과 일자목이 호전됨. 피검사상 자가면역질환 검사수치 호전

03 이름 : 임○○   나이/성별 : 39세 여성   첫 내원일 : 2014년 10월

증상 하시모토 갑상선염, 갑상선결절, 부신피로, 에스트로겐우세증, 저체온증, 생리불균형

치료전/후

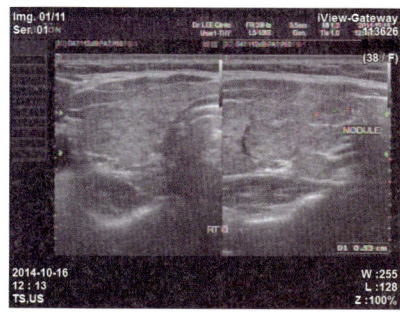
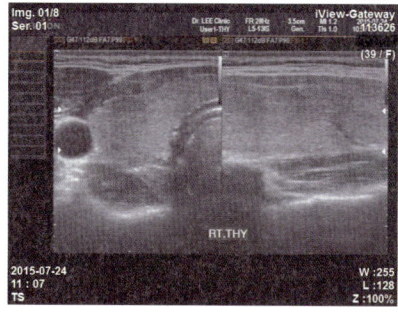
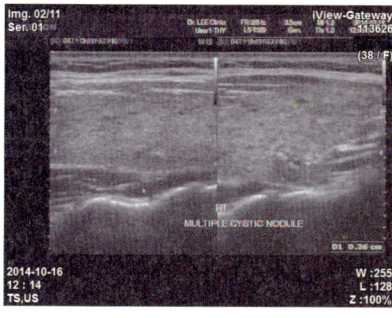
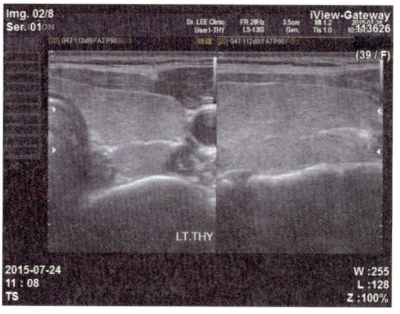

🌿 아로마 치료방법

클로브, 페퍼민트, 레몬그라스, 미르 오일을 매일 목에 바르고 여성호르몬 치료를 위해 로즈, 클라리세이지, 일랑일랑, 라벤더를 활용해 아로마 발한 치료함. 그 외 요오드 섭취와 영양치료, 식이조절 병행

효과 치료 6개월 후 갑상선 초음파상 결절이 발견되지 않으며 깨끗이 호전됨

04 이름 : 김○○   나이/성별 : 15세 남성   첫 내원일 : 2013년 10월

증상 전신 피부 진균증과 아토피로 인해 피부과 치료를 받았으나 호전되지 않아 본원 방문 및 치료 개시
과자, 초코렛, 인스턴트를 좋아하며 장에 가스가 많이 참

치료 전/후

• 치료 3주 후

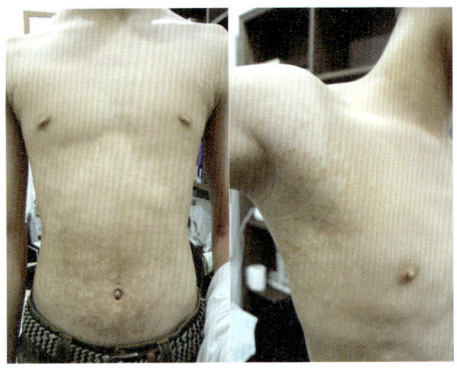

• 치료 4, 5주 후

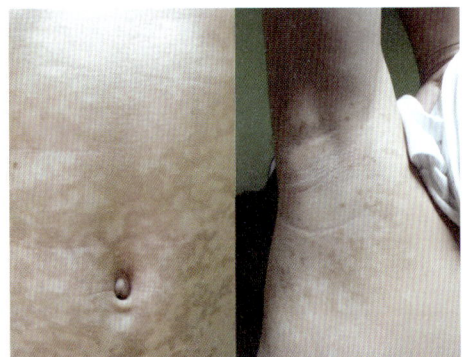

• 치료 6주 후

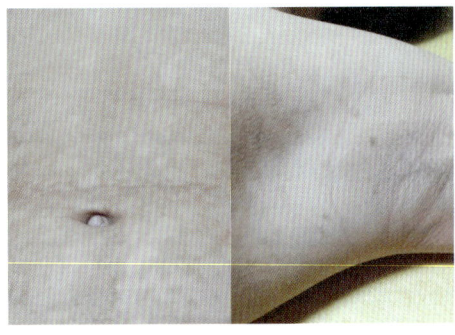

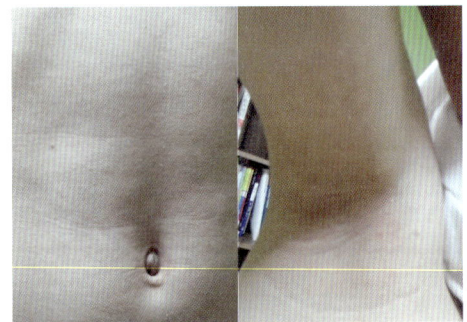

🌱 아로마 치료방법

캐리어 오일에 멜라루카, 라벤더, 파촐리, 클로브, 시나몬을 활용해 바르게 하며 오레가노, 레몬을 음용시킴.
그 외 영양치료와 식이조절 병행

효과 치료 6주후 피부 진균증으로 인한 가려움 및 발진 호전

| 05 | 이름 : 박○○ | 나이/성별 : 51세 남성 | 첫 내원일 : 2013년 12월 |

증상 심한 손바닥 건선으로 여러 피부과 치료를 받았으나 호전되지 않아 본원 방문 및 치료 개시

치료 전/후

- 치료전

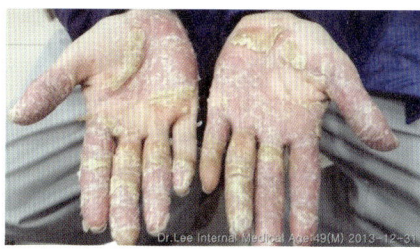

- 치료 1주후

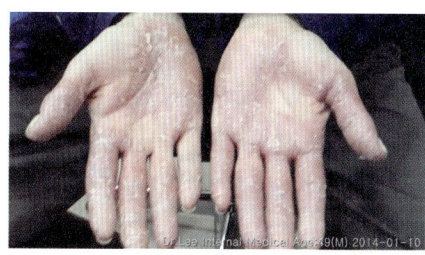

- 치료 4주후

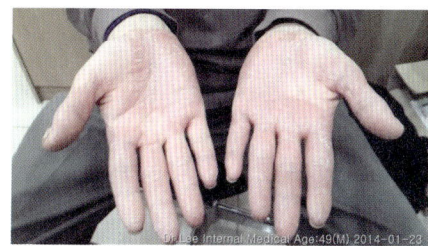

- 치료 8주후

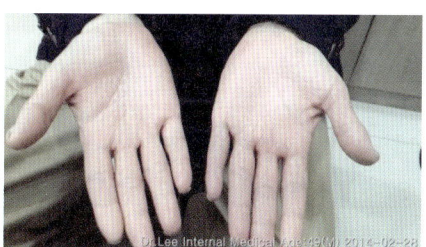

🌿 아로마 치료방법

헬리크리섬, 타임, 제라늄, 멜라루카, 라벤더, 파촐리, 버가못, 로즈마리를 코코넛 오일에 섞어서 꾸준히 바름. 프랑킨센스 음용

효과 영양소 치료를 집중적으로 시행하여 대부분의 피부건선 증상 완화

| 06 | 이름 : 김○○ | 나이/성별 : 58세 여성 | 첫 내원일 : 2015년 2월 3일 |

증상 전신성 홍반성 낭창. 류마티스관절염, 단백뇨, 심한 안구건조증 및 입마름과 변비호소, 부종으로 인한 15kg의 체중 증가

치료 전/후

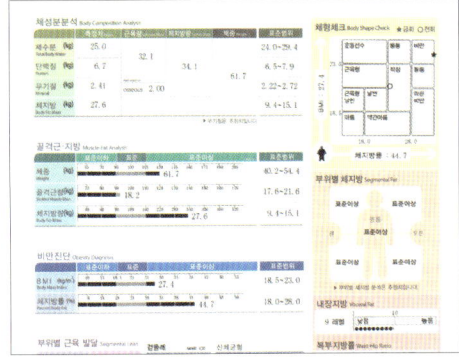 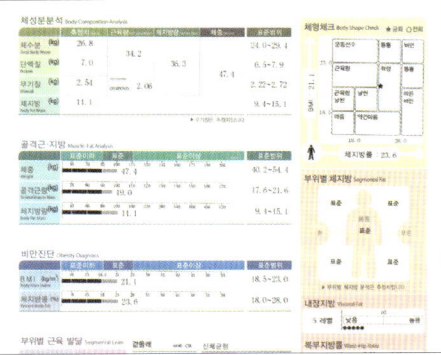

🌿 **아로마 치료방법**

그레이프푸릇, 레몬그라스, 사이프러스, 제라늄, 로즈마리를 바르며 아로마 발한치료. 레몬 아로마 음용. 그 외 영양, 식이요법 병행

효과 2달만에 정상체중 회복. 눈과 입마름 호전되며, 부기가 빠지며 혈색도 좋아짐

| 07 | 이름 : 최○○ | 나이/성별 : 44세 여성 | 첫 내원일 : 2015년 5월 30일 |

증상 7.8cm 자궁 근종이 커져 상복통 호소. 산부인과에서 수술 권했으나 거부

치료 전/후

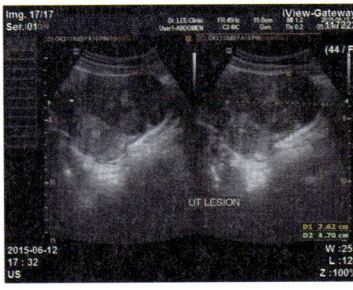 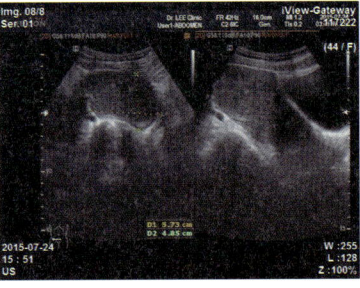

🌿 **아로마 치료방법**

프랑킨센스, 헬리크리섬, 오레가노, 라벤더, 블루텐시, 블루캐모마일을 이용해 아로마 발한과 레몬, 오레가노 음용. 그 외 요오드 섭취와 영양, 식이요법 병행

효과 1달만에 직경 2cm 줄음. 복통 사라졌으며, 혈색도 좋아짐

08   이름 : 손○○   나이/성별 : 32세 남성   첫 내원일 : 2014년 7월 2일

증상 복부비만과 전신두드러기, 접촉성 피부염

치료 전/후

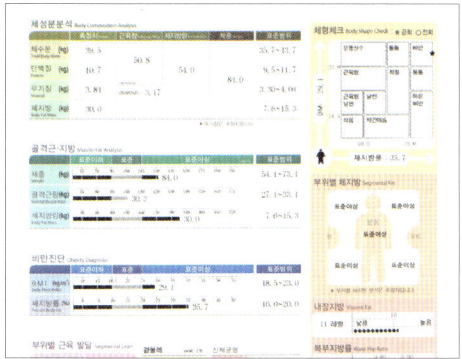 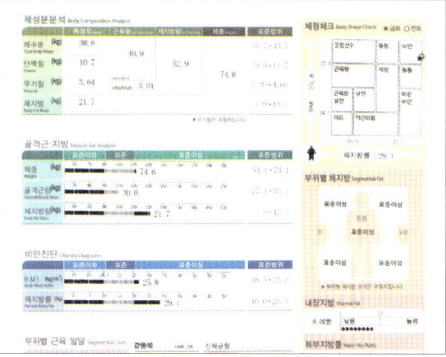

 아로마 치료방법

그레이프후룻, 레몬, 페퍼민트, 진저, 시나몬, 사이프러스, 로즈마리, 레몬그라스를 이용한 아로마 발한치료. 레몬, 그레이프후룻 음용. 그 외 철저한 영양관리 및 식이요법 병행

효과 6개월 치료하는 동안 10Kg 체중 감량. 전신 두드러기 개선

 ## 아로마 발한요법이란?

아로마 발한요법은 신체에 열을 가하여 땀을 배출 시키는 온열치료로 열을 통해 신체의 모공을 열어 피부를 통해 독소를 배출 시키며, 혈액순환을 증가시켜 세포에 산소를 공급함으로서 신체의 기능과 면역을 강화 시켜 주는 해독 자연치료법 중 하나입니다.

아로마 발한요법은 아로마 치료가 필요한 사람의 상태에 알맞은 아로마를 선정해서 블랜딩 한 후 아로마 오일을 온몸에 바르고 원적외선 돔을 이용해 신체에 열을 줘 발한을 하게 됩니다.

아로마 발한요법은 아로마 오일이 가진 효능효과를 수십 배 증가, 극대화해 세포 활동을 자극하고 신진대사를 증가시킵니다.

아로마 발한요법은 15~20분 적용하게 되면 심박동 수가 평상시보다 보통 1.5배가량 증가하며 이로 인해 혈관은 확장되지만, 혈압은 오르지 않으면서 온몸의 혈액순환을 증가시킵니다.

증가된 혈액순환을 통해 평상시에 잘 도달하지 못한 심부 곳곳까지 산소와 영양소가 공급되며 몸의 독소를 중화시키고 피부 피하의 독소들이 땀과 함께 배출되어 제거되는 효과를 줍니다.

| 09 | 이름 : 유○○ | 나이/성별 : 54세 여성 | 첫 내원일 : 2015년 2월 12일 |

증상 무지외반증으로 인한 걷기 힘들 정도의 하지부종과 정맥류 통증 호소. 비만, 소화불량

치료 전/후

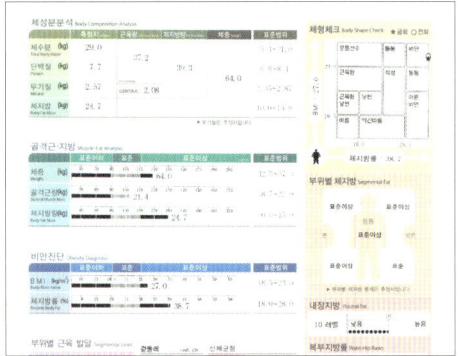
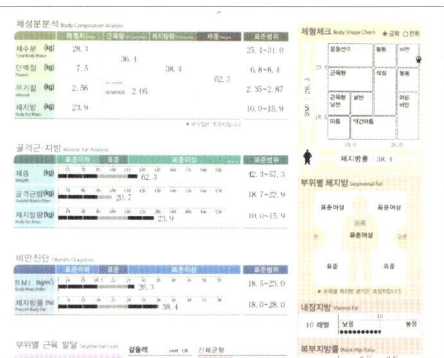

🌿 아로마 치료방법

- 체중감소를 위해 그레이프후룻, 레몬, 페퍼민트, 진저, 시나몬, 사이프러스, 로즈마리, 레몬그라스를 이용한 아로마 발한치료
- 무지외반증을 동반한 하지부종 통증부위에 마조람, 바질, 라벤더를 바름

효과 무지외반증으로 인한 종아리와 발의 심한 부종과 통증이 사라짐. 체중감소 되며 소화불량 개선. 등과 목의 딱딱한 근육이 부드러워지며 몸의 건조함이 사라짐

| 10 | 이름 : 김○○ | 나이/성별 : 55세 여성 | 첫 내원일 : 2015년 1월 22일 |

증상 심한 수족 냉증으로 인해 손의 저림증상과 평상시에 내복을 세 겹을 껴입을 정도로 추위를 심하게 탐. 변비, 피부 건조증

치료 전/후

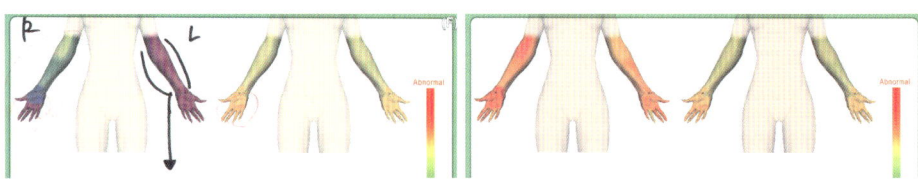

🌿 아로마 치료방법

시나몬, 오레가노, 타임, 마조람, 로즈마리를 활용한 아로마 발한치료와 그 외에 영양치료 병행

효과 전신에 순환이 잘 되어서 수족냉증 호전. 추위를 타지 않음. 변비와 피부 건조증이 호전됨

11 이름 : 강○○   나이/성별 : 25세 여성   첫 내원일 : 2015년 3월 10일

증상 갑상선 유두암 진단(2014.12.30) 후 심한 추위, 피부건조, 습진, 피로감, 소화불량, fT3 1.76

치료 전/후

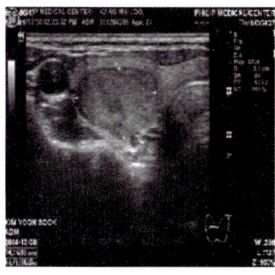 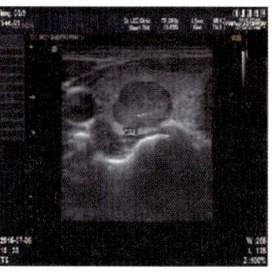

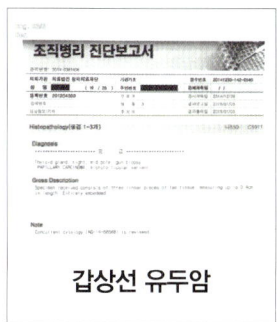 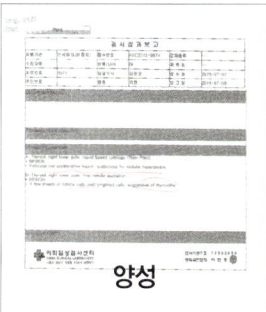

갑상선 유두암   양성

 아로마 치료방법

레몬, 프랑킨센스, 오레가노 아로마 음용과 레몬그라스, 미르, 샌달우드, 라벤더, 프랑킨센스를 이용한 아로마 발한. 그 외 요오드, 영양 식이요법을 병행

효과 2015.07.07 크기 작아져 Gun biopsy-정상

| 12 | 이름 : 이○○ | 나이/성별 : 55세 여성 | 첫 내원일 : 2015년 3월 |

증상 견딜 수 없는 유방통증으로 내원, 10개가 넘는 다발성 유방섬유선종

치료 전/후

- 치료전   RT: 10:00(0.37 x 0.27cm)

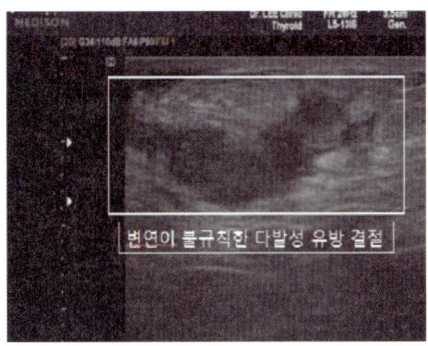 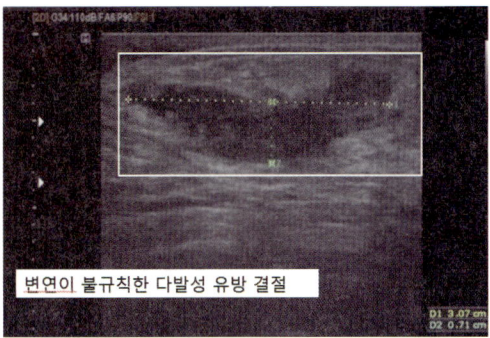

- 치료후

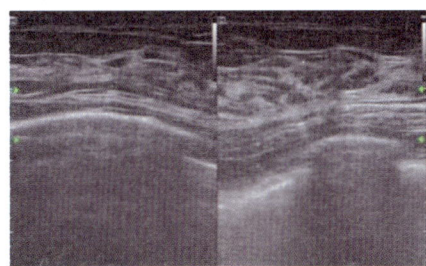

🌿 **아로마 치료방법**

클라리세이지, 제라늄, 레몬그라스, 펜넬, 사이프러스, 베티버를 이용한 아로마 발한과 요오드 영양 식이요법 병행

효과 유방통증이 없어지며 초음파상 유방종양이 사라짐

임상결과에 대한 정리　　　　　　　　　　　　　　　　　ARRANGE

1 아로마를 질병 치료에 적용하는데 있어서

1. 좋은 품질의 아로마를 선정하는 것
2. 병증에 따라 적절한 아로마를 선정하는 것
3. 음용, 마사지, 흡입, 발한 등의 적절한 방법을 선정하는 것이 중요하다.

그리고 아로마로 모든 질병이 치료되는 것이 아니니 전문가에 의한 환자의 선정이 중요하다. 수술이 필요한 환자에게 아로마만으로 치료를 할 수는 없다. 그래서 더욱 아로마를 이해하고 경험이 있는 의료 전문인이 많이 양성되는 것이 중요하다.

2 아로마가 특히 효과를 발휘하는 질환은

1. 전신염증, 통증질환
2. 피부질환
3. 림프, 동정맥 순환장애, 비만
4. 갑상선결절, 유방 섬유선종, 자궁근종, 무월경, 정력감소 같은 호르몬계 질환
5. 호흡기질환, 면역저하질환
6. 심리적인 문제, 만성피로 등에서 효과적으로 치료효과를 보였다.

사)참사랑문화교육진흥협회 자료제공

상 담 기 록 지

관리번호	201601	성명	김 ○○	상담일시	2016. 03. 16.
생년월일	중2 남학생	상담장소	청소년 꿈 키움센터	전화번호	(집) (H.P)
주소	광주광역시 북구 일곡지구			보호자 연락처	
증상	학교부적응청소년				
상담내용	중 2학년인 김○○이는 학교에 가기 싫어함 선생님과의 관계에서 자신을 무시한다고 생각함 그로 인해 교우관계에서도 힘들어함 차별이 심함을 노골적으로 표현하여 선생님과의 마찰이 있어서 한 달 동안 장기 결석한 상태이며 무엇을 해야 할지 모르는 심각한 무기력 증상을 보임 - 생명의 소중함에 대해서 이야기 나누어 보면서 나의 소중함을 일깨워줌 - 향기가 주는 풍요로운 삶과 주변에 보이지는 않지만 존재함을 깨닫고 이야기 들어주기 - 스트레스가 심각하므로 향기로 승화시키는 감정 트레이닝 연습				

조치사항	**아로마 치료방법**
	 • 발향 - 마음을 열어주기: 스트레스 완화, 기분 상승(오렌지, 페티트그레인)
	 • DIY
	   - 기분업 블랜딩 에센셜 오일, 솔루비라이져, 향수 베이스
	   - 수시로 관자놀이에 바르게 함
	   - 물을 자주 음용하게 함
	 • 시더우드 오일을 한 방울을 손수건에 떨어뜨려 흡입하게 함				

상담효과	- 자신감이 생겨서 인지 먼저 말을 걸고 인사함 - 얼굴 표정이 밝아짐을 알 수 있음 - 심리적으로 안정감을 찾을 것을 알 수 있음				

제공기관 : 사)참사랑문화교육진흥협회

상담기록지

관리번호	201602	성명	박 ○○	상담일시	2016. 03. 22.
생년월일	고3 여학생	상담장소	청소년 꿈 키움센터	전화번호	(집) (H.P)
주소	광주광역시 서구 화정동			보호자 연락처	
증상	학교부적응청소년 – 상습적 가출				

상담내용

친구 사이 그룹 속에서 섞이지 못 해서 본인은 왕따를 당했다고 생각함 자기 자신의 합리화를 위해서 사소한 말다툼과 친구 사이에 이간질을 시킴 본인 스스로 문제를 해결하려고 하였으나 할 수가 없게 되자 가출함
가출 후 학교에 가기 꺼려함
- 나 자신을 사랑하는 마음을 갖기
- 식물은 열악한 자연환경 속에서도 자신만의 향기를 품어내기에 더욱더 향기로움을 강조함
- 긍정적인 마음 자세와 삶의 목적과 방향을 제시

조치사항

아로마 치료방법
- 발향 – 마음을 열어주기: 스트레스 완화, 기분상승(오렌지, 페티트그레인)
- DIY
  - 기분업 블랜딩 에센셜 오일, 솔루비라이져, 향수 베이스
  - 수시로 관자놀이에 바르게 함
  - 물을 자주 음용하게 함
- 페퍼민트, 그레이프룻을 흡입하게 하여 자신의 감정에 솔직함을 표현하도록 함

상담효과
- 학교에서 친구들에게 자신의 감정을 솔직하게 표현하겠다고 확신에 찬 목소리로 말함
- 자아존중감이 상승됨

제공기관 : 사)참사랑문화교육진흥협회

상담기록지

관리번호	201603	성명	이 ○○	상담일시	2016. 05. 25.
생년월일	고2 여학생	상담장소	청소년 꿈 키움센터	전화번호	(집) (H.P)
주소	광주광역시 서구 쌍촌동			보호자 연락처	
증상	학교부적응청소년 - 우울				

상담내용

부모 간의 자주 다툼과 의사소통 부족으로 인한 우울증상이 보임

자신의 뚱뚱한 외모로 인한 자존감 결여와 부모의 다툼의 원인이 본인이라고 생각함

나를 인식(기억) 시키기 위해서는 자살 밖에 없다는 비합리적인 사고를 가지고 있음

자살 관련 사이트 유해환경에 노출된 상황임

- 생명의 소중함에 대해서 이야기 나누어 보면서 나의 소중함을 일깨워줌
- 향기가 주는 풍요로운 삶과 주변에 보이지는 않지만 존재함을 깨닫고 이야기 들어주기
- 스트레스가 심각하므로 향기로 승화시키는 감정 트레이닝 연습
- 자존감을 높이기 위한 메시지 전달 (부모의 삶을 나에게 결부시키는 오류를 범하지 않도록 함)

조치사항

아로마 치료방법
- 발향 - 마음을 열어주기: 스트레스 완화, 기분상승(오렌지, 페티트그레인)
- DIY
  - 기분업 블랜딩 에센셜 오일, 솔루비라이져, 향수 베이스
  - 수시로 관자놀이에 바르게 함
  - 물을 자주 음용하게 함
- 사이프러스 오일을 소개하여 자신의 삶의 변화를 가져보고, 로즈오일을 흡입하게 하여 자신의 내면을 사랑하는 마음을 갖도록 의도적으로 심어줌

상담효과

- 본인과 부모의 삶을 별개로 생각함
- 얼굴 표정이 밝아짐을 알 수 있음
- 목표의식이 생김 (다이어트를 시작하려는 생각도 없었는데 지금은 시도함)

제공기관 : 사)참사랑문화교육진흥협회

상담기록지

관리번호	201604	성명	권 ○○	상담일시	2016. 06. 14.
생년월일	중3 남학생	상담장소	청소년 꿈 키움센터	전화번호	(집) (H.P)
주소	광주광역시 남구 방림동			보호자 연락처	
증상	학교부적응청소년 – 폭력				

상담내용

부모의 폭력 가정에서 자람
폭력의 지속적으로 당하다가 자신이 피해자였으나 현재 가해자가 된 경우
친구가 자신을 보면서 욕설을 하고 시비를 걸어와서 주먹으로 때림→친구는 다른 친구와 이야기하다가 당한 경우

- 생명의 소중함에 대해서 이야기 나누어 보면서 나의 소중함을 일깨워줌 :
  내가 소중하면 타인도 소중하다는 것을 강조함 (이타심에 대해서)
- 향기로 다양한 직업군이 있다는 것을 설명 (상담도중 직업고등학교로 가서 집과 떨어진 기숙사 생활을 하고 싶어 한다는 것을 알게 됨)
- 분노조절에 대하여 트레이닝

조치사항

아로마 치료방법

- 발향 – 마음을 열어주기: 스트레스 완화, 기분상승(오렌지, 페티트그레인)
- DIY
  - 집중력 블랜딩 에센셜 오일, 솔루비라이져, 향수 베이스
  - 수시로 관자놀이에 바르게 함
  - 물을 자주 음용하게 함
- 베티버 오일을 흡입하게 하고 수시로 가지고 다니게함

상담효과

- 자신의 잘못을 친구에게 먼저 사과함 그로 인해서 후련하고 편안하다고 말함
- 자신의 삶에 실제적인 계획을 세우고 자문을 구함
- 스트레스 완화와 안정된 감정을 가지게 되었다고 함

제공기관 : 사)참사랑문화교육진흥협회

상담기록지

관리번호	201605	성명	최 ○○	상담일시	2016. 06. 23.
생년월일	고1 남학생	상담장소	청소년 꿈 키움센터	전화번호	(집) (H.P)
주소	광주광역시 남구 주월동			보호자 연락처	
증상	학교부적응청소년 – 약물 남용				

상담 내용

가정의 폭력과 학대를 당함
부모의 과잉 기대로 인해 자신은 미치지 못함에 대한 좌절감과 상실감이 큼
학교 중퇴한 상황
부모가 자신의 의사를 무시한다고 생각하여 술과 담배, 약물을 사용하게 됨
- 생명의 소중함에 대해서 이야기 나누어 보면서 나의 소중함을 일깨워줌 :
  내가 소중하면 타인도 소중하다는 것을 강조함 (이타심에 대해서)
- 향기가 주는 풍요로운 삶과 주변에 보이지는 않지만 존재함을 깨닫고 이야기 들어주기
- 스트레스가 심각하므로 향기로 승화시키는 감정 트레이닝 연습

조치 사항

아로마 치료방법
- 발향 – 마음을 열어주기: 스트레스 완화, 기분상승(오렌지, 페티트그레인)
- DIY
  - 집중력 블랜딩 에센셜 오일, 솔루비라이져, 향수 베이스
  - 수시로 관자놀이에 바르게 함
  - 물을 자주 음용하게 함
- 바질, 버가못, 라벤더 오일을 손수건에 떨어뜨려 향기를 맡게함

상담 효과

- 마음이 편안해졌다고 함
- 자신의 감정에 대해서 솔직하게 말함
- 스트레스 완화 작용

제공기관 : 사)참사랑문화교육진흥협회

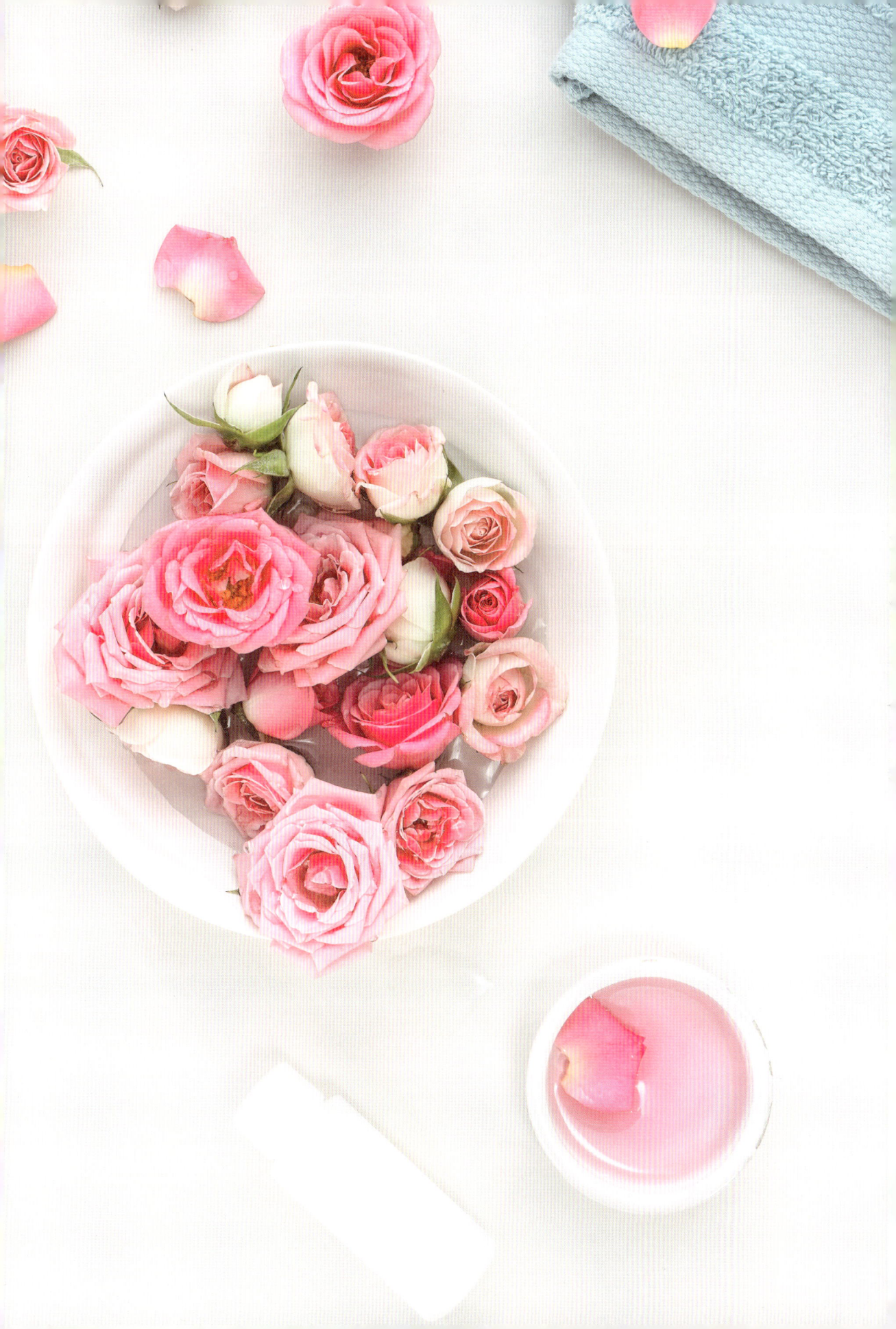

AROMA-
THERAPY
GUIDE

Lesson 07
에센셜 오일 생활에 적용하기

1 애완동물에 적용하는 아로마테라피

동물은 태어날 때부터 사람에 비해 후각이 훨씬 발달되어 있는데 도시에서 사람과 함께 생활하게 되면서 후각기능이 떨어지는 상황이 나타나고 있다.

이는 자연이 아닌 인공적인 향에 많이 노출되다보니 생겨난 현상이라고 생각된다.

동물도 인간과 마찬가지로 후각이 상실되면 면역력도 떨어지고 자신을 보호하는 방어력과 기본적인 본능도 점차적으로 상실하게 된다. 동물을 대상으로 하는 아로마테라피는 식물의 에너지인 자연의 향기를 통해 동물의 본능적 후각기능을 되살려 주는 자연요법으로써 새롭게 주목을 받고 있다.

한국에서도 애견관련업을 하는 사람들 중에 동물을 대상으로 아로마테라피와 아로마 마사지를 적용해 전반적인 동물케어에 도움을 받고 있다는 사례들이 SNS에 종종 올라오고 있다.

실제로 몇 년 전 필자가 참여하던 그룹에 계신 수의사께서 합성계면활성제를 쓰지 않은 천연 개 샴푸와 라벤더, 캐모마일 스프레이를 만들어 사용하면서 반려견의 피부관리에 아주 좋은 효과를 보았다는 말씀을 해주셨다. 그 분 덕분에 동물아로마테라피에 관심을 갖게 되었다.

아직까지 동물 아로마테라피에 대한 임상 자료가 많지는 않지만 외국에서는 동물을 위한 아로마테라피 책도 발간되고, 교육과정도 개설되어 운영되고 있다. 현재 프랑스에서는 수의사가 아로마테라피 과정을 수료하고 임상에 활용하고 있다. 심지어 일부 항목은 보험 적용까지도 된다고 한다. 한국에도 교육과정이 생겨서 조금씩 관심이 늘어나고 병원에 접목하는 사례가 나타나고 있다.

아로마테라피를 반려동물에게 어떻게 사용하면 좋은가?

- 자연치유력(면역력) 강화와 피부, 정신적, 심리적인 부분 등 전반적인 부분에 좋다.
- 동물에게 사용할 때는 낮은 농도부터 희석해서 적용하고 상태를 보면서 조절한다.
- 잦은 환기를 해주고 코에 너무 가까이 사용하여 동물이 놀라지 않도록 주의한다.

- 동물들이 핥지 않도록 되도록 입이 닿는 부위는 피한다. 눈, 눈 주위, 입 주위, 코, 항문 등도 피해서 적용한다. 동물도 사람과 마찬가지로 향의 선호도가 다르므로 반려동물의 반응을 보아가며 에센셜 오일의 종류와 농도를 조절하며 사용한다.

주의사항

아이들이나 동물의 손에 닿지 않는 곳에 보관한다.
아로마테라피 적용 후 구토, 설사, 무기력증, 우울증, 알러지 증상, 지나친 침분비가 있을 경우 즉각 사용을 중단하고 수의사의 도움을 청한다.

개를 위한 아로마테라피

적용증

- 자연치유력 강화(면역력 증진, 스트레스 완화, 식욕증진)
- 벼룩이나 진드기, 외부기생충 감염예방, 곤충퇴치
- 주인이 나가면 불안해하고 소심해지는 분리불안증
- 피부병의 보완치료(건조하고 민감한 피부, 세균성, 곰팡이성 피부염, 미용 후 자극에 의한 접촉성 피부염 개선)
- 집이나 배변용기 냄새 제거, 피모관리
- 흥분과 공포(환경에 의해 스트레스를 받는 경우)
- 근육통(혈액순환 촉진)

적용방법

- 캐리어 오일에 에센셜 오일을 희석해 피부에 마사지한다.
- 스프레이를 만들어 얼굴 부위를 피해 몸이나 주변에 뿌린다.
- 천연샴푸를 만들어 쓰거나 기존 샴푸에 에센셜 오일을 혼합해 사용한다.
- 발향기를 사용해 향을 퍼뜨린다.
- 상처부위에는 연고나 크림을 만들어 발라준다.
- 꿀에 섞어 목욕물에 풀어 족욕을 시킨다.

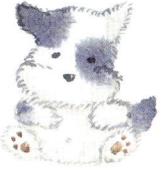
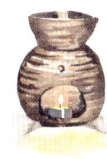

적용량
- 체중에 따라 0.1% ~ 0.3% 까지 희석해 사용한다. 어리거나 몸집이 작을 경우는 평균 사용량의 ½~¼정도만 사용한다.

추천 에센셜 오일과 플로럴 워터
- 에센셜 오일 : 라벤더, 캐모마일 로먼, 캐모마일 저먼, 마조람 스위트, 버가못, 스윗 오렌지, 그레이프후룻, 레몬, 제라늄, 로즈마리, 라벤사라, 티트리, 편백, 레몬그라스, 로즈우드, 캐롯 시드 등
- 플로럴 워터 : 라벤더 워터, 캐모마일 워터, 네롤리 워터, 제라늄 워터, 로즈 워터 등

활용 DIY

냄새제거 스프레이(100ml)
동물의 배변용기, 개집 등을 청소한 후 평소 공기 중에 뿌린다. 분사 후 바닥에 스프레이 성분이 남아 있으면 개가 핥을 수 있으므로 닦아낸다.

준비물
라벤더 워터, 전나무 워터, 정제수, 무수에탄올, 에센셜 오일(레몬, 라벤더, 편백 중 원하는 오일 2방울) 비커, 스파츌라, 저울, 스프레이 용기

만드는법
- 비커에 에센셜 오일 2방울과 무수에탄올 10ml를 넣고 잘 저어준다.
- 라벤더 워터 20ml, 전나무 워터 20ml, 정제수 50ml를 추가해서 섞어준 후 용기에 담고 사용할 때마다 잘 흔들어 사용한다.

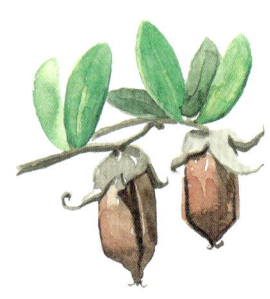

피부연고(50g)
피부습진, 건조한 피부, 산책 후 갈라진 발바닥 등에 사용한다.

준비물
비즈왁스, 호호바 오일, 시어버터, 에센셜 오일, 유리 비커, 스파츌라, 저울, 온도계, 핫플레이트, 연고용기

만드는법
- 유리 비커에 비즈왁스 10g, 호호바 오일 15g, 시어버터 25g을 계량한 후 핫플레이트에서 완전히 녹인다.
- 온도가 50도 정도로 식으면 에센셜 오일(라벤더 1방울, 캐모마일 저먼 1방울, 오렌지 1방울)을 넣고 잘 저어준 후 용기에 담는다.

고양이를 위한 아로마테라피

적용증
- 피부병의 보완치료, 피부완화
- 스트레스 완화
- 곤충퇴치, 벼룩이나 진드기 방지

적용방법
- 목욕 샴푸 사용 후 마지막 헹굼물에 플로럴 워터를 섞어서 사용한다.
- 스트레스 완화에 좋은 플로럴 워터를 공기 중에 뿌리거나 몸에 마사지해준다.
- 플로럴 워터를 희석해서 피부에 발라준다.

적용량
플로럴 워터, 정제수, 무수에탄올을 1: 1: 0.3 또는 1: 2: 0.3으로 희석해서 적용한다.

추천 플로럴 워터
캐모마일 워터, 라벤더 워터, 네롤리 워터, 로즈 워터, 위치하젤 워터 등

고양이에게는 티트리, 감귤류, 침엽수류 등에서 추출한 에센셜 오일을 사용하지 않는 것이 좋다는 의견이 있다.(와다 후미오 저, 임정희 옮김 '아로마테라피 교과서', 2013, 이아소, 239p)

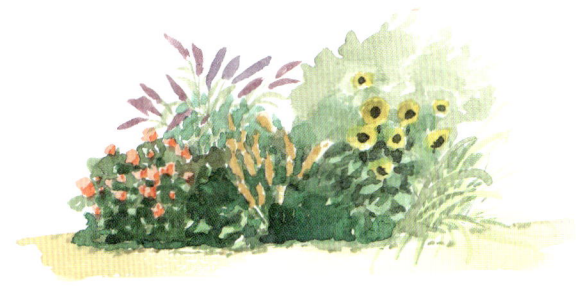

활용 DIY

스트레스 완화 스프레이(100ml)

고양이가 있는 곳 주변에 뿌리거나 손에 덜어 고양이의 턱, 몸에 마사지해준다. 병원 방문 전후, 이사 전후 등 스트레스 상황에 노출 되었을 때 사용한다.

준비물
캐모마일 워터, 로즈 워터, 라벤더 워터, 네롤리 워터, 무수에탄올, 정제수, 비커, 스파츌라, 저울, 스프레이 용기

만드는법
비커에 캐모마일 워터 15ml, 로즈 워터 10ml, 라벤더 워터 10ml, 네롤리 워터 10ml와 무수에탄올 10ml, 정제수 45ml를 넣어 잘 저어준다.

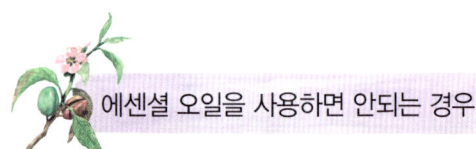

에센셜 오일을 사용하면 안되는 경우

다음의 동물들은 호흡기, 대사기관 등에 매우 예민하고 임상자료가 부족하여 안전성이 밝혀지지 않아 사용에 주의가 필요하다. 그러므로 사용을 제한하는 것이 좋다.

고양이과 동물, 새, 물고기, 파충류, 토끼, 햄스터, 쥐 등

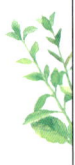

참고자료
GZ hospital moazine Dec. 2010, 70~71
와다 후미오 저, 임정희 옮김 '아로마테라피 교과서', 2013, 이아소, 238~239p
네이버블로그: http://jinappp.blog.me/220359319981
http://cafe.naver.com/bahaah/30

2 생활 아로마테라피 소품 DIY

아로마 스프레이

천연 에센셜 오일을 이용해 용도별로 스프레이를 만들 수 있다.

기본재료 및 도구
가용화제(솔루빌라이저), 에센셜 오일, 무수에탄올, 정제수, 50ml 스프레이 용기, 100ml 비커, 저울, 스파츌라

만드는 방법
아래 표의 용량에 맞춰 순서대로 만든다.

① 가용화제(솔루빌라이저)를 비커에 계량한다.
② 에센셜 오일을 계량한 후 잘 저어준다.
③ 수상층(정제수, 에탄올 등)을 계량한 후 잘 혼합한다.
④ 50ml 용기에 담고 스티커를 붙인다.

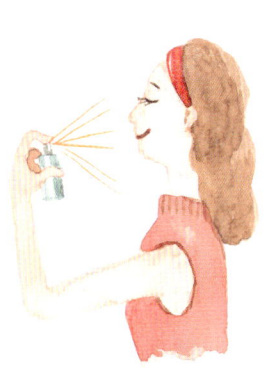

용도 재료	호흡기	근육, 관절	숙면, 진정, 이완	살균, 소독, 활력
가용화제	3g	3g	3g	3g
에센셜 오일	유칼립투스 15drops 페퍼민트 15drops 라벤더 10drops 티트리 7drops 타임 3drops	페퍼민트 25drops 로즈마리 10drops 유칼립투스 10drops 라벤더 10drops 레몬그라스 10drops 마조람 스위트 5drops	라벤더 20drops 오렌지 15drops 마조람 스위트 10drops 캐모마일 로먼 5drops	레몬 20drops 유칼립투스 10drops 티트리 7drops 파인 5drops 페퍼민트 8drops
수상층	정제수 25g 에탄올 10g 전나무 워터 10g	정제수 25g 에탄올 10g 전나무 워터 10g	정제수 25g 에탄올 10g 라벤더 워터 10g	정제수 25g 에탄올 10g 전나무 워터 10g

사용방법

① 호흡기 : 목, 옷, 상의, 공기 중, 베게에 수시로 뿌려준다.
② 근육, 관절 : 어깨, 근육, 관절 부위에 뿌리고 가볍게 두드려 흡수시킨다.
③ 숙면, 진정, 이완 : 공기 중, 베게, 잠옷 상의에 뿌려준다.
④ 공기살균, 소독 : 공기 중, 장롱 속, 차 안, 냄새 나는 곳에 수시로 뿌려준다.

* 용도별 에센셜 오일은 다음을 참고하여 조정 가능하다.
- 호흡기 : 유칼립투스, 페퍼민트, 티트리, 라벤더, 파인, 시더우드, 프랑킨센스, 타임, 라벤사라 등
- 근육, 관절 : 페퍼민트, 로즈마리, 마조람, 쥬니퍼베리, 라벤더, 유칼립투스, 레몬그라스, 캐모마일 저먼, 진저 등
- 진정, 이완오일 : 라벤더, 캐모마일, 오렌지, 그레이프후룻, 프랑킨센스, 마조람, 멜리사 등
- 살균, 소독, 활력오일 : 유칼립투스, 로즈마리, 레몬, 티트리, 페퍼민트, 파인, 오레가노 등
- 모기, 벌레퇴치 : 시트로넬라, 레몬그라스, 라벤더, 제라늄, 페퍼민트, 유칼립투스, 시나몬 등

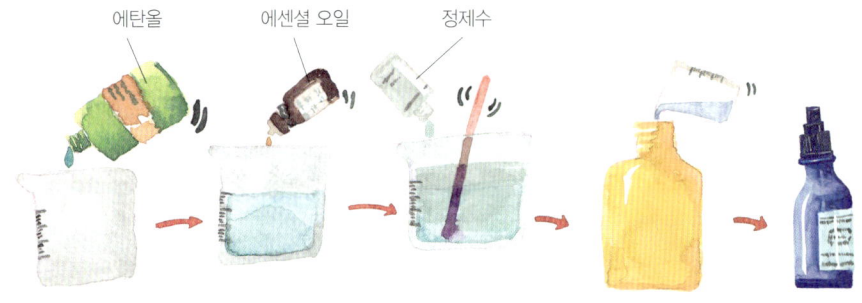

마사지 오일 만들기

식물성 캐리어 오일과 천연 에센셜 오일을 이용해 용도에 맞는 마사지 오일을 만들 수 있다.

기본재료 및 도구
식물성 캐리어 오일(베이스오일), 에센셜 오일, 20ml 마사지오일 용기, 100ml 비커, 저울, 유리막대

만드는 방법
아래 표의 용량에 맞춰 순서대로 만든다.(3% 기준-증상의 정도에 따라 가감한다)

① 베이스 오일을 비커에 계량한다.
② 에센셜 오일을 계량한 후 유리막대로 잘 저어준다.
③ 50ml 용기에 담고 스티커를 붙인다.

재료 \ 용도	근육피로, 근육통	림프순환, 독소배출	아토피, 건선	탈모예방
베이스오일	호호바 오일 25ml 스위트 아몬드 오일 20ml 윗점 오일 5ml	호호바 오일 25ml 스위트 아몬드 오일 20ml 윗점 오일 5ml	호호바 오일 25ml 스위트 아몬드 오일 15ml 칼렌쥴라 오일 5ml 이브닝프림로즈 오일 5ml	호호바 오일 30ml 스위트 아몬드 오일 15ml 동백 오일 5ml
에센셜 오일	페퍼민트 10drops 로즈마리 8drops 라벤더 7drops 마조람 3drops 진저 2drops	쥬니퍼베리 7drops 사이프러스 5drops 그레이프후룻 12drops 제라늄 4drops 펜넬 2drops	라벤더 15drops 캐모마일 저먼 4drops 캐모마일 로먼 6drops 샌달우드 5drops	로즈마리 12drops 라벤더 8drops 시다우드 7drops 클라리세이지 3drops

립밤 만들기

건조한 입술을 촉촉하고 부드럽게 하는 천연 입술 보습제인 립밤을 만들어 입술을 건강하게 유지할 수 있다.

기본재료 및 도구
식물성 캐리어 오일, 비즈왁스, 쉐어버터, 코코아버터, 에센셜 오일, 10g 립밤 용기, 100ml 비커, 저울, 유리막대, 핫 플레이트

만드는 방법
① 캐리어 오일, 쉐어버터, 비즈왁스를 비커에 계량한다.
② 핫플레이트나 중탕기를 이용하여 ①을 녹인다.
   (비즈왁스는 약 70도에서 다 녹는다)
③ 에센셜 오일을 넣고 잘 저어준다.
④ 굳기 전에 용기에 부은 후 굳혀서 사용한다.

용도 재료	어린이용 립밤	성인용 립밤
캐리어 오일	호호바 오일 3g 스위트 아몬드 오일 2g	호호바 오일 3g 스위트 아몬드 오일 2g
왁스	비즈왁스(밀납) 3g	비즈왁스(밀납) 3g
버터	코코아버터 2g	쉐어버터 2g
에센셜 오일	라벤더 1drop 오렌지 스위트 1drop	그레이프후룻 3drops 스피아민트 1drop 오렌지 스위트 2drops

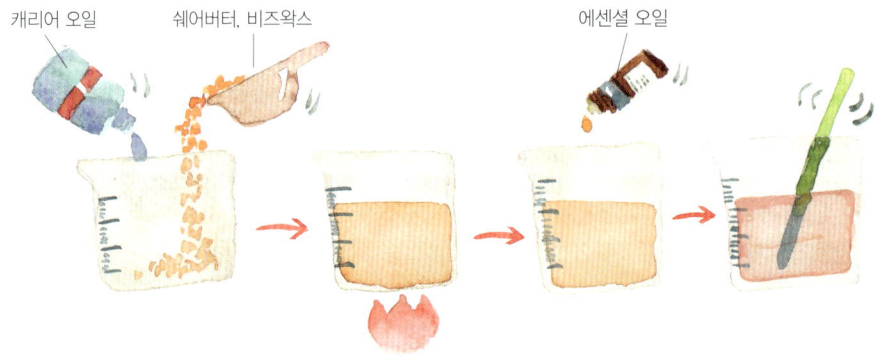

연고 만들기

용도별 천연 아로마 연고를 만들어 다양하게 활용할 수 있다.

기본재료 및 도구
식물성 캐리어 오일, 비즈왁스, 에센셜 오일, 50g 연고 용기, 100ml 비커, 저울, 유리막대, 핫플레이트

만드는 방법
아래 표의 용량에 맞춰 순서대로 만든다(3% 기준-증상의 정도에 따라 가감한다).

① 캐리어 오일을 비커에 계량한다.
② 에센셜 오일을 계량한 후 유리막대로 잘 저어준다.
③ 50ml 용기에 담고 스티커를 붙인다.

용도 재료	외상용	호흡기용 (감기, 비염)	아토피, 건선
캐리어 오일	호호바 오일 30g 스위트 아몬드 오일 10g	호호바 오일 30g 스위트 아몬드 오일 10g	호호바 오일 25g 스위트 아몬드 오일 10g 칼렌쥴라 오일 5g
왁스	비즈왁스(밀납) 8g	비즈왁스(밀납) 8g	비즈왁스(밀납) 8g
에센셜 오일	라벤더 14drops 티트리 8drops 시더우드 5drops 멀 3drops	페퍼민트 12drops 유칼립투스 8drops 라벤더 6drops 티트리 4drops	라벤더 15drops 캐모마일 저먼 5drops 티트리 5drops 샌달우드 5drops

천연향수 만들기

나만의 천연향을 만들어 언제 어디서나 즐길 수 있다.

기본재료 및 도구
무수에탄올, 가용화제(솔루빌라이저), 에센셜 오일, 10ml 향수 용기, 비커, 저울, 유리막대

만드는 방법
아래 표의 용량에 맞춰 순서대로 만든다.(10% 기준)

① 가용화제(솔루빌라이저)를 비커에 계량한다.
② 에센셜 오일을 계량한 후 유리막대로 잘 저어준다.
③ 에탄올을 계량한 후 잘 저어준다.
④ 향수용기에 담고 스티커를 붙인다.
⑤ 1주일 이상 숙성 후 사용한다.

재료 \ 용도	안티스트레스	리플레쉬	집중력
가용화제 (솔루빌라이저)	2g	2g	2g
에센셜 오일	그레이프후룻 20drops 레몬 8drops 오렌지 8drops 로즈우드 4drops	페퍼민트 20drops 오렌지 12drops 라벤더 5drops 파인 3drops	레몬 20drops 로즈마리 10drops 페퍼민트 5drops 쥬니퍼베리 5drops
무수에탄올	4g	4g	4g
플로럴 워터	네롤리 워터 1g	전나무 워터 1g	로즈마리 워터 1g

사용방법
관자놀이, 귀 뒤, 팔목 안쪽 등 펄스 포인트에 발라준다.

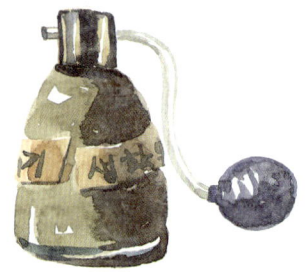

스킨토너 만들기

약산성의 스킨을 만들어 비누세안 후 알칼리성분이 남아 있는 피부를 중화시켜주고 정돈해주는 스킨토너를 내 피부타입에 맞게 만들 수 있다.

기본재료 및 도구
가용화제(올리브리퀴드), 에센셜 오일, 플로럴 워터, 정제수, 히알루론산, 글리세린, 100ml 스프레이 용기, 100ml 비커, 저울, 유리막대

만드는 방법
아래 표의 용량에 맞춰 순서대로 만든다.

① 가용화제(올리브리퀴드)를 비커에 계량한다.
② 에센셜 오일을 계량한 후 유리막대로 잘 저어준다.
③ 수상층(플로럴 워터, 정제수 등)을 계량한 후 잘 혼합한다.
④ 100ml 용기에 담고 스티커를 붙인다.

용도 재료	정상	넓은 모공	여드름, 지성	민감
가용화제 (올리브리퀴드)	2g	2g	2g	2g
에센셜 오일	팔마로사 6drops 제라늄 2drops 일랑일랑 2drops	사이프러스 4drops 제라늄 4drops 파촐리 2drops	라벤더 3drops 티트리 3drops 시다우드 2drops 제라늄 2drops	로즈우드 6drops 라벤더 2drops 캐모마일 로먼 2drops
수상층	로즈 워터 50g 라벤더 워터 10g 정제수 30g	위치하젤 워터 20g 로즈마리 워터 10g 로즈 워터 20g 알로에 워터 10g 정제수 30g	알로에 워터 40g 라벤더 워터 10g 위치하젤 워터 10g 정제수 30g	로즈 워터 30g 캐모마일 워터 20g 네롤리 워터 10g 정제수 30g
보습제	히알루론산 5g 글리세린 1g 감마 PGA 1g	히알루론산 5g 글리세린 1g 감마 PGA 1g	히알루론산 5g 글리세린 1g 감마 PGA 1g	히알루론산 5g 글리세린 1g 감마 PGA 1g

수분에센스 만들기

건조한 피부에 유,수분을 보충해줘서 탄력있는 피부로 재생시켜주는 에센스를 쉽게 만들어 사용할 수 있다.

기본재료 및 도구
가용화제(올리브리퀴드), 식물성 캐리어 오일, 에센셜 오일, 플로럴 워터, 정제수, 알로에젤, 히알루론산, 글리세린, 30ml 에센스 용기 3개, 100ml 비커, 저울, 스파츌라, 전동기(블랜더)

만드는 방법
아래 표의 용량에 맞춰 순서대로 만든다.

① 가용화제(올리브리퀴드)를 비커에 계량한다.
② 유상층과 에센셜 오일을 계량한 후 잘 섞어준다.
③ 수상층(플로럴 워터, 정제수 등)과 보습제를 계량한 후 전동기로 저어준다.
④ 잘 섞였으면 스파츌라로 천천히 저어 안정화시킨 후에 용기에 담고 스티커를 붙인다.

	재료
가용화제	올리브리퀴드 3g
유상층	호호바 오일 8g
	로즈힙 오일 2g
	Vit E 1g
에센셜 오일	제라늄 5drops
	라벤더 2drops
	프랑킨센스 3drops
수상층	로즈 워터 12g
	정제수 18g
	알로에젤 40g
보습제	히알루론산 5g
	글리세린 3g
	감마 PGA 1g

아로마 목욕소금 만들기

수욕, 족욕, 입욕 시 혈액순환 촉진과 노폐물 배출을 도와줄 수 있는 천연 아로마 목욕소금을 간단한 방법으로 만들어 사용하면 피부건강에 도움이 된다.

기본재료 및 도구
엡솜솔트(또는 사해소금이나 천일염), 에센셜 오일, 클레이(또는 천연분말), 드라이허브꽃잎, 보관용 밀폐용기, 100ml 비커, 저울, 스파츌라

만드는 방법
아래 표의 용량에 맞춰 순서대로 만든다.

① 엡솜솔트, 클레이, 드라이허브꽃잎 약간(원할 경우에만)을 비커에 계량한다.(보관용기에 바로 계량해도 된다)
② 에센셜 오일을 넣고 잘 섞어준다.
③ 보관용기에 담아 뚜껑을 닫고 흔들어 잘 섞이게 한 후 밀폐시킨다.
④ 24시간이상 지난 후 소금에 에센셜 오일이 잘 스며들었으면 사용한다.

재료 \ 용도	순환촉진, 독소배출	안티스트레스, 불면	근육피로, 감기기운
엡솜솔트	100g	100g	100g
분말, 드라이허브꽃잎	그린클레이 2g	라벤더 허브 약간	페퍼민트 분말 2g
에센셜 오일	쥬니퍼베리 4drops 사이프러스 4drops 로즈마리 2drops 그레이프후룻 5drops	라벤더 5drops 오렌지 5drops 버가못 3drops 마조람 2drops	유칼립투스 4drops 로즈마리 3drops 페퍼민트 3drops 레몬 5drops

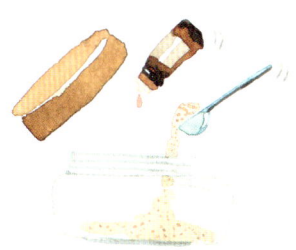

사용방법
목욕 시 목욕물에 1스푼 정도 넣어 물에 풀어준다. 말린 허브를 넣는 경우, 허브꽃잎이 배수구에 막힐 우려가 있으므로 망주머니에 넣어 물에 담근다.

주물럭 허브비누 만들기

솝누들을 이용해 원하는 모양의 비누를 손쉽게 만들 수 있어 남녀노소 함께 체험이 가능하고, 첨가물에 따라 다양한 비누를 만들 수 있다.

기본재료 및 도구
솝누들, 플로럴 워터(또는 정제수), 캐리어 오일, 글리세린, 천연색소, 에센셜 오일, 드라이허브꽃잎, 저울, 넓은 볼(또는 지퍼백)

만드는 방법
아래 표의 용량에 맞춰 순서대로 만든다.

① 넓은 볼이나 지퍼백에 솝누들, 원하는 플로럴 워터, 캐리어 오일, 천연색소, 에센셜 오일 등을 모두 넣고 혼합한 후 빠른 속도로 반죽한다.
② 반죽이 마르기 전에 손으로 빚어 모양을 만들거나 비누 틀에 눌러 담는다.
③ 모양이 완성되면 서늘한 곳에서 1~2일 말려서 사용한다.

재료	
솝누들 100g	
플로럴 워터 20g(또는 정제수, 분말 첨가시 추가, 반죽 보면서 가감)	라벤더, 로즈, 네롤리 플로럴 워터를 단일 또는 섞어서 사용
호호바 오일 1g	피마자 오일 등 다른 오일 대체가능
글리세린 1g	
천연색소 적당량(또는 천연분말)	천연색소는 미리 글리세린이나 정제수에 풀어서 사용
에센셜 오일(원하는 오일 선택) 10~15drops	플로럴 워터 없이 정제수만 넣을 경우에는 20drops
칼렌쥴라 꽃잎 약간(안 넣어도 됨)	

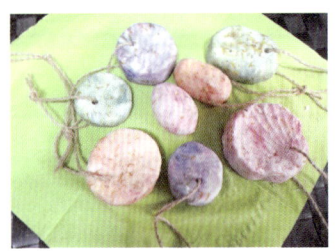

석고방향제 만들기

불을 쓰지 않고 석고 분말을 이용해 천연 아로마 향이 나는 방향제를 만들 수 있다. 틀에 따라 다양한 형태 제작이 가능해서 인테리어 효과가 높고 좁은 공간의 옷장, 신발장, 자동차 안의 나쁜 냄새 제거 등 활용성이 높다. 또한 향이 날아간 후에는 석고에 향을 계속 떨어뜨려 사용할 수 있어 바닥에 떨어뜨리지만 않으면 반영구적인 사용이 가능하다.

기본재료 및 도구
석고분말, 플로럴 워터(또는 정제수), 가용화제(솔루빌라이저), 천연색소, 에센셜 오일, 드라이허브꽃잎, 비커, 알뜰주걱

만드는 방법
아래 표의 용량에 맞춰 순서대로 만든다.

① 비커에 가용화제(솔루빌라이저)와 에센셜 오일을 넣고 잘 저어준다.
② 플로럴 워터나 정제수를 계량해 ①에 넣어 잘 섞은 후 석고분말을 조금씩 넣으며 골고루 섞이도록 주걱이 바닥에 닿게 하여 1분 이상 저어준다. 반드시 물에 석고를 갠다. 기포가 올라오면 에탄올을 뿌려준다.
③ 천연색소를 첨가하여 원하는 색을 만든 후 석고가 바닥에 가라앉지 않고 묽은 죽처럼 약간 걸죽해질 때까지 저어준다.
④ 원하는 몰드에 넣고 완전히 굳으면 틀에서 분리한 후 사용한다.

재료	
가용화제(솔루빌라이저) 10g	
에센셜 오일 10ml	에센셜 오일은 천연향수나 아로마스프레이 레시피를 응용할 것
플로럴 워터 50g(또는 정제수)	라벤더, 로즈, 네롤리 플로럴 워터와 정제수를 단일 또는 섞어서 사용
석고분말 100g	
천연색소 적당량	천연색소는 미리 글리세린이나 정제수에 풀어서 사용

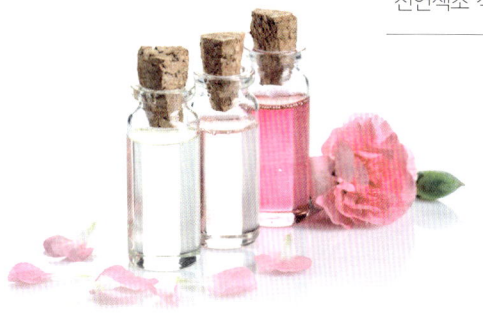

3

생활 속 에센셜 오일 활용법

탈취, 냄새 제거

▌옷장, 신발장 속에

건강한 허브들(세이지, 타임, 라벤더, 로즈마리, 페퍼민트 등)로 포푸리를 만들어 향긋한 향과 뽀송뽀송한 느낌을~.
포푸리에 라벤더, 페퍼민트, 로즈마리, 레몬, 티트리, 유칼립투스 등의 에센셜 오일 3방울 정도를 떨어뜨려 사용한다.

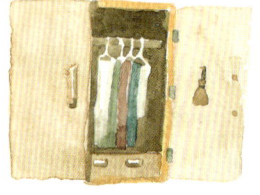

▌균들이 많이 생길 수 있는 발 매트

살균력이 뛰어난 티트리, 유칼립투스, 페퍼민트, 레몬, 파인, 타임 등을 2~3방울 떨어뜨려 사용하거나 스프레이로 만들어 뿌려준다.

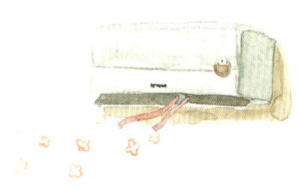

▌에어컨, 온풍기를 통해 실내 청정 효과를

유칼립투스, 로즈마리, 레몬, 티트리, 파인, 페퍼민트 등의 에센셜 오일을 천이나 리본에 3방울 정도 떨어뜨려 송풍구에 매달아 놓는다.
차량 에어컨에도 같은 방법으로 적용할 수 있다.

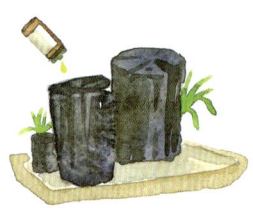

▌나무조각이나 숯을 이용

숯이나 나무 조각 또는 향을 머금을 수 있는 도구를 이용해 에센셜 오일을 3~5방울 떨어드려서 집안에 향기가 가득하게 하는 방법이다.

담배냄새 제거

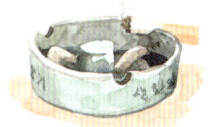

- 드라이 허브(라벤더, 레몬그라스, 세이지, 페퍼민트 등)를 접시 등에 담거나, 포푸리를 만들어 방안, 사무실 재털이 옆에 놓는다.
- 드라이 허브에 에센셜 오일(페퍼민트, 레몬, 버가못, 유칼립투스, 로즈마리 등)을 3~4방울 떨어뜨린다.
- 아로마램프에 위 에센셜 오일 3~5방울을 떨어뜨려 발향한다.

요리(삼겹살, 생선 구이) 후 냄새 제거

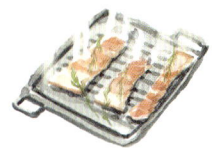

스프레이를 만들어 집안 구석 구석에 뿌려 주거나 아로마 램프로 발향한다.

탈취가 빠른 레몬, 버가못, 유칼립투스, 페퍼민트, 레몬그라스 등의 오일 사용한다.

TIP 휴대하면서 식사 후 옷에 스프레이하면 향긋한 향을 유지할 수 있다.

냉장고 냄새 탈취에

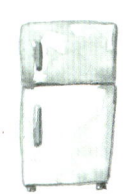

냉장고 안을 청소할 때 로즈마리, 오렌지 스위트, 페퍼민트 등을 3방울 정도 떨어뜨려 깨끗이 닦아준다.

TIP 솔잎이나 신갈나무(참나무) 잎을 냉장고 안에 넣어 두면 탈취 효과가 있다.

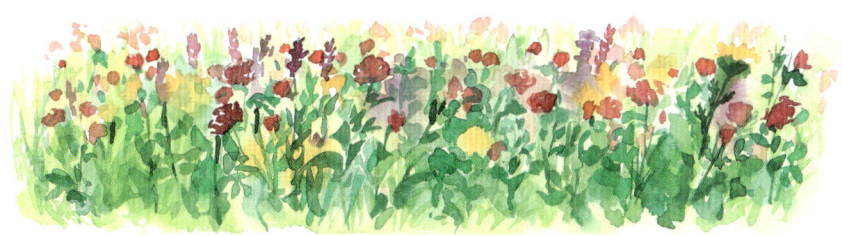

청소

청소기

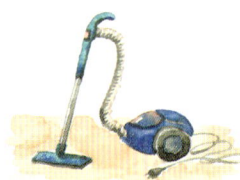

필터 먼지로 인한 세균발생을 방지하기 위해 아로마를 사용한다.
항균을 위한 오일 티트리, 유칼립투스, 라벤더, 레몬, 오렌지, 버가못, 쥬니퍼베리 등을 먼지 주머니에 1~2방울 직접 떨어뜨리거나, 화장솜에 2~3방울 정도 떨어뜨려 청소기 필터 부근에 넣는다.

걸레질

걸레에 시트러스(감귤)계 오일이나 파인, 티트리, 유칼립투스, 라벤더, 로즈마리 오일 등을 3방울 정도 떨어뜨린 후 집안 구석구석 닦아주면 온 집안이 향기로 가득 찬다.

행주 건조할 때

매일 삶기 힘든 행주, 잘 건조하기 위해 레몬, 라벤더, 티트리 등의 오일을 한 방울 떨어뜨려 건조 시킨다.
더욱 하얀 행주와 주방안에 식욕돋는 향기가 퍼진다.

정수기 물받이통

물이 항상 고여있으므로 세균번식의 최적지이다. 티트리, 페퍼민트 에센셜 오일 1~2방울을 물받이통에 떨어뜨려 놓거나 닦아준다.

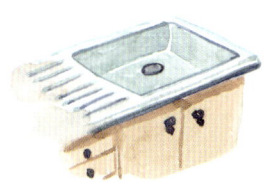

주방 개수대

설거지 마지막이나 설거지 후 개수대에 남아있는 냄새 제거나 살균효과를 위해 레몬 한 방울 또는 스프레이를 활용하면 좋다.

음식물 쓰레기통

음식물 쓰레기통은 뚜껑을 열 때마다 불쾌한 냄새가 나는 데 이때 오렌지, 레몬, 로즈마리, 페퍼민트 등의 에센셜 오일 2~3방울을 통 안에 떨어뜨려 놓거나 페퍼민트 스프레이를 만들어 뿌려주면 살균, 탈취효과가 있다.

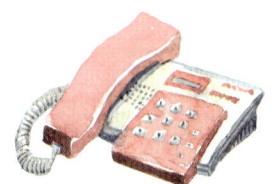

가구나 전화기를 닦을 때

여러 사람들이 만지고 사용하는 가구나 수화기를 닦을 때
티트리, 레몬, 오렌지, 유칼립투스, 라벤더 등의 오일을 선택하여 한 방울 떨어 뜨린다.

목재 가구를 닦을 때
호호바 오일 50ml, 비즈왁스 10g을 전자레인지에 넣고 녹여서 에센셜 오일(라벤더, 로즈마리, 파인, 쥬니퍼베리 등) 10방울을 떨어뜨려 용기에 붓고 굳혀서 사용한다.

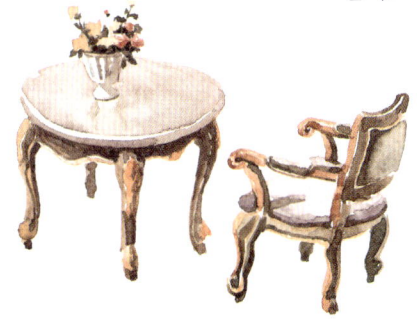

세탁 및 보관

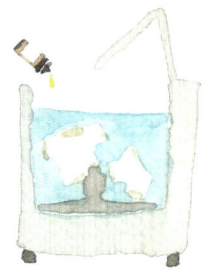

세탁할 때

세제와 함께 또는 세탁 시 마지막 헹굼물에 라벤더나 로즈마리, 제라늄, 유칼립투스, 티트리 등의 오일을 2~3방울 떨어뜨려 준다.

다림질 할 때

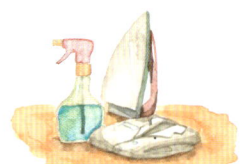

다림용 분무기에 물을 넣고 에센셜 오일 2~3방울을 떨어뜨려 사용한다. 옷의 살균, 소독 뿐만 아니라 은은한 향으로 기분까지 좋아진다.
취향에 따라 편안한 향의 라벤더나 상쾌한 로즈마리, 페퍼민트, 유칼립투스 등을 이용하며 이 때, 옷에 얼룩이 남을 수 있는 색이 있는 오일은 피해준다.

공부방(집중력 향상)

집중이 안되고 머리가 무거울 때 몇 방울의 천연 에센셜 오일을 손수건이나 티슈에 떨어뜨려 냄새를 맡거나, 스프레이 용기에 물과 섞어 사용, 또는 아로마 램프를 활용해 보자.
도움이 되는 오일에는 레몬, 바질, 로즈마리, 페퍼민트, 쥬니퍼베리 등이 있다.
레몬은 학습능률을 높여주고 바질은 지친 두뇌를 활성화시켜주고, 로즈마리는 집중력 향상에 좋다. 또한 로즈마리, 페퍼민트는 두통에 좋다. 너무 무리하게 공부를 했다면 쥬니퍼베리나 클라리세이지를 써보자. 단 지나치게 많이 사용하면 오히려 더 졸릴 수가 있으니 조심해야 한다.

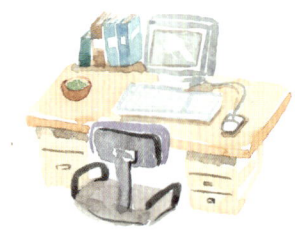

침실

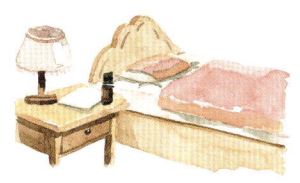

로즈나 네롤리, 자스민, 일랑일랑은 로맨틱하고 기쁨이 넘치는 침실 분위기를 잘 연출해낸다. 램프에 2~3방울 떨어뜨려 발향한다.

손님방에 라벤더, 제라늄, 오렌지 스위트 오일을 사용하면 우호적이고 따뜻한 분위기를 만들 수 있다.

부모님 방에

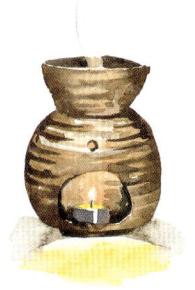

상큼한 천연향을 이용해 방안에 머물러 있는 체취를 없애고 실내 공기를 살균, 정화 시키면 부모님의 건강과 젊음을 유지시켜 드릴 수 있다.

유칼립투스, 버가못, 로즈마리, 파인, 레몬, 오렌지, 시나몬, 프랑킨센스 등을 이용해 실내 발향하거나 룸 스프레이를 만들어 수시로 뿌려준다.

거실에서

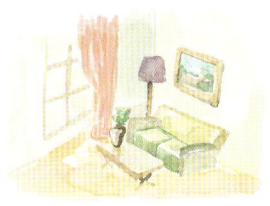

아로마테라피를 이용해 향기로운 거실을 만드는 방법은 다양하다. 발향기, 아로마 가습기를 이용하거나 룸 스프레이를 사용하면 담배 냄새와 음식냄새 같은 불쾌한 악취들을 없애준다. 좀 더 부드러운 향을 원한다면 포푸리를 이용한다. 로즈, 제라늄, 오렌지, 버가못, 그레이프후룻, 레몬 등은 기분을 상승시키는 천연 향유들이다.

이국적인 분위기를 연출하고 싶다면 샌달우드나 파출리, 일랑일랑 등을 사용한다.

욕실에서

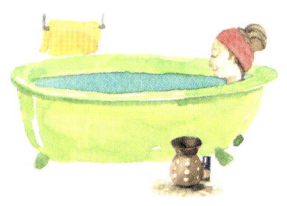

천연 향유로 목욕을 하는 것은 가장 간단하면서도 효과적인 아로마테라피 치료법중 하나다. 목욕시 천연 향유는 피부로 흡수되어 진피층을 촉촉하게 하고 순환기에 작용하는 동시에, 후각을 통해 감지된 향기는 뇌를 자극하고 행복감을 더해준다.

차가운 목욕은 자극적이고 따뜻한 목욕은 릴렉싱 효과가 있다. 아주 뜨거운 물로 하는 목욕은 혈관을 확장시키고 심장 고동을 빠르게 하기 때문에 부정맥, 치질, 고혈압 환자나 임산부는 피해야 한다. 목욕시간은 피부 세포가 과수화(over-hydrate) 되어 몸이 붓기 전, 약 20~30분 정도가 적당하다.

천연 향유는 빨리 증발 하기 때문에 목욕물을 다 받은 후에 오일을 떨어뜨려야 한다.

오일사용량
전신, 반신욕 8~10방울 / 족욕 3~5방울 / 좌욕 3방울

릴렉싱 목욕
버가못, 캐모마일, 프랑킨센스, 라벤더, 마조람, 멜리사, 네롤리, 파촐리, 로즈, 샌달우드, 일랑일랑, 오렌지 스위트, 그레이프후룻 등

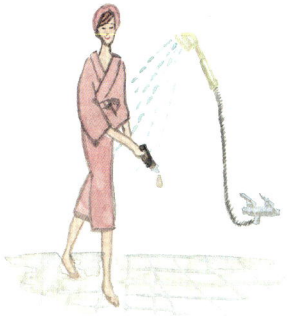

아침 목욕
아침을 위한 목욕에는 먼저 따뜻한 물로 하고 마무리를 약간 차가운 물을 사용한다. 원활한 순환을 위해 목욕타올을 사용해도 좋다.

사이프러스, 로즈마리, 타임, 유칼립투스, 제라늄, 라벤더, 레몬, 레몬그라스, 페퍼민트, 파인 등

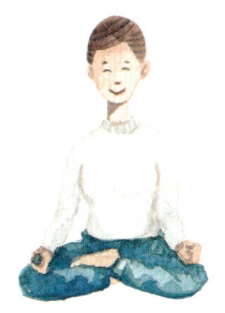

휴식을 위한 명상을

프랑킨센스, 샌달우드, 사이프러스, 쥬니퍼베리, 파인, 버가못, 로즈우드 등으로 발향해 바쁘고 지친 생활 속에서 탈피, 5분이라도 나만의 공간을 만들어 향과 함께 휴식을 취하면 좋다.

운동 전, 후로

운동 전, 후 마사지 오일을 도포, 흡수 시킨 후 운동을 시작한다.

추천레시피
- 마사지 – 캐리어 오일 30ml : 로즈마리 5방울 : 쥬니퍼베리 4방울 : 레몬 4방울 : 라벤더 5방울
- 스프레이 – 에탄올 40ml : 페퍼민트10방울 : 라벤더 8방울 : 로즈마리 12방울 : 정제수 60ml

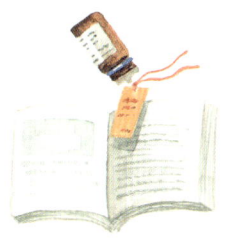

독서할 때

사이프러스, 쥬니퍼베리, 파인, 프랑킨센스, 버가못, 로즈우드 등은 차분한 마음으로 편안하게 책을 읽을 수 있게 도와준다.
발향기를 이용해 실내 발향하거나 책갈피에 오일을 2방울 정도 떨어뜨려 책 사이에 끼워놓는다.

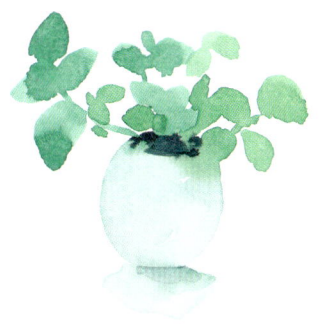

방충 효과

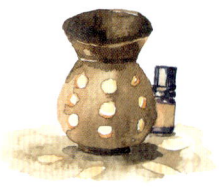

집안의 해충들, 특히 여름철 모기나 파리 등을 멀리하고 싶을 때, 야외 나들이나 캠핑 할 때 벌레, 모기에 물리지 않도록 예방할 때도 아로마가 유용하게 사용된다.
유칼립투스, 레몬, 제라늄, 레몬그라스, 라벤더 등으로 발향하거나 희석하여 몸에 바른다.

추천레시피
- 스프레이 – 수시로 뿌려줄 수 있어 쉽게 사용할 수 있다.
  에탄올 40ml : 유칼립투스 레몬 30방울 : 레몬그라스 20방울 : 제라늄 10방울 : 정제수 60ml

식물

방충 종이 스틱

집안에서 키우는 식물에 방충 종이 스틱을 만들어 화분에 끼워 놓으면, 방충 효과 뿐 아니라 에센셜 오일의 에너지가 식물을 건강하게 자랄 수 있도록 도와준다.

만드는 방법
나무 젓가락을 사이즈에 맞게 자른 후 두꺼운 종이를 알맞게 잘라 나무 젓가락 사이에 끼워 넣는다.
라벤더, 페퍼민트, 유칼립투스, 로즈마리, 레몬그라스 등의 에센셜 오일을 1주일에 1~2번 두꺼운 종이에 2~3방울 떨어뜨린다.

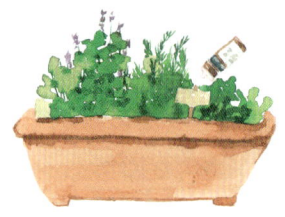

방충용 스프레이

정제수 50ml : 라벤더 5방울 또는 캐모마일 3방울을 넣고 잘 흔들어서 식물에 수시로 뿌려주면 벌레의 접근을 막을 수 있다.
캐모마일 저먼이나 바질을 끓여서 식물에 뿌려줘도 효과가 있다.

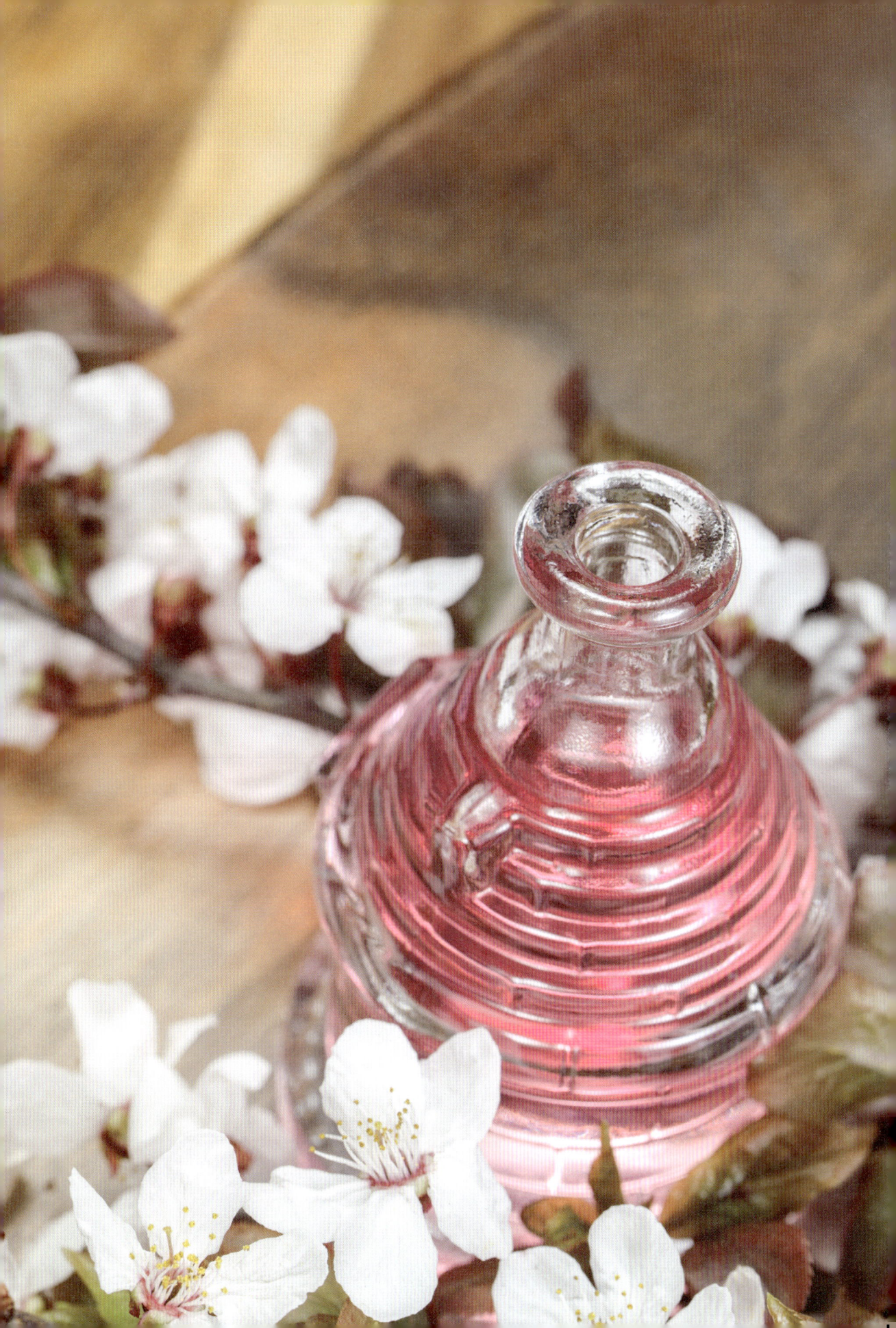

AROMA-
THERAPY
GUIDE

Lesson 08

아로마를 이용한
두피, 모발, 탈모관리

수많은 스트레스로 인해 탈모 인구가 늘어감에 따라 해가 지날수록 두피관리에 대한 관심이 증가하는 추세다. 탈모는 질병에 의한 육체적인 원인보다는 스트레스에 의한 정신적인 원인으로 오는 경우가 더 많다. 최근에는 식생활의 변화, 여러 가지 사회 환경 등에 의한 스트레스의 증가로 인해 두피 및 모발의 이상 증상을 고민하는 사람들이 늘어나고 있다. 또한 두피 질환을 앓는 연령이 낮아지고 있으며, 여성 탈모 인구 역시 증가하고 있다.

1

두피와 모발의 성장 주기

두피는 두부를 보호하는 피부조직이다. 외부 조직으로부터 뇌를 보호하고, 인체 내의 중금속이나 노폐물을 외부로 배출시키는 등의 다양한 기능을 통해 스스로를 방어하는 놀랍고 완전한 조직체다.

우리 인체의 피부조직은 세포분열 과정을 통하여 새로운 세포를 위쪽으로 밀어 올리는 동시에 인체 내 독소와 노폐물을 밖으로 배출하고, 외부 공격으로부터 인체 및 모발을 보호한다. 이런 일정한 주기를 통하여 이루어지는 세포분열 과정이 내·외적 요인으로 인하여 이상 현상이 나타나면서 각화 주기에 변화가 생겨 결국 두피의 오염으로 이어진다. 두피를 매일 세정하는 것도 좋지 않다. 두피의 모공 구조상 샴푸 잔여물이 그 주변을 막아 분비물 배출과 영양분 흡수를 방해해 두피 트러블의 원인이 된다.

인체의 모발은 약 10만 내지 15만개 정도다. 각각의 모발은 서로 다른 주기를 갖고 성장기 → 퇴행기 → 휴지기를 거쳐 성장 및 탈락하게 된다. 정상인의 경우 보통 3~6년에 걸쳐 반복되며, 일일 평균 50~100개의 모발이 탈락하게 된다. 반면 탈모증 환자는 모발의 성장 및 탈락 주기 중에서 성장기에 있는 모발 비율이 감소하고 퇴행기 및 휴지기의 모발 비율이 증가하여 비정상적으로 모발의 탈락이 증가한다.

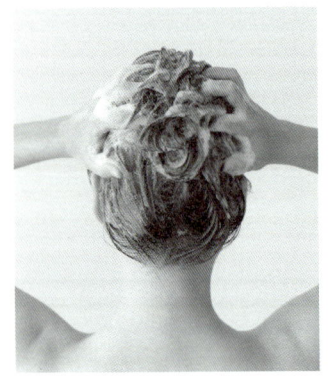

2
탈모의 원인과 이상 증상

탈모의 원인으로는 두피의 혈액순환 불량, 남성호르몬 분비 과잉, 피지의 과잉 분비, 자율신경계의 이상, 비듬균 및 기타 세균 등에 의한 두피 기능 저하, 유전적인 요인, 노화, 스트레스 등이 있다. 이 원인들은 복합적으로 작용하여 탈모 외에도 발모 효과, 어린 모발을 잘 자라게 해주는 육모효과, 가늘고 힘이 없는 모발을 굵고 튼튼하게 해주는 양모 효과의 부진, 피지의 과잉 생성, 비듬균의 번식, 가려움 유발, 두피 및 모발의 건조화, 모발의 유연성 저하 및 각종 두피 및 모발의 이상 증상을 유발한다. 이러한 원인들로 인해 탈모 인구가 늘어남에 따라 탈모를 비롯한 각종 두피 및 모발의 이상 증상을 방지하고 두피 및 모발 상태를 개선하는 다양한 연구가 진행되고 있다. 그중 하나가 천연 아로마 에센셜 오일을 두피 및 모발 관련 제품에 적용시키는 방법이다. 아로마 오일의 향기는 스트레스로 인한 정신적 안정을 줌과 동시에 치료 효과 또한 탁월해 그 가치를 인정받고 있다.

3
아로마 오일의 효능 및 적용

아로마 에센셜 오일은 호흡기를 통한 흡입법, 피부를 통한 마사지법, 입욕법 등의 방법을 통해 자율신경계, 내분비계, 면역계의 기능에 작용해 두피·모발기능을 강화시켜 탈모 예방에 탁월한 효과를 준다.

▍ 에센셜 오일이 두피, 모발, 탈모관리에 미치는 영향

1) 혈액순환과 림프순환을 촉진시켜 준다.
2) 모낭(진피)에 산소와 영양을 공급하여 세포수를 증가시켜 탈모 예방에 도움이 된다.
3) 두피와 모발을 부드럽고 유연하게 함으로 모발에 윤기를 더해 준다.
4) 모발 손상을 개선해 준다.
5) 대사작용과 노폐물 배출을 하여 두피가 청결하게 해준다.
6) 박테리아균에 대한 살균효과가 있다.
7) 두피의 열을 내려준다.
8) 스트레스 완화와 심신 안정에 도움을 준다.

두피관리에 좋은 에센셜 오일 및 효능

1) 페퍼민트 : 집중력 강화, 림프 자극, 염증, 정화작용, 쿨링 효과 (모든 두피)
2) 라벤더 : 고혈압, 불면증, 피로회복, 세포 촉진, 피지 분비 균형 유지 (지성 두피, 탈모)
3) 일랑일랑 : 고혈압, 스트레스 완화, 우울증, 피지 분비 조절 (지성 · 건성 두피)
4) 로즈마리 : 저혈압, 림프순환 촉진, 집중력 강화, 머리를 맑게 함 (지성두피, 수렴작용)
5) 제라늄 : 림프순환 촉진, 신경 안정 (탈모, 비듬)
6) 클라리세이지 : 스트레스 완화, 세포재생 촉진, 모발 생성 촉진, 기름진 모발 개선, 비듬 · 염증 완화 (염증성 두피, 지성 두피, 비듬 모발)
7) 바질 : 집중력 강화, 두통, 혈액순환 촉진 (탈모두피)
8) 쥬니퍼베리 : 신경을 맑게, 노폐물 배출, 셀룰라이트 (지성두피, 염증성 두피, 지루성 두피)
9) 티트리, 레몬그라스 : 독소 배출, 세균억제, 가려움 완화, 모공수축, 피지 분비 조절 (지성두피, 염증 두피, 지루성 두피, 비듬 두피)
10) 레몬 : 고혈압, 머리를 맑게, 피 각질 제거, 모세혈관 강화 (지성두피, 비듬 두피)
11) 사이프러스 : 두피 독소 배출, 혈액순환
12) 유칼립투스 : 살균, 향균, 심신 안정, 해독
13) 시더우드 : 림프 흐름을 증가시키고 축적된 지방분해, 모발 성장 강화, 비듬 감소, 지루성 여드름, 두피 효과 (탈모두피, 지성 두피, 건성 두피, 원형탈모)

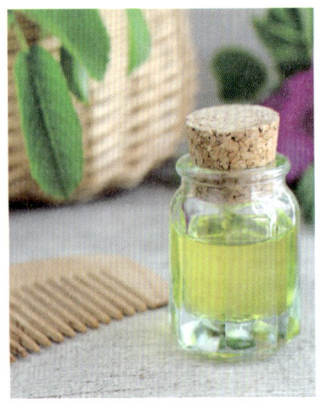

캐리어 오일의 특성과 적용

1) 호호바 오일 : 사람의 피지 성분과 유사하여 흡수력이 탁월하며 끈적임이 적다. 미네랄, 단백질 함유로 두피에 트리트먼트 역할을 하며 대부분의 염증과 세균에 대한 억제 능력을 가지고 있다. 두피에 바르고 스며들게 한 후에 샴푸를 하면 탈모방지, 발모 효과도 있으며 더욱 윤기나는 머릿결을 가질 수 있다. (건성 두피, 비듬 두피)
2) 헤이즐넛 오일 : 비타민이 풍부하여 혈액순환 촉진, 수렴 효과 (모공수축, 지성 두피, 비듬 두피)
3) 아보카도 오일 : 수분과 유분이 많으며 침투력이 우수하여 지방 노폐물 분해 효과와 피부 재생력이 뛰어나다. (건성 두피)
4) 코코넛 오일 : 단백질과 식물 왁스 성분이 함유되어 있어 모발 영양관리에 많이 사용한다.

두피 상태에 따른 올바른 샴푸 방법

탈모 관리에 가장 기본적인 것은 두피 상태에 맞는 올바른 샴푸다.
크게 지성, 건성, 민감성 두피로 분류한다.
샴푸는 가급적이면 저녁에 해주는 것이 좋다.

하루 동안 쌓인 먼지와 노폐물을 세척한 뒤 잠을 들어야 좋은 세포가 생성된다.
아로마 에센셜 오일을 사용한 천연샴푸는 상한 모발을 되살리고 모발의 건강을 지켜준다.
머리를 감은 뒤에는 반드시 두피를 마사지하는 것이 좋으며, 모공을 에센셜 오일로 자극하면 발모를 촉진하는데 도움이 된다.

세정제가 들어있지 않는 천연샴푸 400g에 에센셜 오일 5% 희석해서 사용하면 된다.
1) 건성 모발 : 시더우드, 라벤더, 샌달우드
2) 지성 모발 : 레몬, 오렌지, 로즈마리
3) 정상 모발 : 라벤더, 캐모마일, 오렌지
4) 탈모 방지 : 시더우드, 로즈마리, 일랑일랑
5) 비듬 두피 : 티트리, 로즈마리, 유칼립투스, 시더우드

모발관리

모발에 영양을 주거나 햇빛이나 바람에 오랫동안 노출되면 모발이 가늘어지고 건조해지기 때문에 적절한 관리가 필요하다. 기름기 있는 모발에도 영양이 필요한데 에센셜 오일로 블렌딩한 제품을 도포 후에 20분 ~ 1시간 정도 비닐 캡을 쓰고 방치 후에 헹굼 하는 게 좋다. 호호바 오일이나, 올리브오일 50~80ml에 에센셜 오일 3~4% 혼합하여 사용한다.

1) 보통 모발 : 레몬, 캐모마일, 제라늄, 라벤더, 오렌지
2) 퍼석 거리는 모발 : 캐모마일, 라벤더, 샌달우드, 일랑일랑
3) 손상되기 쉬운 모발 : 라벤더, 패츌리, 로즈마리, 일랑일랑

샴푸 후에 두피 마사지 오일을 블랜딩해서 마사지를 한다.
호호바 오일 30ml에 두피 유형별로 에센셜 오일을 1~2% 혼합해서 사용하면 된다.

● 두피 마사지 오일 블랜딩

정상 두피		지성 두피		건성 두피	
라벤더	5방울	티트리	3방울	클라리세이지	2방울
로즈마리	5방울	페퍼민트	1방울	샌달우드	3방울
오렌지	2방울	라벤더	3방울	로즈마리	2방울
		레몬	1방울	라벤더	3방울

비듬성 두피		민감성 두피		탈모성 두피	
티트리	5방울	페퍼민트	3방울	라벤더	3방울
로즈마리	3방울	샌달우드	5방울	로즈마리	4방울
시더우드	2방울	라벤더	2방울	시더우드	2방울
사이프러스	2방울	시더우스	1방울	일랑일랑	2방울

●두피 토닉 만들기

로즈마리 워터 50ml 에센셜 오일 1~2% 희석하여 두피에 도포한다.

페퍼민트 5방울, 티트리 3방울, 로즈마리 3방울, 라벤더 3방울, 시더우드 2방울, 쥬니퍼베리 3방울, 오렌지 1방울, 솔루빌라이즈 20방울 ~ 30방울

혹시 지금 모발 건강이 좋지 않다거나 두피가 가렵고 비듬이 생기며, 탈모 문제로 스트레스를 받고 있다면 아로마 에센셜 오일을 이용해 두피, 모발, 탈모관리를 하는 것이 좋다.

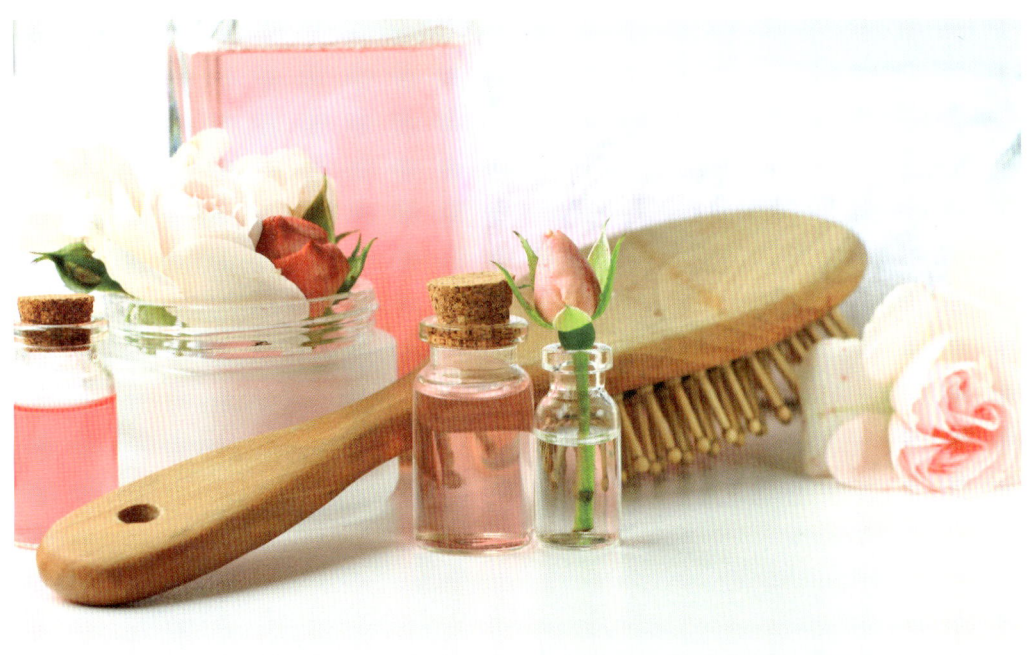

AROMA-
THERAPY
GUIDE

Lesson 09
아로마테라피 마사지

1 아로마 마사지의 이해

아로마테라피를 신체에 적용하는 가장 효율적인 방법은 마사지이다.

에센셜 오일은 새로운 세포의 성장촉진, 노화세포 제거로 인한 노화과정의 지연, 치료효과를 촉진시키는 항 박테리아 작용, 항출혈작용 그리고 해독작용 등의 효과로 피부미용에 영향을 미친다. 또한 아로마 마사지를 할 경우 에센셜 오일은 피부를 통해 혈류로 흡수되는데 효과 면에 있어서 침투력은 크고 흡수시간은 20~70분 정도이다. 아로마테라피에 적용할 수 있는 마사지(Touch technique)에는 스웨디쉬(swedish massage), 지압(shiatsu), 반사(reflexology), 극마사지(polarity) 등이 있다.

일반적으로 마사지 트리트먼트는 피부, 근육, 신경, 분비선(glands) 등과 같은 신체 조직의 모든 기능을 활성화시키고 혈액과 림프 순환을 증가시켜 의해 몸의 노폐물을 배출하는 데 효과가 있다.

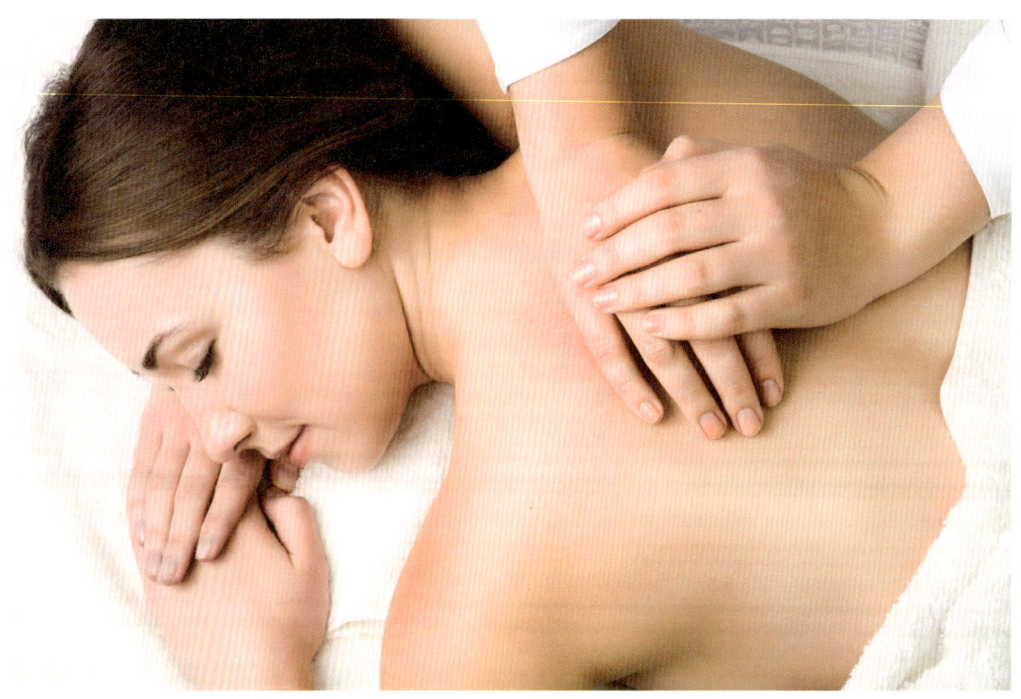

2. 마사지의 종류

스웨디시 마사지

19세기 초에 스톡홀롬 의사인 Dr. Per Henrik Ling에 의해 체계가 세워진 마사지로 지금까지 개발된 것 중 가장 완전한 신체 마사지의 형태이며, 통증, 근육긴장 등에 훌륭한 해소제가 된다. 또한 에센셜 오일의 완전한 적용이 이루어질 수 있다.

직감적 마사지

60년대 히피의 전성시대 동안 미국의 성장 센터에서 마사지 중 개인적 발달과 대인 관계를 도와주는데 사용하기 시작한 마사지로 치료적인 효과를 보기는 어려운 단점이 있다.

Esalen 마사지

직감적 마사지로 부족한 부분을 보완하여 만든 마사지다. 마사지 받는 사람의 장기적인 요구에 맞추려 노력했으며 중국의 '기' 에너지 개념을 참고한 것으로 몸의 에너지 차단 부위를 찾아내는데 집중하고 그것을 풀어주는데 노력한다.

지압

지압은 '손가락 압력'을 의미하는 말로 손가락 끝, 엄지, 손가락 관절의 압력을 사용한다. 아로마 마사지에 이들 포인트를 특별히 집중할 수 있지만 오일의 적용에는 용이하지 않다.

치유 또는 극성 마사지

직접 통증부위나 긴장부위에 두 손을 사용하여 에너지의 양극성 극과 음극성 접수극을 이용한다. 마사지 받는 사람과 마사지 하는 것에 따라 호흡을 맞추어서 자신의 호흡이 치유과정의 한 부분이 되도록 하는 마사지 방법이다.

Auric(or Etheric)마사지

신체적인 몸과 함께 미세에너지 몸체를 가지고 있다는 믿음에서 시작된 것으로 영적상태와 밀접하게 연결되어 있다. 보다 일반적인 신체적 마사지와 연결해서 할 수 있다.

깊은 조직 마사지

근육이 땡겨지거나 찢어진 경우 근육경련, 손상된 인대 등의 치료에 쓰인다. 특별한 증상을 치료하기 위해 고안된 것이므로 모든 사람에게 다 적용될 수는 없다.

임파 배수 마사지

임파계에 흐르는 임파액의 흐름을 증가 시켜주는데 목적을 둔 마사디. 체액정체가 전반적이거나 부분적일 때 또는 배출이 일방적으로 불량할 때 매우 유용한 방법이다. 다른 마사지 방법과 병행하여 이용할 수 있다.

반사요법

발바닥에 대칭되는 몸의 여러 장기와 영역이 연결되어 있다는 이론에 근거하여 만들어졌다. 이 방법은 에센셜 오일을 전적으로 적용할 수 있는 방법이 아니며 일부 진단과 부수적 치료로 반사용법을 이용하고 있다.

모리여사의 전통적 요법

오늘날 영국에서 가장 널리 실행되고 있는 아로마 마사지법으로 사람들이 '아로마 마사지'라고 부르는 것이 이것을 이용한 것이다. 이 마사지 시스템은 오일이 훌륭히 침투되도록 하는 것이며 환자에게 충분한 이완을 주고 압력 포인트와 일부 임파배수 마사지법도 분리된 테크닉으로 따로 이용하고 있다.

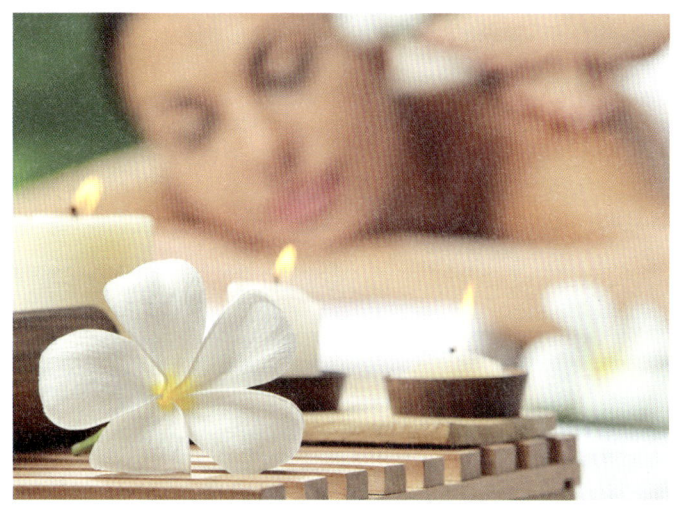

3 아로마 마사지의 효과

(1) 오일의 피부흡수 촉진
(2) 근육의 긴장 해소
(3) 독소 제거 촉진
(4) 혈액 순환 자극
(5) 통증의 해소
(6) 림프액의 원활한 흐름 촉진
(7) 신체 에너지 흐름의 균형 조절

4 아로마 마사지의 주의사항

기본적으로 아로마 마사지 후에는 정유가 완전히 흡수되도록 하기 위해서 오일을 씻어서는 안되며 트리트먼트 후 6~8시간 전에는 목욕이나 샤워를 하지 않는다.

(1) 피부의 감염증, 심한 염증, 심각한 질환상태, 암, 천식, 고혈압, 간질, 수술 후 등 어떤 종류의 전염병이 있거나 고열, 골절이 있을 때는 마사지를 하지 않는다.

(2) 정맥류, 혈전증, 정맥염 등 최근에 피부 조직이나 정맥에 상처를 입은 경우에는 부드럽고, 조심스럽게 마사지를 해야 하며, 적절한 정유를 사용하여 효과적으로 침투시킬 수 있도록 가벼운 effleurage만을 사용한다.

(3) 임신 중이라도 4~5개월까지는 몸의 어느 부분이라도 마사지를 할 수 있지만 이 시기 이후에는 얼굴을 아래로 향하는 엎드리는 자세는 안전하지 못하다. 따라서 이런 자세를 필요로 하는 부위의 마사지는 피하도록 한다.

(4) 타박상이나 심한 부상 등 상처를 입은 피부 주위를 심하게 마사지해서는 안 된다. 이 경우에는 습포로 트리트먼트 하거나 혹은 감염된 부위에 순수한 오일로 아주 가벼운 마사지 정도만 해주는 것이 바람직하다.

5 아로마 마사지 실기

기본 아로마 마사지 스트록 (Basic Aroma Massage Stroke)

1. Effleurage

부드럽게 스쳐지나가는 동작 / 혈액순환과 임파 순환의 개선효과
일반적으로 손바닥 부분을 사용하여 혈액과 임파의 흐름 방향으로 부드럽게 표면을 미끄러지는 듯한 동작을 말한다. 에플르라지는 모든 마사지 동작이 시작될 때 오일을 바르기 위해 사용되며 고객에게 부드럽게 마사지로서 인사하는 것이다. 정맥류 부위에는 절대 압력을 가해서는 안 된다.

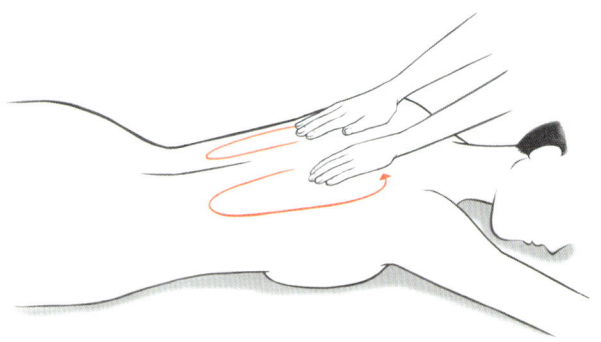

2. Petrissage

이 스트록은 리드미컬하게, 천천히, 부드럽게 시행하며 기분을 매우 상쾌하게 하기 위해서는 매우 빠르게 행한다. 다양한 페트리사지 스트록은 골격으로부터 근육을 당겨 올리는 동작을 포함한다.

| Kneading | Wringing | Pulling (Moulding) | Picking up |

(1) Kneading

양손을 교대로 사용하여 근육을 쥐며 행한다. 이것은 빵을 반죽하듯이 주무르는 것과 비슷하며 하나의 연속된 흐름의 동작으로

행해야 한다.
이 스트록은 자신의 체중을 실어서 행하는 것이 중요하다.

(2) Wringing
양손으로 근육을 집어서 젖은 옷을 짜듯이 행하는 동작으로 주로 복부의 양쪽 가장자리에 주로 사용된다.

(3) Pulling(moulding)
이 스트록은 몸통의 측면을 당겨 올리는 동작으로 첫 번째 손의 동작이 완전히 끝나기 전에 두 번째 손이 시작되며 각 스트록은 앞 동작이 행해졌던 부분과 약간 겹쳐지도록 한다.

(4) Picking up
대퇴부나 하퇴부의 뒷면에 가장 쉽게 사용되는 스트록으로 엄지와 다른 손가락을 이용해 근육을 단단히 쥐고 들어 올리는 동작이다.

3. Friction

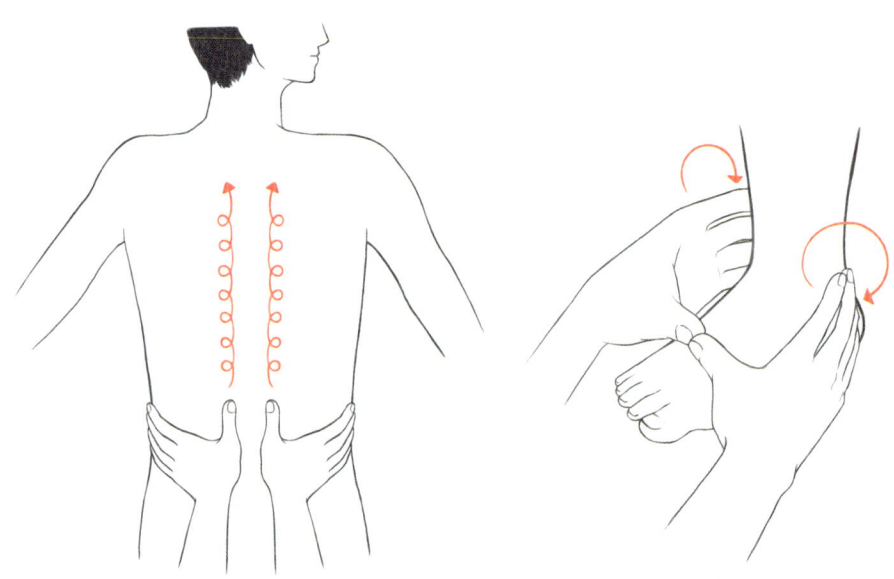

압을 주면서 비비는 동작. 빠른 동작으로 rubbing하는 것이 아니라 정확히 말하면 'pressures'로 보아야 한다. 모든 friction은 작고, 깊은 동작이며 대개 원을 그리며 행한다. 때때로 위로, 아래로, 대각선으로 행해진다. 마사지의 압력은 표면 조직에서 심부조직까지 자극이 도달되도록 가해야 한다. friction은 염좌, 탈구, 류머티즘성 섬유조직염, 좌골 신경통, 그리고 이와 유사한 상태에 유용하다.

4. Tapotement

Tapotement는 아로마테라피 마사지에서 작은 부분을 차지하고 있다.

| Hacking | Cupping | Pounding | Plucking |

(1) Hacking
손의 가장자리 척골부위를 이용해 수행하는 동작으로 양손을 번갈아 가며 매우 빠르게(너무 강하게 하지는 말도록) 두드린다.

(2) Cupping
손바닥을 컵처럼 움츠려 오목하게 만들어 양손을 번갈아가며 빠르게 두드린다.

(3) Pounding
주먹을 쥔 손의 측면을 사용하여 번갈아 두드리며 손목을 적절히 사용한다.

(4) Plucking
엄지와 다른 손가락의 끝을 이용해 피부를 부드럽게 집어 올린다. 손을 번갈아가며 사용한다.

Tapotement를 피해야 할 경우

- 근육의 마비나 위축증이 있을 때
- 뼈나 근육의 수축
- 최근의 부상
- 심한 염증
- 정맥류, 정맥염
- 혈전증

5. Vibration

흔들어주는 동작. shaking하는 의미를 가지고 있으며 잘 쓰이지는 않는다. spinal raking 에서만 사용하고 있다. 양손의 손가락을 척추 기저 부위에 놓고 가볍게 떨림을 주는 동작이다. 이 동작은 떨림을 주는 척추 기저 부위의 맞은편에 서서 행한다.

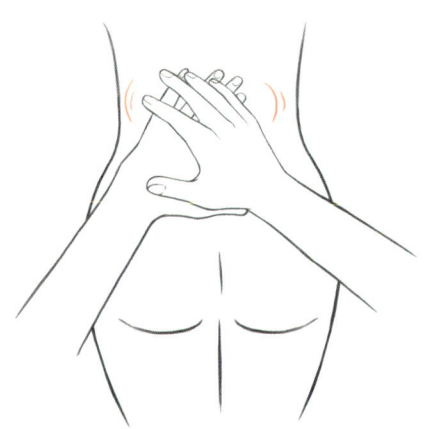

아로마 마사지 순서

1. 시작 마사지

(1) 에너지 분배 동작
(2) 목
(3) 머리

2. 등(배부) 마사지

Back massage
Oiling
▼
Effleurage
▼
Kneading
▼
Friction
① Small circling
② Thumbs up spine
③ Thumbs pressing in
▼
Racking
▼
Moulding

A	B
Oiling	Effleurage
적당량의 오일은 손에 부어 가볍게 비벼서 부위에 바른다.	양손바닥으로 등 전체를 쓸어 준다.(압력 : 약-중-강-중-약)

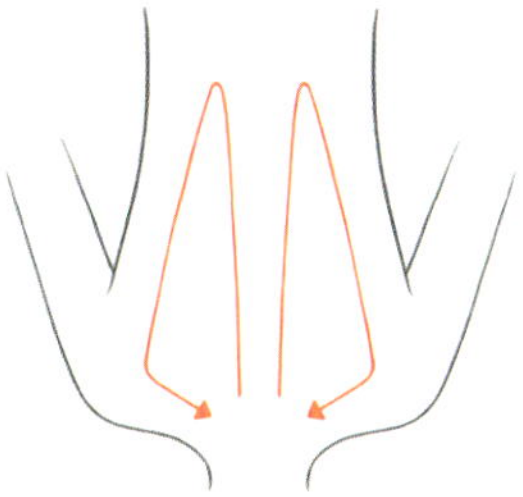

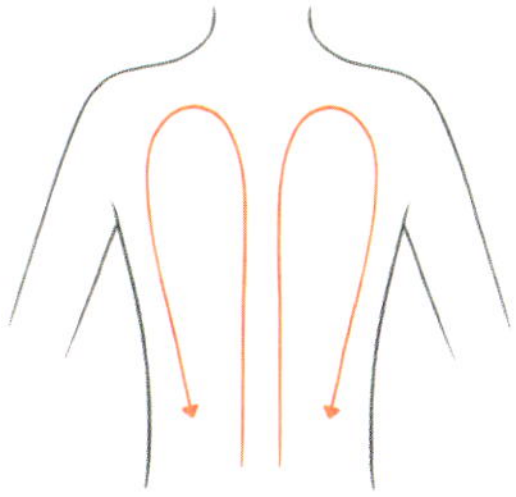

C	D
Kneading	Friction ① Small circling
양손바닥을 교차하면서 등의 옆 부분을 반죽하듯이 마사지한다.	양 엄지로 누르면서 작은 원을 그리며 올라간다.

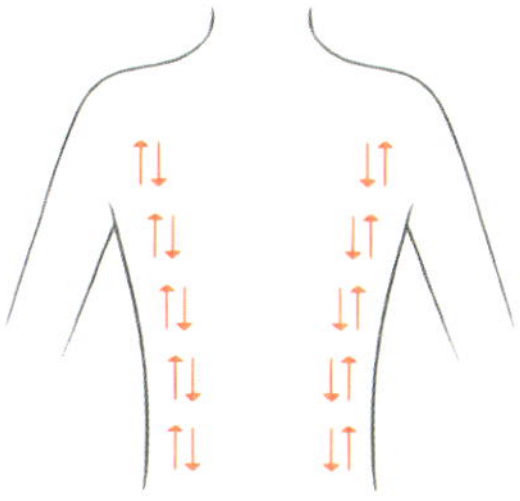

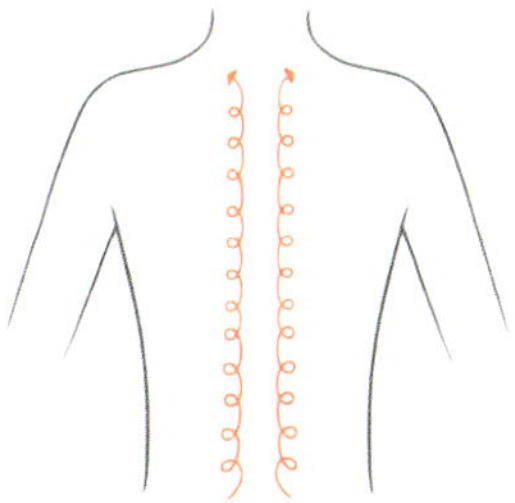

AROMATHERAPY GUIDE

E	F
Friction ② Thumbs up spine 척추 옆(척추기립근)을 양 엄지로 지그시 누르며 밀어 올린다.	Friction ③ Thumbs pressing in 척추 옆(척추기립근)을 양 엄지로 매 인치 간격으로 누른다.
G	H
Raking 양손가락(8지)으로 몸통 중앙에서 몸통 바깥쪽으로 누르면서 밀어낸다.	Moulding 양손바닥을 교대로 사용하여 몸통 바깥에서 안쪽으로 끌어당긴다.

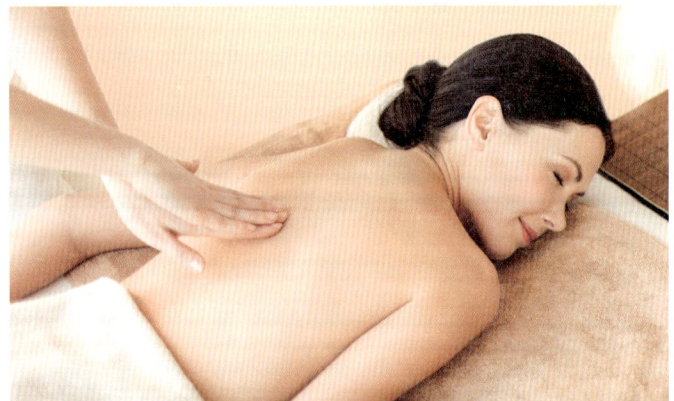

(어깨, 힙 마사지)

Shoulder massage
▼
Shoulder pull & friction
▼
Shoulder loosening

Buttock massage
Oiling buttock
▼
Kneading
▼
Knuckling
▼
Friction around sacrum
▼
Sacral rock
▼
Moulding
▼
Pull over hip
▼
Kidney stroke
▼
Long connecting stroke
▼
Rocking horse
▼
Energy trace
▼
Back stretching

I	J
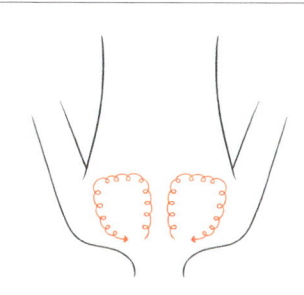	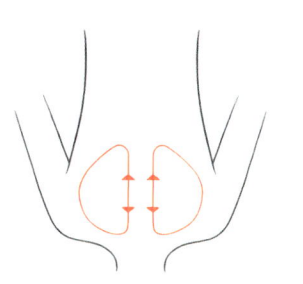
Shoulder pull & fric 양손바닥으로 어깨에서 목 부위까지 당기듯 쓸어 올린다. 양 엄지로 견갑골 주위를 작은 원을 그리면서 누른다.	**Shoulder loosening** 양손바닥을 견갑골 안쪽에 밀착한 후 단단히 누르면서 서로 반대 방향으로 큰 원을 그린다.

K	L
	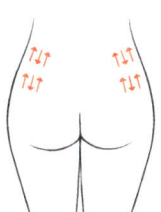
Oil buttocks 적당량의 오일을 손에 부어 가볍게 비벼서 부위에 바른다.	**Kneading** 양손을 교차로 하면서 둔부를 반죽하듯 마사지 한다.

M	N
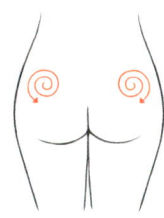	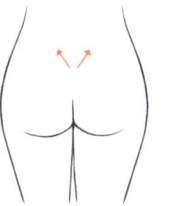
Knuckling 한손으로 맞은편으로 힙을 잡고 다른 손으로 주먹을 쥐어 가볍게 누르며 돌린다.	**Friction around sacrum** 엄지로 천골의 가장자리를 누르면서 밀어 올린다.

AROMATHERAPY GUIDE

O	P
Friction around sacrum ② 엄지로 천골의 가장자리를 누르면서 밀어 내린다.	**Sacral rock** 양손을 천골 위에 겹쳐 얹은 후 가볍게 진동 후 에너지 트레이스
Q	R
Moulding 둔부를 손바닥을 밀착하여 밑에서 위로 쓸어 올린다.	**Pull over hip** 양손을 힙에 대고 가볍게 밀어 올림
S	T
Kidney stroke 양손바닥으로 신장이 위치한 부위를 밀어 올리면서(사선으로)	**Connecting stroke** C와 같은 동작

U	V
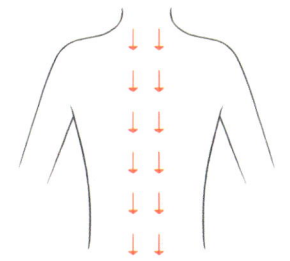	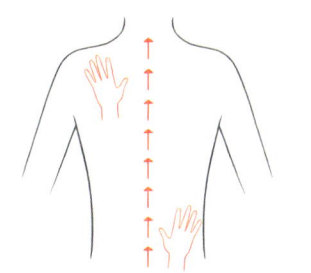
Rocking horse 양손의 검지와 중지로 척추 옆 홈 부분을 교차로 누르면서 미끄러지듯 내려온다.	**Energy trace** 한손은 어깨에 지지하고 한 손으로 손바닥을 위 방향으로 하여 천골에서 머리 쪽으로 에너지교환 한다.

W

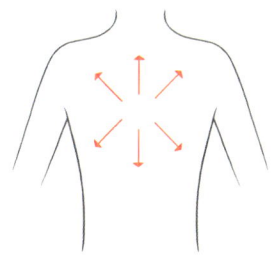

Back strectches
양손바닥으로 등을 대각선으로 쭉 눌러준다. 양팔의 척골부위로 등을 상하로 쭉 눌러준다.

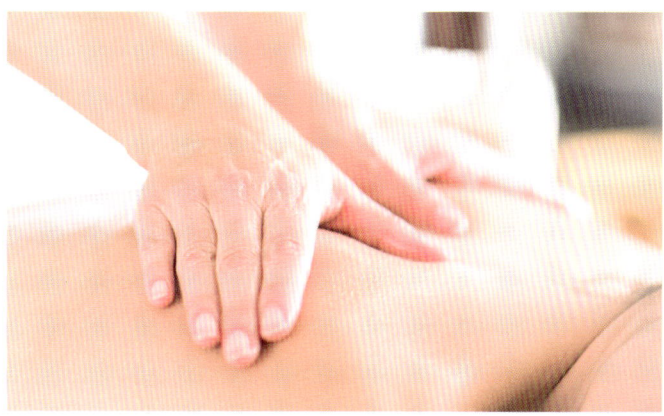

3. 하지(후면) 마사지

Back of Legs massage
Oiling
▼
Long stroke(both)
▼
Hold feet
▼
Effleurage one leg
▼
Knead thigh, hip
▼
Ankle circle
▼
Long stroke, thumbs
▼
Repeat sequence on opposite leg
▼
Effleurage both legs
▼
Hole feet

A	B
Oiling 적당량의 오일을 손에 부어 가볍게 비벼서 부위에 바른다.	Long stroke(both) 양손바닥으로 두 다리를 동시에 쓸어 올린다.

C	D
Hold feet 양손으로 발을 감싸 듯 가볍게 잡는다.(10초 정도)	Effleurage one leg 양손바닥으로 한쪽 하지 전체를 쓸어준다.

E	F
Knead thigh, hip 양손바닥을 교차하면서 반죽하듯이 마사지 한다.	Ankle circles 양손가락(8지)으로 복숭아 뼈 주위를 지그시 누르며 돌린다.

G	H
Long stroke, thumbs 양 엄지를 잇대어 하지 후면 정중앙 부위를 발목에서 힙 쪽으로 누르면 올린다.	d~g의 순서를 맞은편 하지에 실시한다.
I	J
Effleurage both legs D와 동일함	**Hole feet** C와 동일함

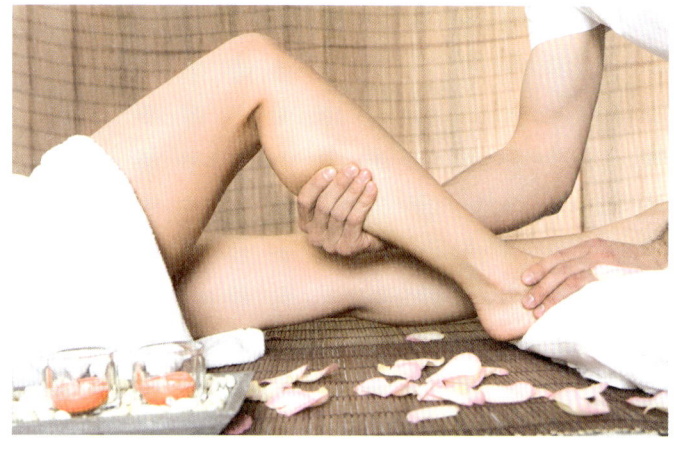

4. 하지(전면) 마사지

Front of legs massage
Oiling
▼
Long stroke(both)
▼
Hold feet
▼
Effleurage one leg
▼
Knead hip, thigh
▼
Knee circle
▼
Shin slides
▼
Ankle circles
▼
Repeat sequence on other side
▼
Effleurage both legs
▼
Hold feet

A

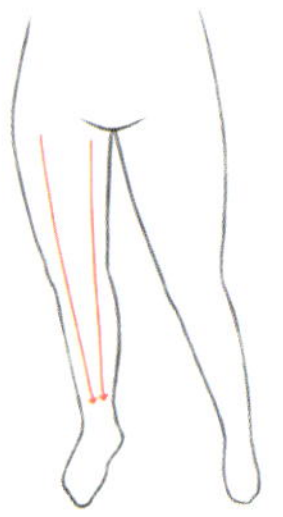

Oiling both
적당량의 오일을 손에 부어 가볍게 비벼서 부위에 바른다.

B

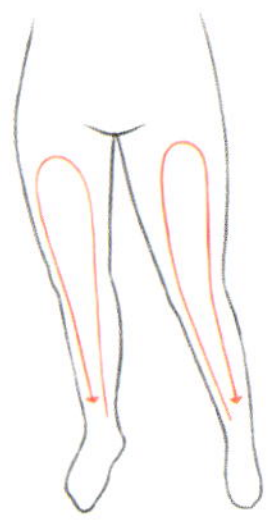

Long stroke(both)
양손바닥으로 두 다리를 동시에 쓸어 올린다.

C

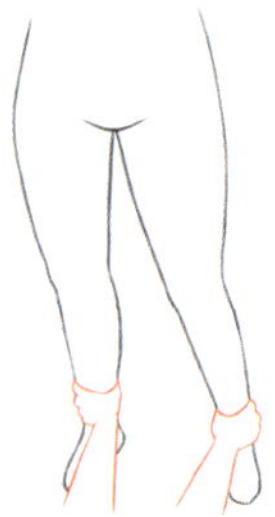

Hold feet
양손으로 발을 감싸 듯 가볍게 잡는다.(10초 정도)

D

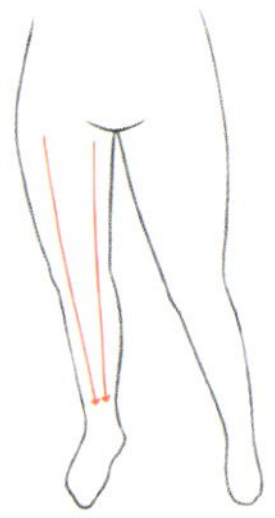

Effleurage one leg
양손바닥으로 한쪽 하지 전체를 쓸어준다.

E

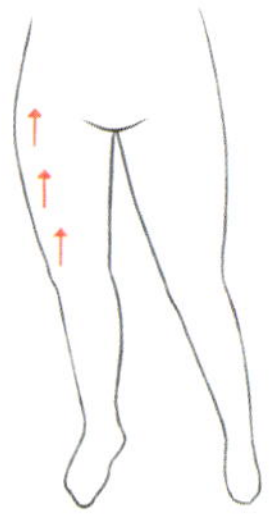

Knead hip, thigh
양손바닥을 교차해서 주무르듯이 반죽한다.

F

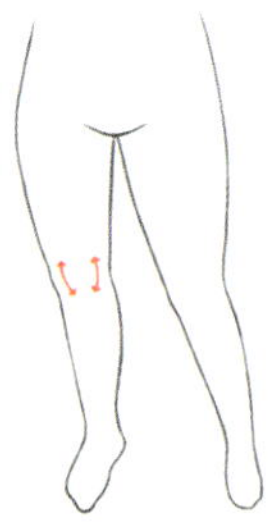

Work round knee
양 엄지로 슬개골 주위를 누르면서 내려온다.

G	H
Shin slides	Ankle circles
손바닥으로 쓸어 올린 후 수도(손날)부분으로 경골, 비골, 측면을 따라 누르면서 내려온다.	양손가락(8지)으로 복숭아 뼈 주의를 누르면서 회전한다.

I	J
	Effleurage both
D~H의 순서를 맞은편 하지에 실시한다.	양손바닥으로 하지 전체를 쓸어준다.

K

Hold feet

양손으로 발을 감싸 듯 가볍게 잡는다.(10초 정도)

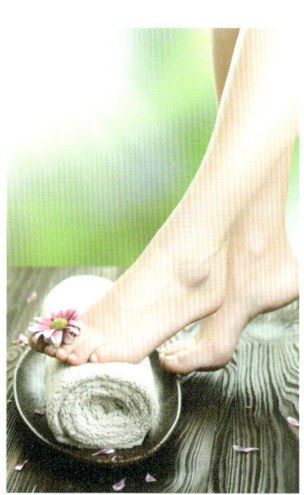

5. 발 마사지

Feet massage
Press round outer edges
▼
Fist into arch/press over ball
▼
Foot stretch
▼
Work between tendon
▼
Toe press and finch
▼
Toe corkscrew
▼
Flick hands
▼
Long stroke

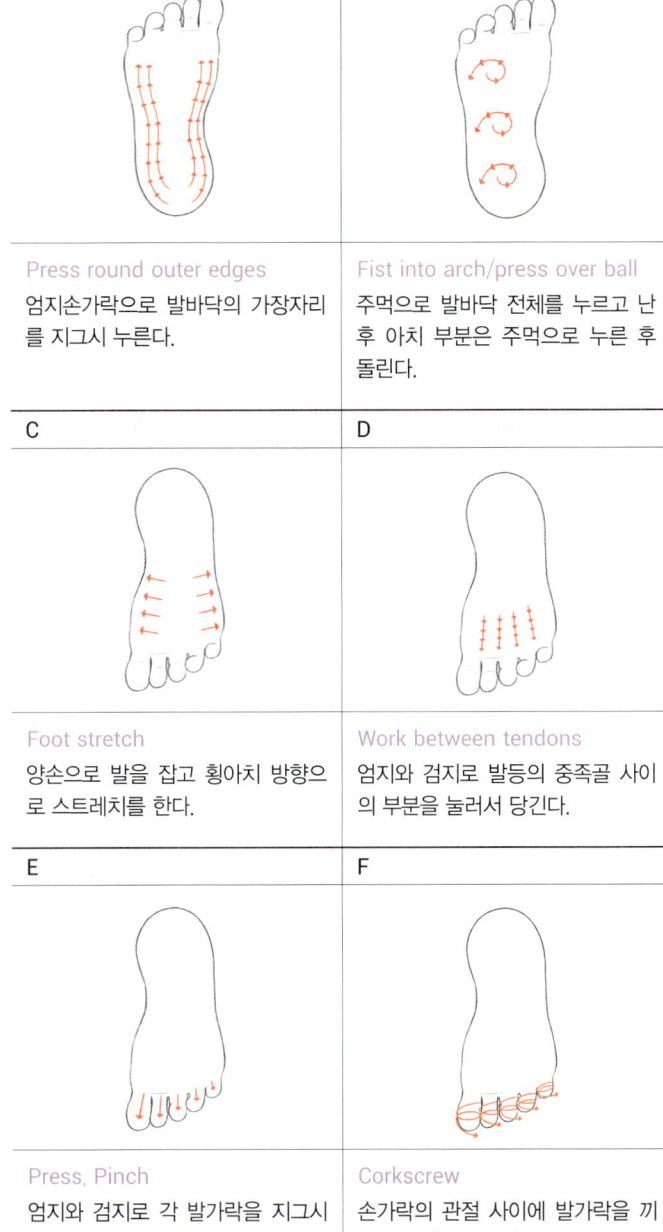

A	B
Press round outer edges 엄지손가락으로 발바닥의 가장자리를 지그시 누른다.	Fist into arch/press over ball 주먹으로 발바닥 전체를 누르고 난 후 아치 부분은 주먹으로 누른 후 돌린다.
C	D
Foot stretch 양손으로 발을 잡고 횡아치 방향으로 스트레치를 한다.	Work between tendons 엄지와 검지로 발등의 중족골 사이의 부분을 눌러서 당긴다.
E	F
Press, Pinch 엄지와 검지로 각 발가락을 지그시 조인다.	Corkscrew 손가락의 관절 사이에 발가락을 끼워 돌리면서 당긴다.

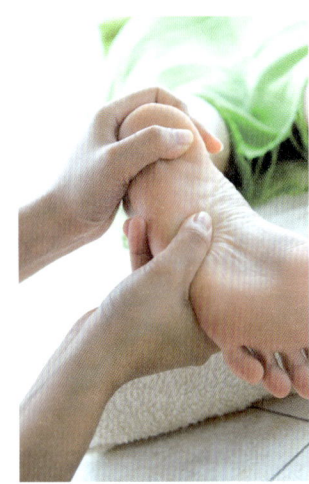

G

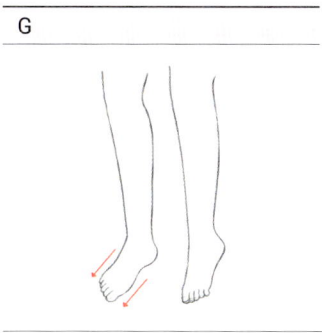

Long stroke
양손으로 발바닥과 발등을 감싼 후 가볍게 누르면서 당긴다.

6. 팔 마사지

Arms massage
Oiling
▼
Kneading
▼
Stripping lower arm
▼
Stripping upper arm
▼
Work round elbow

A

Oiling
적당량의 오일을 손에 부어 가볍게 비벼서 부위에 바른다.

B

Kneading
양손바닥을 교차하면서 등의 옆 부분을 반죽하듯이 마사지 한다.

C

Stripping lower arm
한 손으로 팔을 고정시키고 다른 손으로 전완을 짜듯이 훑어 내린다.

D

Stripping upper arm
한 손으로 팔을 고정시키고 다른 손으로 상완을 짜듯이 훑어 내린다.

AROMATHERAPY GUIDE

Hands massage
Thumbs round wrist
▼
Pinching
▼
Fist into palm
▼
Hand stretching
▼
Work between tendons
▼
Pinch and press fingers
▼
Corkscrew fingers
▼
Stroke hand

E	F
팔꿈치 circling해주고 자연스럽게 팔을 내린다.	**Thumb round wrist** 양 엄지로 팔목부위를 가볍게 누르면서 돌린다.
G 손바닥	H 손바닥
Pinching 양 엄지로 손바닥 부위를 지그시 누른다.	**First inpaim** 주먹으로 손바닥을 누르면서 돌린다.
I 손등	J 손등
Stretching 양손으로 손바닥을 양옆으로 쭉 스트레치 한다.	**Tendon work** 엄지와 검지로 중수골 사이를 누르면서 당긴다.

K 손가락	L 손가락
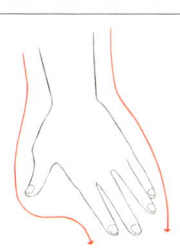	
pinch, press fingers	Corkscrew fingers, flicks
엄지와 검지로 각 손가락을 지그시 눌러준다.	손가락의 관절 부위에 손가락을 끼워 누르면서 잡아당기면서 탁한 기운을 털어 낸다.

M
Stroke hand
양손바닥으로 손을 감싼 후 가볍게 잡아당긴다.

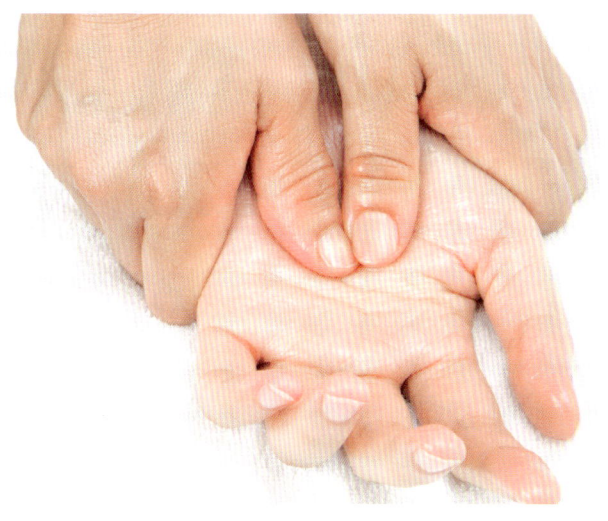

7. 복부 마사지

Diaphragm & Abdomen massage
Oiling
▼
Diaphragm circles
▼
Clockwise circle
▼
Diamond trace
▼
Energy Trace
▼
Moulding

A	B
	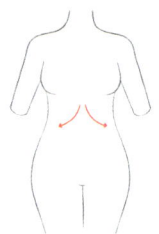
Oiling 적당량의 오일을 손에 부어 가볍게 비벼서 부위에 바른다.	Diaphragm 횡격막을 따라서 지그시 압주며 내려간다.
C	D
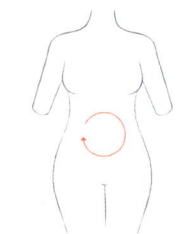	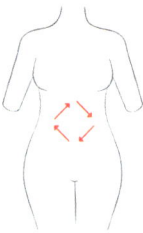
Clockwise circle 손바닥을 밀착시키고 가볍게 누르면서 양손을 교차하도록 원을 그린다.(시계방향)	Diamond trace 수도로(손날) 누르면서 복부의 가장자리를 다이아몬드 모양을 그리면서 미끄러진다.
E	F
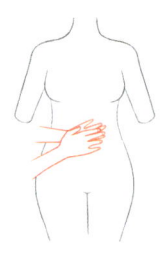	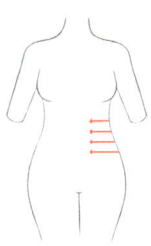
Energy trace 양손을 포개어 배꼽 위에 올린 후 서서히 위아래로 energy contact 한다.	Moulding 양손바닥을 교대로 사용해 옆구리 뒤쪽에서부터 복부 전면까지 근육들을 끌어 올리듯 당긴다.

7. 어깨, 목 마사지

Shoulder & Neck massage
Oiling
▼
Effleurage
▼
Kneading top of shoulder
▼
Hands under back
▼
Pectoralis circles
▼
Finger along clavicles
▼
Press away from ear
▼
Press toward table
▼
Long strokes up neck
▼
Squeeze up neck

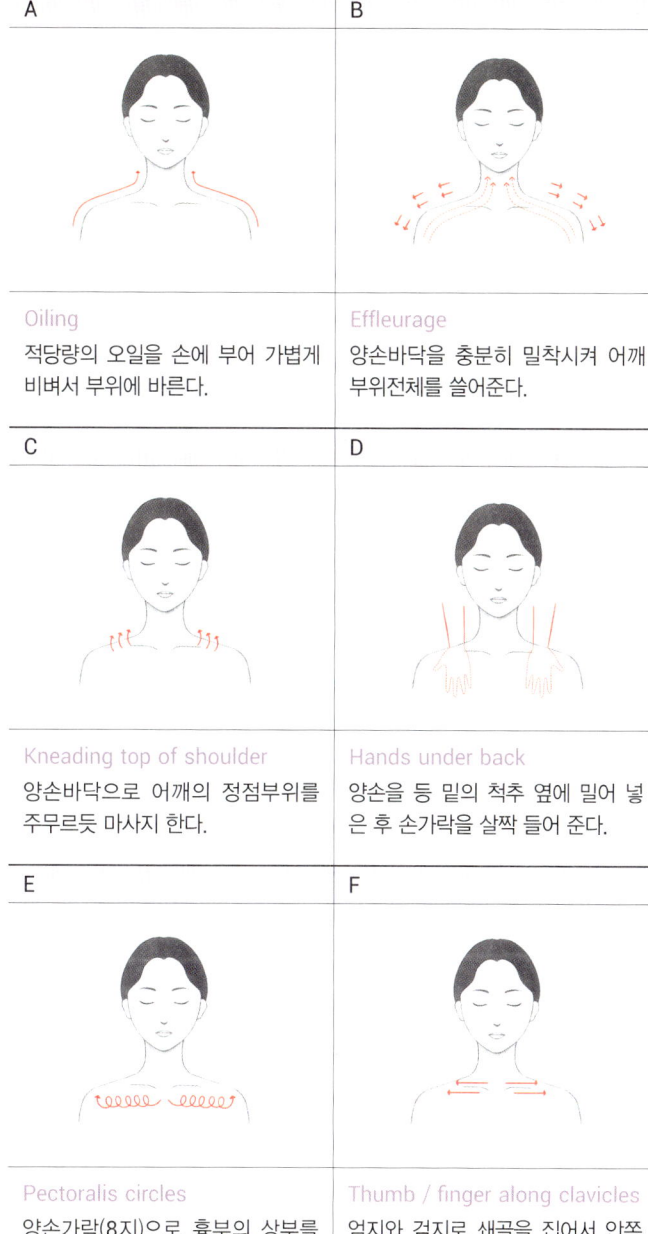

A	B
Oiling 적당량의 오일을 손에 부어 가볍게 비벼서 부위에 바른다.	Effleurage 양손바닥을 충분히 밀착시켜 어깨 부위전체를 쓸어준다.

C	D
Kneading top of shoulder 양손바닥으로 어깨의 정점부위를 주무르듯 마사지 한다.	Hands under back 양손을 등 밑의 척추 옆에 밀어 넣은 후 손가락을 살짝 들어 준다.

E	F
Pectoralis circles 양손가락(8지)으로 흉부의 상부를 가볍게 누르면서 돌린다.	Thumb / finger along clavicles 엄지와 검지로 쇄골을 집어서 안쪽에서 바깥쪽으로 당긴다.

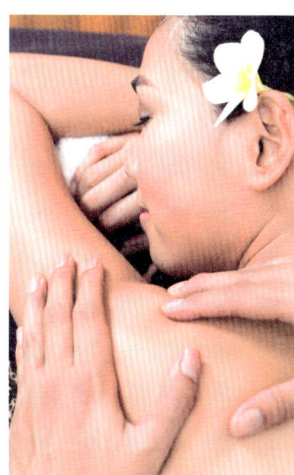

G	H
Press away from ears 양손으로 어깨를 잡고 피술자의 반대쪽으로 밀어낸다.	**Press towards table** 양손으로 어깨를 잡고 지면 쪽으로 누른다.
I	**J**
Long strokes up neck 양손바닥을 교대로 사용해 어깨에서 후두부까지 쓸어 올린다.	**Squeeze up neck** 손바닥 전체를 이용해 목의 측후면을 짜듯이 마사지 한다.

K

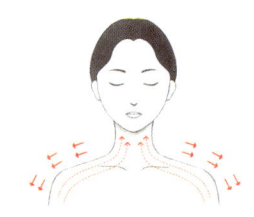

Effleurage
쓰다듬기로 마무리 한다.

8. 얼굴, 머리 마사지

Face & Scalp massage
Drawing outward forehead
▼
Pinch and press eyes
▼
Press under eye socket
▼
Nose circle/slide up
▼
Small circle Lip & chin
▼
Hand out on cheeks
▼
Hands out on jaw
▼
Pinch and pull earlobes
▼
Brush over face
▼
Repeat above head
▼
Moving skin of scalp
▼
Turn head and repeat
▼
Fingers through hair
▼
Pulling hair
▼
Hold head/remove hands

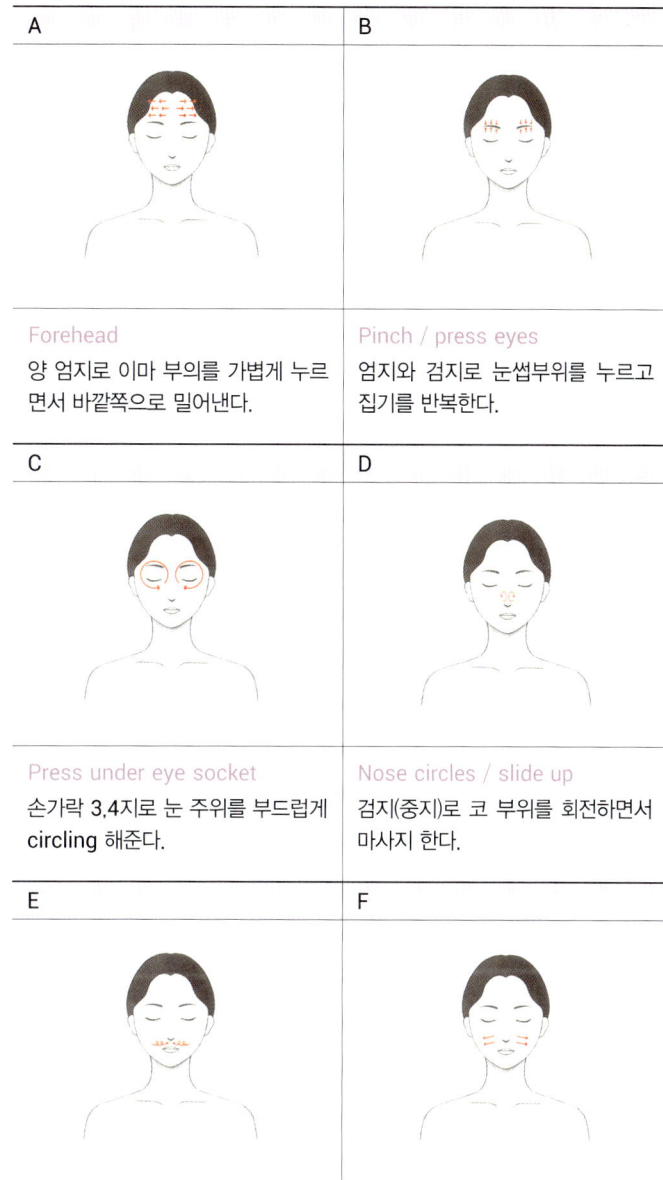

A	B
Forehead	Pinch / press eyes
양 엄지로 이마 부위를 가볍게 누르면서 바깥쪽으로 밀어낸다.	엄지와 검지로 눈썹부위를 누르고 집기를 반복한다.

C	D
Press under eye socket	Nose circles / slide up
손가락 3,4지로 눈 주위를 부드럽게 circling 해준다.	검지(중지)로 코 부위를 회전하면서 마사지 한다.

E	F
Lips and chin	Hands out on cheeks
윗 잇몸 부위와 아래 잇몸 부위를 검지로 회전하면서 마사지 한다.	양손가락(8지)으로 볼 가운데에서 바깥쪽으로 누르면 밀어낸다.

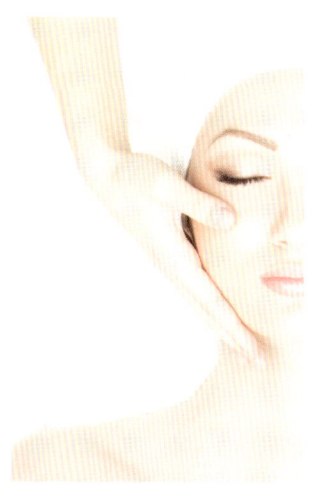

G	H
Hands out on jaw 엄지와 검지로 턱관절을 쥐고 바깥 쪽으로 밀어낸다.	Pinch / pull earlobes 엄지와 검지로 귓바퀴를 따라 집어 준다.
I	J
Brush over face 양손바닥을 얼굴 약간 위에 두고 턱에서 이마 쪽으로 서서히 이동한다. side부분도 시행	Repeat above head 양손바닥을 머리 약간 위에 두고 정수리 쪽으로 서서히 이동 한다.
K	L
Moving skin of scalp 손가락(4지)으로 두피를 누르면서 당겨준다.	Turn head and repeat

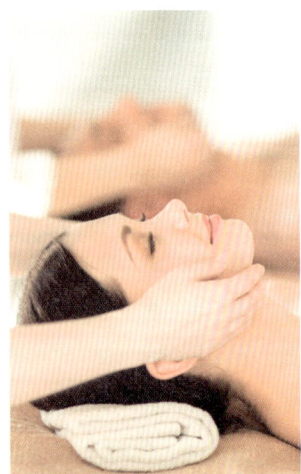

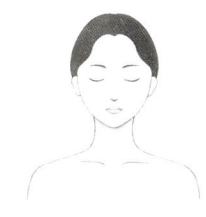

M	N
Fingers through hair	Pulling hair
손가락으로 머리카락을 빗질하듯 쓸어내린다.	머리카락을 한 줌씩 쥐고 살짝 잡아 당긴다.

O	
Hold / release head	
양손으로 머리를 가볍게 감싸고 잠시 멈춘 후 서서히 손을 뗀다.	

9. 마무리

Finishing
Long stroke/Aura massage
▼
Hold shoulders, hips, knees, and ankles

머리와 얼굴의 마사지가 완전히 끝나면 고객의 관자놀이 양 옆에 양 손을 가볍게 내려놓고 잠깐 동안 그대로 있는다. 다음으로 서서히 양 손을 고객의 머리에서 매우 서서히 떼어 낸다. 이때 therapist와 고객은 강하게 연결된 느낌을 받을 수 있다.

Finish – Auric sweeps
끝내기 동작으로 고객의 머리에서 발끝까지 한 번에 길고 느린 스트록을 실시한다. 이때 실제로 고객의 몸에 접촉하지는 않는다. 이를 Auric massmge라 한다.

AROMA-
THERAPY
GUIDE

Lesson 10
복부 아로마 스톤 테라피

1 스톤 테라피의 개념

정의

스톤 테라피는 가열 또는 냉각된 돌을 피부 조직에 적용하여 몸과 마음의 균형을 도와주는 마사지의 한 형태이다.

기원

종교적 기원에서 사용되기 시작해서 몸과 마음의 치유를 위해 활용된 스톤의 역사는 수천 년을 거슬러 올라간다. 중국에서는 2,000여 년 전 장기의 기능을 향상시키는 수단으로 가열된 돌을 사용하였고 아메리카, 아프리카, 유럽, 이집트, 인도 등지에서 치료를 위해 사용되었다.

재료

화산활동으로 생성된 화성암의 일종인 현무암이 주로 사용된다. 현무암은 지하 100km 이상에서 1200~1400℃에서 마그마가 용출된 것으로 마그네슘, 철과 같은 각종 미네랄이 풍부하다. 지표에서 냉각되면서 보통 표면에 크고 작은 구멍들이 생성되는데, 이러한 현상은 열을 유지하는데 도움이 된다. 내부에 미세한 구멍이 많을수록 좋은 재료가 되며, 가열하거나 차갑게 해서 피부에 응용한다. 보통의 경우 스톤을 데우는 워머기를 활용하며, 온도는 최대 55℃ 정도까지로 필요에 따라 가감한다. 온도가 높은 스톤을 사용할 때는 피부표면에 직접 닿지 않도록 수건 등을 사용해 화상에 유의한다.

효과

① 체온을 상승시키고 일정시간 유지시키는 온열효과가 있다.
② 차가운 스톤을 사용할 경우 진정 및 수렴효과가 있다.
③ 순환계를 자극하고 자가 치유를 촉진한다.
④ 통증을 경감시키며, 근육경련을 완화하는데 도움이 된다.

⑤ 모세혈관을 확장시켜 혈액순환과 세포조직 활성화에 도움을 주며, 노폐물 및 독소를 배출하는데 도움이 된다.
⑥ 근육을 부드럽게 이완하고 스트레스 해소효과가 있다.

2 적용 아로마 오일

▍효과적인 아로마 오일

- 라벤더(Lavender) : 이완효과(진정작용)(cnnard, 1994)
- 주니퍼(Juniper) : 수분정체 및 월경증후군에 도움 (buckingham, 2000)
- 제라늄(Geranium) : 호르몬밸런스 조절 및 순환촉진

▍블랜딩(blending) 방법

베이스 오일 (Base oil)	에센셜 오일 (Essential oil)
호호바 오일 (Jojoba Oil)	라벤더(Lavender) 주니퍼(Juniper) 제라늄(Geranium)
20㎖ (에센셜 오일 2% 희석)	1방울 0.05㎖ 정도이므로 총 8방울 필요 예) 라벤더(2방울) + 주니퍼(3방울) + 제라늄(3방울)

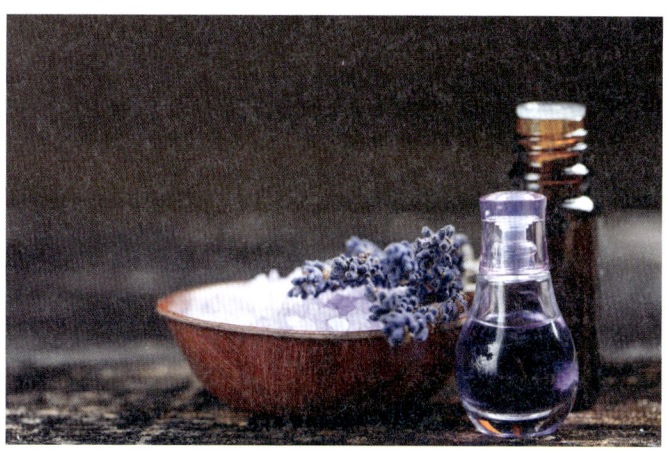

방법

경혈점에 올려놓는 방법

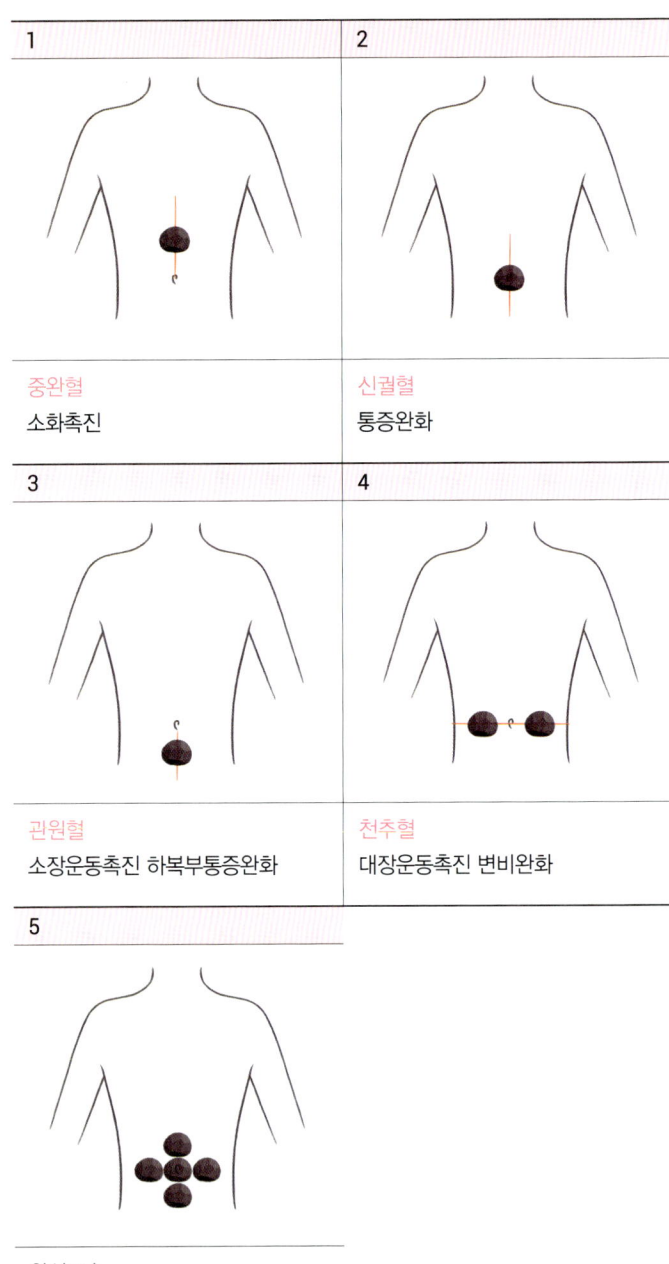

1. 중완혈 — 소화촉진
2. 신궐혈 — 통증완화
3. 관원혈 — 소장운동촉진 하복부통증완화
4. 천추혈 — 대장운동촉진 변비완화
5. 완성모습

아로마 스톤 매뉴얼테크닉 방법

1
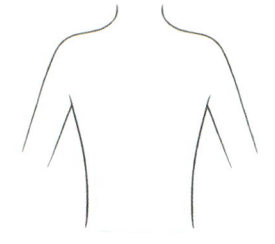
매뉴얼테크닉 시행에 앞서 배꼽을 중심으로 복부 전체에 온습포를 적용한다.

2
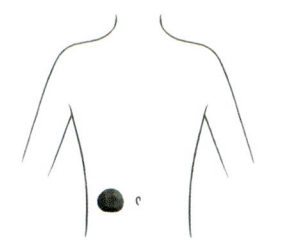
블랜딩된 오일을 복부 전체에 가볍게 도포한후 온스톤 한 개를 준비한다.

3
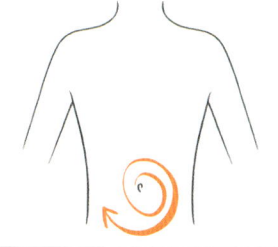
스톤을 가볍게 쥐고 위에 한손을 포갠후 배꼽주변을 크게 원을 그린다. 이 때 처음에는 가볍고 부드럽게 그려주고, 이후 조금 강하게 해준다. 약→강→약의 순서로 리듬감있게 시행한다.

4
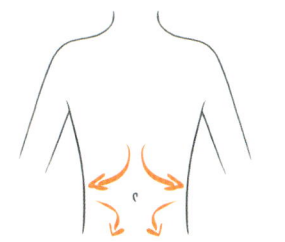
갈비뼈(늑골)를 따라 왼쪽, 오른쪽을 차례로 옆구리쪽으로 쓸어내리는 동작을 해준후 옆구리에서 아래 치골방향으로 쓸어내린다. 이때 뼈를 자극하지 않도록 주의한다.

5
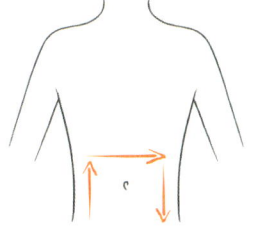
상행, 횡행, 하행결장을 차례로 지긋이 누르듯 쓸어준다.

6
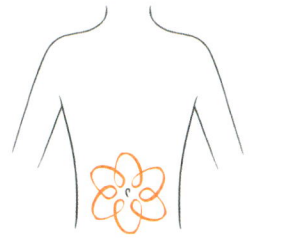
스톤을 약간 세워서 배꼽주변을 시계방향으로 작게 원회전하며 굴려준다. 이 때 뭉치고 단단한 곳은 풀어주어야하며 아래 소장 부위는 다소 깊게 눌러 좋은 자극을 주는데 천천히 시행하는 것이 중요하다.

7	8
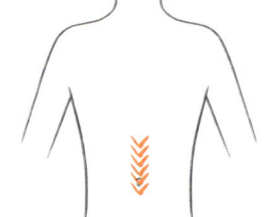	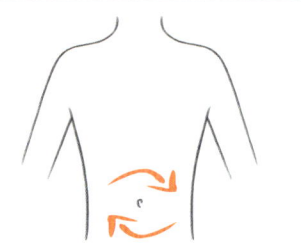
사용하던 한 개의 스톤을 새로운 스톤 두 개로 교체하여 칼돌기 아래에서 치골방향으로 수직으로 교차하며 세로방향으로 쓸어준다. 여러차례 반복한다.	배꼽을 중심으로 상복부와 하복부를 지긋이 누르듯 교차하며 반복하여 반원을 그려준다.

9	10
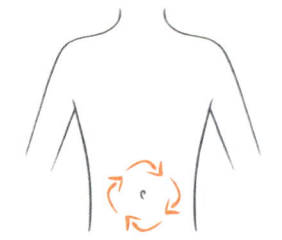	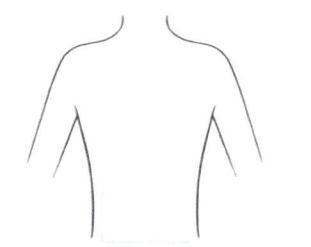
복부전체를 부드러운 동작으로 크게 원그리듯 매뉴얼테크닉 해준다. 여러차례 반복한다.	마지막에 온습포로 마무리한다.

참고문헌

https://www.amtamassage.org(검색어 stone massage 검색일 16.11.2)
http://www.wikihow.com(검색어 hot stone massage 검색일 16.11.2)
http://www.encyclopedia.com(검색어 stone massage 검색일 16.11.1)
임상아로마요법, 김명자 외 6인 옮김, 정문각, 2005

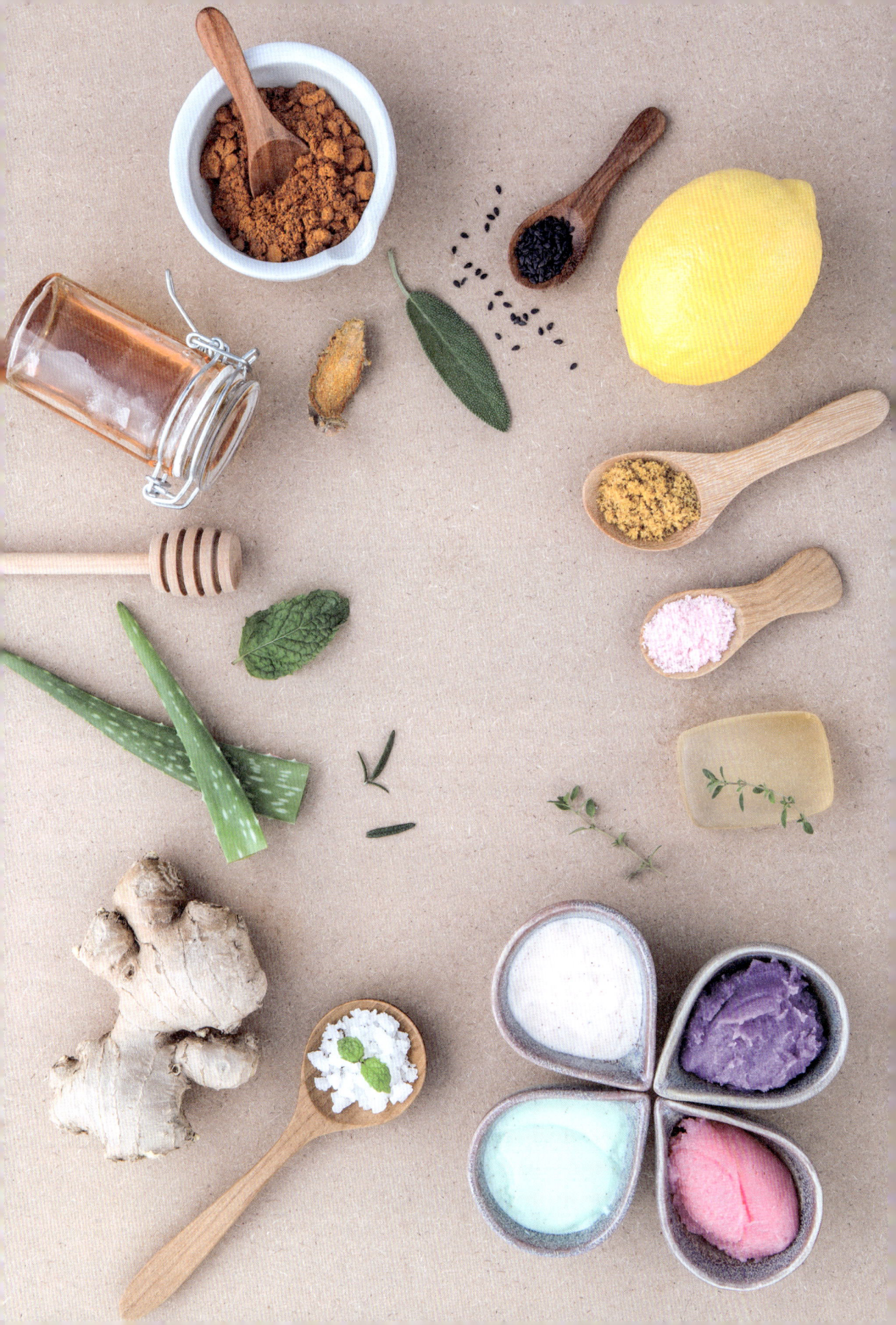

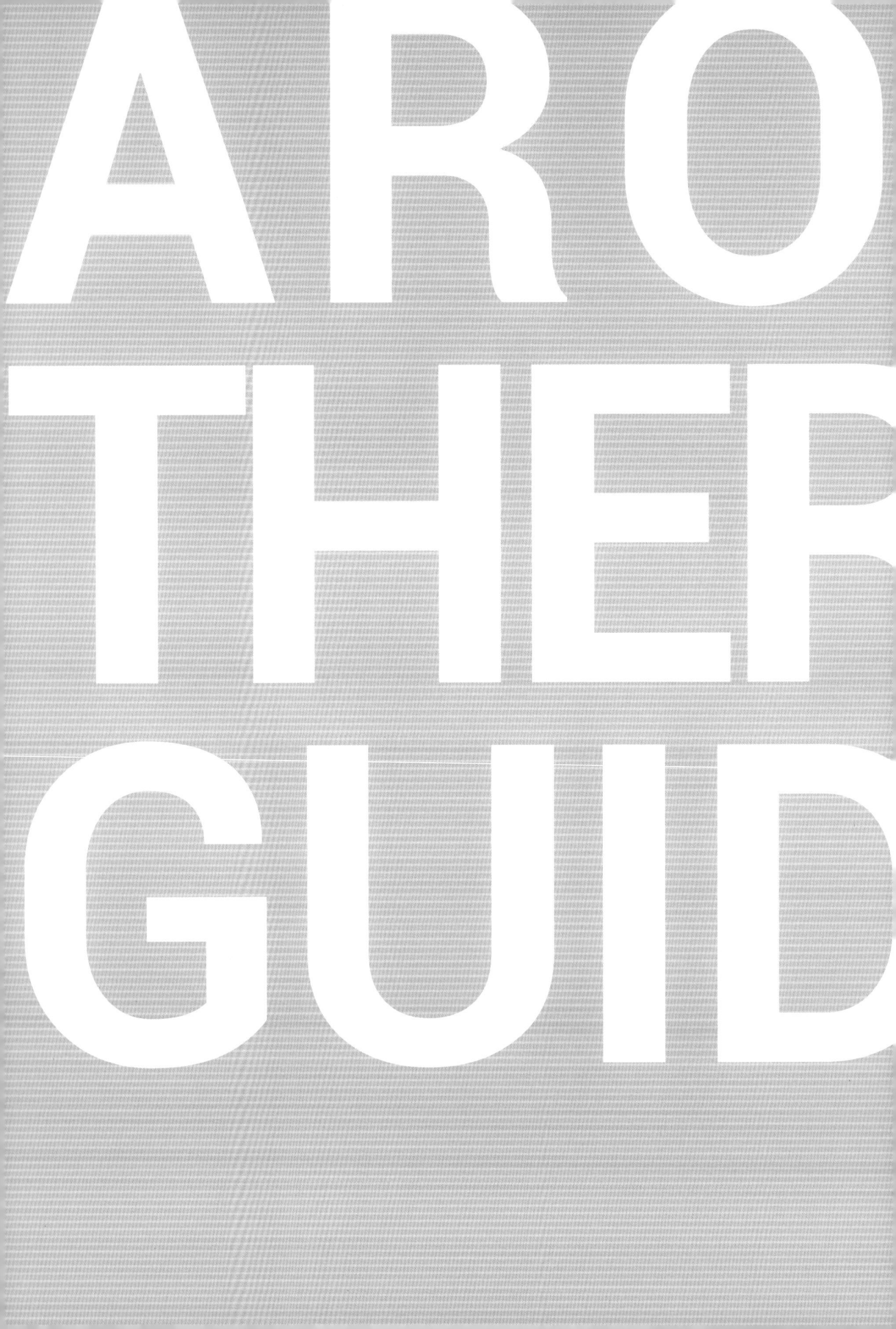

MA-APY

Lesson 11
아로마테라피스트 자격증 문제집

문제 1 알콜보다 강한 살균력을 지니며 OH(수산기)를 가지고 있다. 또한 과량사용 시 피부염증을 유발할 수 있는 화학성분은?

① 알데하이드
② 케톤
③ 페놀
④ 에스테르

문제 2 Myrtaceae(도금양과)이며 호주가 원산지이고, 코알라가 잎을 먹는 것으로도 유명하며 감기, 비염, 호흡기 질환에 효과가 있는 오일은?

① 레몬
② 티트리
③ 유칼립투스
④ 클로브 버드

문제 3 Lavandula angustifolia는 라벤더의 학명으로 앞에 쓰인 것은 식물학적 분류상 무엇인가?

① 종
② 속
③ 과
④ 목

문제 4 Foeniculum vulgare는 어떤 오일의 학명인가?

① Jasmine
② Cypress
③ Geranium
④ Fennel

문제 5 다음 중 호호바 캐리어 오일에 대한 설명으로 옳지 않은 것은?

① 호호바 오일의 구조는 피부의 피지와 거의 유사해서 다른 오일들보다 쉽게 피부에 흡수된다.
② 호호바 오일은 황금빛 고체왁스이다.
③ 학명은 Simmondsia chinensis이다.
④ 피부와 헤어의 보습에 효과가 있다.

문제 6 다음 중 Rosehip(로즈힙) 캐리어 오일에 대한 설명으로 틀린 것은?

① 세포 재생 촉진
② 수증기 증류법에 의해 얻어진다.
③ 노화 피부에 효과가 있다.
④ 수분공급에 효과적이며 ph 발란스를 조절해준다.

문제 7 아로마 임상 교과서인 "The Practice of Aromatherapy"의 저자는?

① 가테포세
② 쟝 발렛
③ 마가렛 모리
④ 아비세나

문제 8 현대 아로마테라피에 중요한 영향을 미친 3대 인물이 아닌 사람은?

① 가테포세
② 쟝 발렛
③ 갈렌
④ 마가렛 모리

문제 9 현대 아로마테라피에 영향을 끼친 인물로 피부재생에 오일을 사용하고 "The Secret of Life and Youth"라는 책을 발간한 사람은?

① 니콜라스 쿨페러
② 아비세나
③ 쟝발렛
④ 마가렛 모리

문제 10 다음 중 식물의 추출부위와 추출방법이 잘못된 것은?

① 로즈마리(잎) – 수증기 증류법
② 로즈 엡솔루트(꽃) – 용매추출법
③ 레몬(껍질) – 냉압착법
④ 페퍼민트(잎) – 용매추출법

문제 11 다음 중 미들노트에 해당하지 않는 오일은?

① 라벤더
② 제라늄
③ 샌달우드
④ 캐모마일

문제 12 캐모마일에 대한 설명으로 옳지 않은 것은?
① 아이들이 사용해도 안전한 오일이다.
② 캐모마일 저먼은 카마쥴렌 성분으로 인해 블루색을 띤다.
③ 민감성 피부에 효과가 있다.
④ 활력과 자극을 주는 오일이다.

문제 13 진정과 안정성이 탁월하며 ~yl ~ate로 끝나는 성분은?
① Monoterpene
② Aldehyde
③ Oxide
④ Ester

문제 14 광독성이 있어 주의해야 하는 오일을 고르시오.
① 버가못
② 라벤더
③ 유칼립투스
④ 로즈마리

문제 15 다음 중 Bergamot 오일에 대한 설명으로 틀린 것은?
① 방광염과 요도염에 효과를 발휘한다.
② 건성 피부에 효과가 크다.
③ 우울, 불안 등의 정서적인 문제에 효과가 있다.
④ 감광성이 있다.

문제 16 좋은 에센셜 오일을 선택하는 방법으로 옳지 않은 것은?
① 투명병에 에센셜 오일이 담겨있는 지를 확인한다.
② 식물의 학명, 원산지, 추출부위, 추출 방법이 기록되어 있는 지를 확인한다.
③ 제조년월일 또는 유통기한이 표시되어 있는지를 확인한다.
④ 순도 100%의 천연 에센셜 오일인지 확인한다.

문제 17 다음 중 에센셜 오일의 주의사항으로 잘못된 것은?
① 의사의 처방 없이 에센셜 오일을 복용해서는 안 된다.
② 피부에 적용할 때에는 희석하지 않고 원액 그대로 사용한다.
③ 에센셜 오일은 모두 피부와 점막을 자극할 수 있으므로 주의해야 한다.
④ 버가못 등 시트러스 계열의 오일은 감광성에 주의한다.

문제 18 에센셜 오일의 보관방법으로 잘못된 것은?
① 어린이의 손이 닿지 않는 곳에 보관한다.
② 열, 빛 등으로부터 차단하기 위해 갈색, 녹색, 파란색 등의 차광기능이 있는 유리병에 보관해야 한다.
③ 직사광선을 피해 통풍이 잘되는 어둡고 차며 건조한 곳에 오일 병을 세워 보관한다.
④ 습기가 있는 욕실 등에 에센셜 오일을 보관하면 좋다.

문제 19 에센셜 오일 70방울은 약 몇 ml인가?
① 0.5ml
② 1.5ml
③ 2.5ml
④ 3.5ml

문제 20 스위트아몬드오일 몇 ml에 로즈마리 40방울을 떨어뜨리면 1%로 희석되는가?
① 50ml
② 100ml
③ 200ml
④ 10ml

문제 21 호호바 캐리어 오일 30ml에 라벤더오일 몇 방울을 희석하면 3%가 되는가?
① 10방울
② 12방울
③ 15방울
④ 18방울

문제 22 아로마 립밤을 만들 때 필요 없는 재료는?
① 쉐어 버터
② 호호바 오일
③ 비즈왁스
④ 에탄올

문제 23 아로마 향수를 만들 때 필요하지 않은 재료는?
① 에탄올
② 솔루빌라이저
③ 쉐어버터
④ 에센셜 오일

문제 24 아로마 스프레이를 만들 때 준비하는 도구가 아닌 것은?
① 100ml 비커
② 스파츌라
③ 핫 플레이트
④ 저울

문제 25 호흡기 스프레이를 만들 때 들어가는 에센셜 오일이 아닌 것은?
① Lavender(라벤더)
② Eucalyptus(유칼립투스)
③ Peppermint(페퍼민트)
④ Ylangylang(일랑일랑)

문제 26 마사지오일을 만드는 방법이 아닌 것은?
① 가용화제를 비커에 계량한다.
② 베이스오일을 비커에 계량한다.
③ 에센셜 오일을 넣고 유리막대로 저어준다.
④ 용기에 담고 스티커를 붙인다.

문제 27 탈모에 좋은 오일끼리 묶여 있는 것은?
① 페퍼민트-로즈마리-오렌지 스위트
② 시더우드-로즈마리-일랑일랑
③ 시더우드-마조람-오레가노
④ 사이프러스-시다우드-펜넬

문제 28 다음 중 내용이 바르게 쓰여진 것은?
① 연고를 만들 때 캐리어 오일과 비즈왁스의 비율은 5:1 이다.
② 어린이용 립밤과 성인용 립밤의 에센셜 오일의 함량은 동일하다.
③ 립밤을 만들 때 캐리어 오일과 쉐어버터를 반드시 각기 다른 용기에 녹여야한다.
④ 비즈왁스는 60도에서 완전히 녹는다.

문제 29 연고를 만들 때 통상적인 에센셜 오일의 함량은?
① 3%
② 5%
③ 10%
④ 15%

문제 30 안티스트레스 향수 만들 때 들어가지 않는 재료는?
① 무수에탄올
② 에센셜 오일
③ 네롤리 워터
④ 전나무 워터

문제 31 스킨토너 만들 때 피부타입과 에센셜 오일의 짝이 가장 잘 맞는 것은?
① 정상피부 – 티트리, 페퍼민트
② 여드름, 지성피부 – 로즈우드, 라벤더
③ 넓은 모공 – 사이프러스, 제라늄
④ 민감 – 티트리, 시더우드

문제 32 여드름, 지성피부와 어울리지 않는 에센셜 오일은?
① 프랑킨센스
② 버가못
③ 티트리
④ 시더우드

문제 33 모기, 벌레퇴치에 사용되는 에센셜 오일이 아닌 것은?
① 레몬그라스
② 시나몬
③ 제라늄
④ 마조람

문제 34 순환촉진, 독소배출에 사용되는 에센셜 오일이 아닌 것은?

① 레몬
② 그레이프룻
③ 쥬니퍼베리
④ 만다린

문제 35 립밤을 만드는 방법이 아닌 것은?

① 캐리어 오일, 쉐어버터, 비즈왁스를 비커에 계량한다.
② 핫플레이트나 중탕기를 이용해 베이스재료(오일, 버터, 왁스)를 녹인다.
③ 수상층을 계량한 후 베이스재료와 잘 혼합한다.
④ 굳기 전에 용기에 부은 후 굳혀서 사용한다.

문제 36 다음 재료 중 스킨토너에 사용하는 보습제가 아닌 것은?

① 히알루론산
② 올리브리퀴드
③ 감마 PGA
④ 글리세린

문제 37 소나무과에 속하며 강한 방부효과로 비뇨기 감염이나 모발관리에 많이 사용되는 에센셜 오일은?

① Citrus paradisii
② Anthemis nobilis
③ Cedrus atlantica
④ Salvia sclarea

문제 38 Cupressus sempervirens라는 학명을 가지고 있으며 수렴효과가 뛰어나 부종, 비만관리에 많이 사용되는 오일은?

① Cedarwood
② Frankincense
③ Cypress
④ Eucalyptus

문제 39 거담작용 효과가 있는 Oxide(1,8 cineole)성분을 함유하고 있지 않은 오일은?

① Eucalyptus
② Rosemary
③ Tea Tree
④ Geranium

문제 40 Bergamot, Grapefruit, Orange 등이 속하는 식물과는?

① Santalaceae
② Rosaceae
③ Rutaceae
④ Pinaceae

문제 41 다음 중 Compositae(국화과)에 속하지 않는 식물은?

① Chamomile
② Calendula
③ Pine
④ Yarrow

문제 42 다음 중 Lamiaceae(꿀풀과)에 속하지 않는 식물은?

① Lavender
② Rosemary
③ Peppermint
④ Eucalyptus

문제 43 다음 중 Grapefruit(자몽)에 대한 설명으로 틀린 것은?

① 다이어트에 좋은 오일이다.
② 스트레스, 우울증 등을 해소시키며 중추신경의 균형을 유지해 기분 장애를 조절하고 행복감을 주는 오일이다.
③ 학명은 Citrus sinensis이다.
④ 소화기관에 정화, 강장 효과를 가지며 림프액 분비를 돕는다.

문제 44 주로 resin(수지)에서 많이 추출되며 프랑킨센스, 몰약 등이 속해 있는 Plant Family는?

① Myrtaceae
② Burseraceae
③ Annomaceae
④ Compositae

문제 45 다음 중 Chemotype에 대한 설명으로 옳지 않은 것은?

① Chemotype은 같은 식물 종에 분포하더라도 서로 다른 아로마 분자를 가진다.
② 날씨, 토양, 조사량 등에 따른 영향을 받는다.
③ Eucalyptus 오일도 Chemotype을 갖는다.
④ Chemotype의 대표적 오일로는 Rosemary, Thyme 등이 있다.

문제 46 다음 중 Monoterpene에 속하는 성분이 아닌 것은?

① Limonene
② α-pinene
③ Sabinene
④ Menthone

문제 47 다음 중 Aldehyde의 특징이 아닌 것은?

① 혈압을 높인다.
② 항염작용
③ 진정 작용 탁월
④ 살균 효과

문제 48 다음 중 추출부위가 다른 에센셜 오일은?

① 로즈 오또
② 캐모마일 로만
③ 네롤리
④ 프랑킨센스

문제 49 다음 중 수지에서 추출하는 에센셜 오일이 아닌 것은?

① 프랑킨센스
② 샌달우드
③ 몰약
④ 벤조인

문제 50 다음 중 추출방법이 다른 에센셜 오일은?

① 라벤더
② 멜리사
③ 라벤사라
④ 그레이프후룻

문제 51 고대 그리스 시대 인물로 수많은 의용식물에 대한 저서를 남기고 의사들의 도덕적 자질의 중요성에 대한 선서를 남긴 인물은?

① 파피루스
② 아비세나
③ 니콜라스 쿨페퍼
④ 히포크라테스

문제 52 쿨링시스템을 개발하여 증류법을 발견한 아랍 의사는?

① 히포크라테스
② 디오스코리데스
③ 아비세나
④ 니콜라스 쿨페퍼

문제 53 식물약제를 대체요법으로 대중이 사용할 수 있도록 저술한 『Herbal』책을 발간한 사람의 이름은?

① 아비세나
② 니콜라스 쿨페퍼
③ 갈렌
④ 디오스코리데스

문제 54 다음 중 아로마테라피의 특징이 아닌 것은?

① 효능의 다양성과 간편성
② 치료와 면역력 강화
③ 전인적 치유
④ 부작용이 많은 치료법

문제 55 다음 중 에센셜 오일의 특성이 아닌 것은?

① 휘발성정유이다.
② 광, 열, 산소 및 습기에 의해 변한다.
③ 물에도 쉽게 용해 된다.
④ 전혀 다른 식물이 비슷한 향을 가지기도 한다.

문제 56 다음 중 에센셜 오일의 전반적 특성을 잘못 설명한 것은?
① 같은 성분이 있는 에센셜 오일은 향도 같다.
② 어떤 에센셜 오일은 1~2개의 튀는 분자에 의해 좌우되기도 한다.
③ 화학성분은 식물 이름이나 학명에서 유래되기도 한다.
④ 화학성분의 끝 단어가 어떤 그룹에 속하는지를 가리키는 경우가 많다.

문제 57 허브 식물별 에센셜 오일 수확량(1kg)이 잘못된 것은?
① 유칼립투스(잎)-10kg
② 로즈(꽃)-4,000kg
③ 라벤더(꽃)-50kg
④ 캐모마일(꽃)-1,000kg

문제 58 유칼립투스(잎) 몇 kg을 증류해야 1kg의 오일을 얻을 수 있는가?
① 5kg
② 10kg
③ 50kg
④ 100kg

문제 59 캐모마일(꽃) 몇 kg을 증류해야 캐모마일 오일 1kg을 얻을 수 있는가?
① 1,000kg
② 3,000kg
③ 4,000kg
④ 7,000kg

문제 60 꿀풀과에 속하며 신경 이완 및 여성 호르몬 조절의 효과가 있는 에센셜 오일의 학명은?
① Anthemis nobilis
② Salvia sclarea
③ Foeniculum vulgare
④ Lavandula angustifolia

문제 61 국화과에 속하며 신경이완 및 피부 진정효과가 뛰어난 에센셜 오일은?
① Lavandula angustifolia
② Anthemis nobilis
③ Boswellia carterii
④ Eucalyptus globulus

문제 62 다음 중 강한 항균, 소독, 감염에 뛰어난 특성을 갖고 있는 Plant Family는?
① Annomaceae
② Compositae
③ Rutaceae
④ Myrtaceae

문제 63 다음 중 용매 추출법으로 추출되는 오일은?
① 멜리사
② 티트리
③ 버가못
④ 자스민 앱솔루트

문제 64 거의 80%이상의 에센셜 오일이 이 방법에 의하여 추출되어지며, 경제적이고 대량으로 오일을 얻을 수 있는 추출 방법은?
① 압착법
② 수증기 증류법
③ 용매 추출법
④ 냉침법

문제 65 다음 중 압착법으로 추출되는 오일이 아닌 것은?
① 레몬
② 버가못
③ 네롤리
④ 오렌지 스위트

문제 66 같은 식물군(Family)의 에센셜 오일이 아닌 것은?
① Citrus bergamia
② Mellisa officinalis
③ Lavandula angustifolia
④ Thymus vulgaris

문제 67 같은 식물군(Family)의 에센셜 오일이 아닌 것은?

① Palmarosa(팔마로사)
② Lemongrass(레몬그라스)
③ Vetiver(베티버)
④ Jasmine(자스민)

문제 68 같은 식물군(Family)의 에센셜 오일이 아닌 것은?

① Coriander(코리안더)
② Fennel(펜넬)
③ Lavender(라벤더)
④ Angelica(안젤리카)

문제 69 다음 중 맞으면 O, 틀리면 X로 답하시오.

자스민오일은 자궁수축을 강화하고 통증을 완화시켜주므로 임신초기에 사용 가능하다.

① O
② X

문제 70 다음에 대해 맞으면 O, 틀리면 X로 답하시오.

Ginger(생강)오일은 위통, 소화불량, 가스, 식욕 부진 등의 소화 장애를 해소하고 설사, 구토증 등에 사용된다.

① O
② X

문제 71 다음에 대해 맞으면 O, 틀리면 X로 답하시오.

제라늄 오일은 체액 정체를 해소하고 노폐물을 제거해서 비만에도 도움을 주며 생리전증후군, 생리장애, 폐경기장애에도 효과적이다.

① O
② X

문제 72 시트러스 계열(오렌지, 레몬 등)을 추출할 때 사용하는 추출방법은?

① 수증기 증류법
② 용매 추출법
③ 압착법
④ 이산화탄소 추출법

문제 73 에센셜 오일의 기본구성 원소가 아닌 것은?

① C
② H
③ O
④ K

문제 74 다음에 대해 맞으면 O, 틀리면 X로 답하시오.

에센셜 오일은 식물의 2차 대사과정 중 유기광물 복합체의 효소반응에 의해 생성된다.

① O
② X

문제 75 에센셜 오일의 주성분이 아닌 것은?

① 모노테르펜
② 세스퀴테르펜
③ 알카로이드
④ 페닐프로판

문제 76 에센셜 오일 중 테르펜의 중요한 기본탄소사슬 단위인 이소프렌의 분자식은?

① C5H5
② C3H8
③ C8H8
④ C5H8

문제 77 다음 중 화합물의 종류와 이소프렌 단위가 다르게 짝지어진 것은?

① 세스퀴테르펜 – 3개
② 디테르펜 – 8개
③ 모노테르펜 – 2개
④ 트리테르펜 – 6개

문제 78 다음 중 모노테르펜 성분이 아닌 것은?
① 카마줄렌
② 리모넨
③ 미르센
④ 피넨

문제 79 증류 시 모노테르펜의 농도에 영향을 주는 요인과 다른 것은?
① 증류 시 물의 Ph
② 증류 시 물의 온도
③ 증류 시 기압
④ 증류시간

문제 80 모노테르펜의 종류와 함유된 에센셜 오일이 다른 것은?
① 알파피넨 : 파인, 사이프러스
② 리모넨 : 레몬, 오렌지
③ 미르센 : 로즈우드, 샌달우드
④ 캄펜 : 로즈마리, 진저

문제 81 다음은 어떤테르펜 성분에 대한설명인가?

감귤계 오일의 주성분이고 파인에도 함유되어 있으며 항균.진통.항바이러스 작용이 우수하다.

① 알파피넨
② 베타 피넨
③ 리모넨
④ 멘톨

문제 82 다음 중 세스퀴테르펜 성분이 아닌것은?
① 헬리오트로핀
② 비사볼렌
③ 카마쥴렌
④ 케리오필렌

문제 83 다음은 어떤 성분에 대한 설명인가?

페퍼민트의 주성분이며 혈관을 열어주어 시원감을 주어 근육통, 두통 등에 효과적이다.

① 리모넨
② 멘톨
③ 리나롤
④ 리나롤아세테이트

문제 84 다음 중 리나롤이 주성분이 아닌 에센셜 오일은?
① 라벤더
② 클라리세이지
③ 코리안더
④ 사이프러스

문제 85 에스테르 성분 중 자스민과 일랑일랑의 주성분은?
① 라나릴 아세테이트
② 벤질 아세테이트
③ 제라늄 아세테이트
④ 벤질 벤조이트

문제 86 다음 중 페놀 성분이 아닌 것은?
① 제라니올
② 카바크롤
③ 티몰
④ 유게놀

문제 87 벤젠고리에 수산기(OH)가 결합되어 있고 수용액을 석탄산이라 부르고 살균특성이 강한 성분은?
① 테펜
② 멘톨
③ 페놀
④ 알콜

문제 88 산화물(옥사이드)로 가래를 나오게 하는 성분이며 유칼립투스의 주성분은?

① 리모넨
② 리나롤
③ 리나릴아세테이트
④ 1,8-시네올

문제 89 다음 중 알데하이드 성분인 시트로네랄이 함유되지 않은 에센셜 오일은?

① 시트로넬라
② 캐모마일
③ 레몬그라스
④ 멜리사

문제 90 버가못 오일 등에 함유되어 감광성을 일으켜 피부 알레르기를 유발하는 물질은?

① 알콜
② 알데하이드
③ 락톤
④ 에스테르

문제 91 다음 설명이 맞으면 O, 틀리면 X 하시오

> 3개의 이소프렌 결합으로 이루어져 있고 적어도 하나의 탄소 이중결합(C = C)을 가지고 있으며 수소원자의 개수에 따라 다양한 물질로 된다. -ene으로 끝난다. 이를 모노테르펜이라 한다.

① O
② X

문제 92 다음 설명이 맞으면 O, 틀리면 X 하시오

> 알콜 성분은 신경 강화제 역할로 인해 스트레스에 효과적인데 그 이유는 내분비 신경계에 작용하여 면역체계에 영향을 미쳐 진정효과를 발휘하는 것이다. 리나롤을 가지고 있는 에센셜 오일은 라벤더, 코리안더, 클라리 세이지, 로즈우드, 타임 오일이다.

① O
② X

문제 93 다음에 대해 맞으며 O, 틀리면 X로 답하시오.

> 네롤리(Neroli)는 비터 오렌지의 꽃을 수증기 증류하여 얻어진 순수 에센셜 오일이다.

① O
② X

문제 94 다음에 대해 맞으면 O, 틀리면 X로 답하시오.

> 로즈(Rose)는 '꽃의 여왕'으로 알려져 있으며 여성을 위한 최고의 오일로 자궁강장, 우울증, 긴장, 불안, 스트레스에 효과가 있다.

① O
② X

문제 95 다음에 대해 맞으면 O, 틀리면 X로 답하시오.

> Rosemary는 '바다의 이슬'이라는 어원을 가지고 있고 정신, 육체적 피로에 도움이 되므로 주로 고혈압에 사용하면 효과가 있다.

① O
② X

문제 96 다음에 대해 맞으면 O, 틀리면 X로 답하시오.

> Aniba rosaedora라는 학명을 가진 오일은 원산지가 브라질이며, 신체의 면역력을 활성화시키고, 또한 중추신경계를 흥분시켜 저혈압에 탁월한 효과가 있는 오일이다.

① O
② X

문제 97 다음에 대해 맞으면 O, 틀리면 X로 답하시오.

> Santalum album이란 학명을 가진 오일은 나무의 수지부위에서 오일을 추출하고 원산지가 브라질이며, 예로부터 명상에 좋은 오일로 알려져있다.

① O
② X

문제 98 맞으면 O, 틀리면 X로 답하시오.

> 예수님이 탄생하실때 동방박사의 세가지 선물 중 하나였으며, 고대 이집트인들이 매일 정오에 태양 숭배의식으로 피우기도 하고 방부제로도 많이 사용한 오일은 몰약(Myrrh)이다.

① O
② X

문제 99 맞으면 O, 틀리면 X로 답하시오.

> 삼림 향기가 나는 파인(Pine) 오일은 정신적 피로에 효과가 있고 근육통, 폐와 기관지 등에도 효과가 좋은 오일이다.

① O
② X

문제 100 맞으면 O, 틀리면 X로 답하시오.

> 에센셜 오일과 캐리어 오일의 대표적인 차이점으로는 휘발성과 추출 부위에 따른 추출방법 등이 있다.

① O
② X

문제 101 맞으면 O, 틀리면 X로 답하시오.

> 우리가 배운 에센셜 오일 중 대표적인 흙냄새를 지니고 있는 오일로는 베티버, 파촐리 등이 있다.

① O
② X

문제 102 5살된 여자 아이가 심한 아토피를 겪고 있는데, 가장 좋은 마사지 오일 블랜딩과 비율로 옳은 것은?

① 호호바 30ml+ 이브닝프림로즈 20ml + 라벤더 10방울 + 로즈마리 30방울 + 타임 20방울
② 호호바 40ml+ 이브닝프림로즈 10ml + 라벤더 5방울 + 샌달우드 3방울 + 캐모마일 저먼 2방울
③ 호호바 40ml + 이브닝프림로즈 10ml + 캐모마일 저먼 10방울 + 라벤더 25방울 + 캐모마일 로만15방울
④ 호호바 오일 40ml + 칼렌쥴라 오일 10ml + 라벤더 10방울 + 멜리사 20방울 + 캐모마일 로만 20방울

문제 103 가볍고 많이 oily하지 않아 스포츠 마사지오일이나 목욕 오일을 만들 때 좋은 캐리어 오일은?

① Olive oil
② Jojoba oil
③ Grapeseed oil
④ Sweet Almond oil

문제 104 감마 리놀레닉산을 많이 함유하고 있어서 혈액내 콜레스테롤 수치를 낮추어주며 여성 호르몬 조절 기능도 갖고 있는 캐리어 오일은?

① 아보카도 오일
② 호호바 오일
③ 이브닝프림로즈 오일(달맞이꽃오일)
④ 아프리코트 커넬오일(살구씨오일)

문제 105 건조, 노화, 예민 피부에 적합하며 산후 좌욕이나 개인위생 뒷물로도 좋은 플로럴 워터는?

① 라벤더 워터
② 로즈 워터
③ 캐모마일 워터
④ 네롤리 워터

문제 106 과육에서 오일을 추출하며 '숲의 버터'로 알려질 만큼 보습효과가 우수하고 점도가 강한 캐리어 오일은?

① Apricot kernel oil(아프리코트거넬오일)
② Avocado oil(아보카도오일)
③ Wheatgerm oil(윗점오일)
④ Carrot oil(캐럿오일)

문제 107 다음 중 추출방법이 다른 캐리어 오일은?

① 아보카도 오일
② 호호바 오일
③ 이브닝프림로즈 오일(달맞이꽃오일)
④ 칼렌쥴라 오일

문제 108 오렌지의 약 20배의 비타민C 함유와 피부 재생기능이 탁월한 캐리어 오일은?

① Olive oil
② Rosehip oil
③ Grapeseed oil
④ Sweet Almond oil

문제 109 비타민A, E 함유가 높아 피부보습과 천연 항산화제 역할을 하는 캐리어 오일은?

① Olive oil
② Rosehip oil
③ Grapeseed oil
④ Wheat germ oil

문제 110 수렴작용이 있어서 부종, 관절염 등에 사용하면 좋은 플로럴 워터는?

① 위치하젤 워터
② 캐모마일 워터
③ 라벤더 워터
④ 로즈마리 워터

문제 111 오렌지 꽃에서 추출하였으며 여성 피부 토너로 사용하기 탁월한 플로럴 워터는?

① Rose Water
② Chamomile Water
③ Neroli Water
④ Cornflower Water

문제 112 맞으면 O, 틀리면 X로 답하시오.

> 플로럴 워터는 반드시 에센셜 오일을 생산한다.

① O
② X

문제 113 맞으면 O, 틀리면 X로 답하시오.

> 플로럴 워터는 한 가지 워터로 사용하지만 2~3가지 워터를 블랜딩 하여 사용해도 효과적이다.

① O
② X

문제 114 플로럴 워터의 사용방법 및 효능이 아닌 것은?

① pH 7 이상의 알칼리성으로 피부에 자극적이다.
② 전신에 수시로 뿌려 사용할 수 있다.
③ 피부 정화와 보습의 효능이 있다.
④ 플로럴 워터 자체 소독, 살균의 효과 있다.

문제 115 민감하거나 열이 있는 피부에 사용하면 효과적인 플로럴 워터는?

① 위치하젤 워터
② 캐모마일 워터
③ 라벤더 워터
④ 로즈마리 워터

문제 116 화상 상처에 거즈에 적셔 환부에 올려놓는 방법으로 사용하면 효과적인 플로럴 워터는?

① 위치하젤 워터
② 캐모마일 워터
③ 라벤더 워터
④ 로즈마리 워터

문제 117 헝가리 여왕이 젊음을 유지하기 위해 즐겨 사용했던 플로럴 워터는?
① 콘플라워 워터
② 로즈마리 워터
③ 라벤더 워터
④ 오렌지블라섬 워터

문제 118 다음 중 독소배출효과는 뛰어난 반면, 신장에 자극이 있어서 신장질환에 사용할 때 각별한 주의가 필요한 에센셜 오일은?
① Mentha piperita
② Lavandula angustifolia
③ Juniperus communis
④ Rosmarinus officinalis

문제 119 다음 중 고혈압에 사용하는 오일이 아닌것은?
① Lavender
② Marjoram Sweet
③ Ylangylang
④ Pine

문제 120 다음 중 꽃을 식용(비빔밥 등)으로 많이 사용하는 허브는?
① 로즈마리
② 한련화
③ 라벤더
④ 티트리

문제 121 다음 중 꿀풀과이면서 알데하이드(Aldehyde) 성분을 많이 함유하고 있는 에센셜 오일은?
① 라벤더
② 마조람 스위트
③ 레몬그라스
④ 멜리사

문제 122 다음 중 네롤리에 대한 설명으로 옳지 않은 것은?
① Rutaceae(운향과)이다.
② 원산지는 주로 튀니지, 모로코, 프랑스 등이다.
③ 순수의 상징이며, 항우울 작용이 있다.
④ 임산부의 튼살에는 커다란 효과가 없다.

문제 123 다음 중 라벤더의 주요 성분으로 맞는 것은?
① 리모넨, 피넨
② 리나롤, 리모넨
③ 리나롤, 리나릴아세테이트
④ 리나리아세테이트, 피넨

문제 124 다음 중 라벤더의 특징으로 옳지 않은 것은?
① 어린아이부터 노인까지 안심하고 사용할 수 있는 릴렉스 오일이다.
② 가테포세가 실험중 손에 화상을 입었을 때 사용했던 오일이다.
③ 저혈압, 불면증 등에 아주 효과가 있는 오일이다.
④ 심리적 진정작용으로 불안, 우울증, 두통에도 효과가 있다.

문제 125 다음 중 로즈마리에 대한 설명으로 틀린 것은?
① 삼겹살 구워 먹을때 사용하면 좋다.
② 혈압이 낮은 사람에게는 좋지 않다.
③ 기억력을 증진시키는 효과가 있다.
④ 로즈마리는 케모타입을 가지고 있다.

문제 126 다음 중 로즈에 대한 설명으로 틀린 것은?
① Rose Absolute는 용매추출에 의해 얻어지며 장미향 그대로 향이난다.
② Rose Otto오일은 수증기 증류법에 의해 얻어지며 4톤의 장미꽃으로 1kg의 오일을 얻을 수 있다.
③ 로즈 오일의 원산지는 주로 모로코, 불가리아, 터키 등이다.
④ 좋은 로즈 오일을 얻기 위해서는 낮에 장미를 따서 추출하는 것이 효율적이다.

문제 127 다음 중 리모넨(Limonene) 성분을 많이 함유하지 않은 에센셜 오일은?
① Grapefruit
② Mandarin
③ Lemongrass
④ Orange Sweet

문제 128 다음 중 마조람 스위트의 학명으로 옳은 것은?
① Thymus vulgaris
② Thymus mastichina
③ Origanum marjorana
④ Origaunm oregano

문제 129 다음 중 마조람에 대한 설명으로 틀린 것은?
① 수증기 증류법으로 해서 오일이 얻어진다.
② 라벤더와 마찬가지로 Labiatae(꿀풀과)에 속한다.
③ 불안, 우울증에 그리 효과가 크지 않다.
④ 고혈압 환자에게 추천하면 좋은 오일이다.

문제 130 다음 중 만다린(Mandarin)에 대한 설명으로 맞지 않는 것은?
① 어린이, 임산부, 노인 등이 안전하게 사용할 수 있다.
② 학명은 Citrus reticulata이다.
③ 튼살 예방에 효과가 있다.
④ 스트레스나 우울증에는 특별한 효과가 없다.

문제 131 다음 중 멜리사(Mellisa)에 대한 설명으로 옳지 않은 것은?
① Lemon Balm이라는 허브 식물의 꽃에서 추출한다.
② 수증기 증류법에 의해 얻어진다.
③ 갑작스런 쇼크나 충격에 효과가 있다.
④ 긴장, 불안, 불면에 도움이 된다.

문제 132 다음 중 압착법에 의해 추출되는 오일로 짝지어진 것은?
① Neroli-Lemon
② Orange Sweet-Peppermint
③ Lemon-Lemongrass
④ Grapefruit-Mandarin

문제 133 다음 중 열매에서 추출하는 오일은?
① Lavandula angustifolia
② Juniperus communis
③ Cupressus sempervirens
④ Melaleuca alternifolia

문제 134 다음 중 오렌지 스위트에 대한 설명으로 맞는 것은?
① 학명이 Citrus reticulata이다.
② 탑노트이며 수증기 증류법으로 추출한다.
③ 분위기를 따뜻하게 해주는 오일이다.
④ 임산부가 사용해도 안전한 오일이다.

문제 135 다음 중 오렌지 나무(꽃, 잎, 열매)에서 추출되는 오일이 아닌 것은?
① 오렌지 스위트
② 페티트그레인
③ 네롤리
④ 만다린

문제 136 다음 중 임산부나 어린아이, 노인 등 모두 안전하게 사용할 수 있는 에센셜 오일은?
① Orange Sweet
② Peppermint
③ Mandarin
④ Hyssop

문제 137 다음 중 Juniperus communis(쥬니퍼베리)의 특징으로 맞지 않는 것은?
① 독소 배출효과
② 관절염, 류머티즘
③ 비뇨기계 감염증
④ 진정 작용

문제 138 백리향으로 잘 알려져 있으며 방부, 살균, 기관지염 등에 효과가 뛰어난 에센셜 오일은?

① Mentha piperita
② Rosemarinus officinalis
③ Thymus vulgaris
④ Melaleuca alternifolia

문제 139 다음 중 Mentha piperita(페퍼민트)에 대한 설명으로 옳지 않은 것은?

① 꿀풀과이며 잎에서 추출한다.
② 멘톨, 멘톤 등이 주성분이다.
③ 설사, 소화 불량 등 소화기계통에 크게 효과가 없다.
④ 멀미, 근육통증에도 효과가 크다.

문제 140 다음 중 호흡기 마사지 오일을 만들 때 블랜딩(성인기준)이 가장 잘 된 것은?

① 호호바 10ml+ 유칼립투스 5방울+ 몰약 3방울 + 오렌지 스위트 5방울
② 스위트 아몬드 20ml+ 레몬 3방울 + 페퍼민트 5방울 + 버가못 5방울
③ 호호바 50ml+ 유칼립투스 12방울+ 페퍼민트 10방울+ 파인 8방울
④ 스위트 아몬드 50ml+ 라벤더 10방울+ 페퍼민트 30방울+ 로즈마리 20방울

문제 141 다음 중 화본과로 뿌리에서 에센셜 오일을 추출하며 흙냄새가 나는 오일은?

① 만다린
② 일랑일랑
③ 베티버
④ 로즈마리

문제 142 다음 중 Citrus limonum의 특징으로 맞지 않는 것은?

① 살균, 소독
② 각질 제거, 티눈, 사마귀에 효과
③ 정맥류
④ 아토피 질환

문제 143 다음 중 Gramineae(화본과)에 속하지 않는 식물은?

① Palmarosa
② Vetiver
③ Geranium
④ Lemongrass

문제 144 다음 중 Labiatae(꿀풀과)에 속하지 않는 것은?

① Lavandula angustifolia
② Thymus vulgaris
③ Rosemarinus officinalis
④ Melaleuca alternifolia

문제 145 다음 중 Poaceae(화본과)에 속하는 식물은?

① 레몬
② 로즈마리
③ 베티버
④ 파촐리

문제 146 다음 중 Marjoram Sweet(마조람 스위트)에 대한 내용으로 맞지 않는 것은?

① 혈압에 도움이 되어 저혈압 환자에게 추천할 만하다.
② 신경계를 진정시키는 작용이 있어 불안, 스트레스에 효과가 있다.
③ 관절염, 류머티즘에도 효과가 크다.
④ 불면증, 호르몬성 편두통에 좋은 오일이다.

문제 147 다음 중 Myrrh(몰약)에 대한 설명으로 옳지 않은 것은?

① 감기, 기관지염, 인후통에 효과가 있다.
② 구취, 구강궤양, 잇몸 질환에 효과가 크다.
③ 학명은 Commiphora myrrha이다.
④ 고대 로마인들이 오후에 태양신께 숭배의 식으로 이 향을 피웠다.

문제 148 다음 중 Lemongrass의 특징으로 맞지 않는 것은?
① 제라니알, 네랄 등 알데하이드 성분을 많이 함유하고 있다.
② 소화불량, 헛배부름 등에 사용하고 위의 기능도 강화한다.
③ 근육통증의 완화에도 효과가 있다.
④ 혈압을 높여주는 작용이 있어 저혈압에 효과가 있다.

문제 149 다음 중 Rutaceae(운향과)에 속하지 않는 것은?
① Lemon
② Bergamot
③ Lemongrass
④ Mandarine

문제 150 다음 중 Tea Tree(티트리)가 속하는 식물과(Family)는?
① 꿀풀과
② 화본과
③ 국화과
④ 도금양과

문제 151 레몬그라스의 주요 성분이 포함된 그룹은?
① 알콜
② 에스테르
③ 알데하이드
④ 케톤

문제 152 수증기 증류법으로 추출하는 오일로 맞게 연결된 것은?
① 페퍼민트-레몬
② 로즈마리-로즈 엡솔루트
③ 라벤더-자스민 엡솔루트
④ 페티트그레인-로즈 오또

문제 153 알데하이드 성분을 많이 함유하고 있으면서 모공을 축소하고 위의 기능을 강화하며, 근육의 통증을 완화하는데 효과적인 에센셜 오일은?
① Lavender(라벤더)
② Eucalyptus(유칼립투스)
③ Peppermint(페퍼민트)
④ Lemongrass(레몬그라스)

문제 154 ph 4.7~5.0 으로 처진 피부, 노화피부에 적합하며 특히 피곤하고 지친 눈에 효과가 있는 플로럴 워터는?
① 위치하젤 워터
② 캐모마일 워터
③ 콘플라워 워터
④ 로즈마리 워터

문제 155 마사지 오일 블랜딩을 할 때 캐리어 오일 60ml에 에센셜 오일 몇방울을 떨어뜨려야 3%로 희석되는가?
① 24방울
② 30방울
③ 36방울
④ 40방울

문제 156 에센셜 오일 120방울은 대략 몇 ml인가?
① 5ml
② 5.5ml
③ 6ml
④ 6.5ml

문제 157 에센셜 오일 30ml는 대략 몇 방울이 되는가?
① 400방울
② 500방울
③ 600방울
④ 700방울

문제 158 예로부터 우리 조상들도 사용했던 식물성 오일로 건조, 노화, 민감성 피부에 적합하며 습진, 가려움증에도 효과가 있는 캐리어 오일은?

① Sweet Almond oil
② Jojoba oil
③ Apricot kernel oil
④ Castor oil

문제 159 예전에 뱀에 물렸을 때 해독제로 사용했으며, 수렴작용이 있어서 체액정체나 셀룰라이트에 많이 사용하는 에센셜 오일은?

① Palmarosa(팔마로사)
② Rosemary(로즈마리)
③ Lemongrass(레몬그라스)
④ Pactchouli(파촐리)

문제 160 유럽에서는 나쁜 기운이 들어오지 않도록 베란다에 자주 심는 허브로 모기가 싫어하는 향을 지닌 이 허브의 이름은?

① Lavender(라벤더)
② Bergamot(버가못)
③ Patchouli(파촐리)
④ Geranium(제라늄)

문제 161 유럽에서는 '생명의 나무'로 알려져 있으며 독소배출효과가 탁월한 에센셜 오일은?

① Juniperus communis
② Cupressus sempervirens
③ Rosmarinus officinalis
④ Melaleuca alternifolia

문제 162 탈모에 효과가 있어서 헤어토닉으로도 좋으며 지성피부나 노화피부에 좋은 플로럴 워터는?

① 라벤더 워터
② 로즈 워터
③ 오렌지블로섬워터
④ 로즈마리 워터

문제 163 Lavandula angustifolia의 추출부위는?

① 열매
② 꽃부분
③ 줄기
④ 뿌리

문제 164 허브는 이탤리언 푸드에 많이 사용하며 뇌와 정신을 맑게 해서 정신적인 피로, 두통, 부정적인 생각, 히스테리 등에 효과가 있는 에센셜오일은?

① 페퍼민트
② 일랑일랑
③ 바질
④ 그레이프후룻

문제 165 예전부터 향신료로 많이 사용되어 왔고 몸을 따뜻하게 하며, 소화불량, 복부팽만, 변비, 헛배부름 등에 효과가 있고 근육통증, 타박상에도 좋은 에센셜 오일은?

① 라벤더
② 블랙페퍼
③ 라벤사라
④ 벤조인

문제 166 강력한 살균력과 항진균 작용으로 바이러스 감염과 전염성 질병에 효과가 크며 따뜻한 성질로 초기 감기, 한기, 몸살, 오한 등에 효과적이며 특히, 겨울철에 노인들에게 추천 하면 좋은 에센셜 오일은?

① 시나몬(계피)
② 블랙페퍼
③ 카제풋
④ 캠퍼

문제 167 곤충, 벌레 기피제로 잘 알려져 있으며 특히 모기퇴치에 효과가 큰 에센셜 오일은?

① 캐롯 시드
② 클로브 버드
③ 로즈마리
④ 시트로넬라

문제 168 비터 오렌지의 잎에서 수증기 증류법으로 추출하며, 피지 분비의 조절, 여드름 피부, 노화 피부, 지성피부에 효과가 있는 에센셜 오일은?
① 네롤리
② 탄제린
③ 페티트그레인
④ 멜리사

문제 169 우리에게는 '고수'로 알려져 있으며 피를 맑게 하는 대표적인 식물로 소화 활력에 도움을 주어 소화 흡수를 돕고 위경련, 헛배부름과 복부 가스, 메스꺼움, 구토에 효과가 뛰어난 에센셜 오일은?
① 자소
② 코리안더
③ 배초향
④ 펜넬

문제 170 마다가스카르가 원산지이고 강력한 항바이러스 작용으로 바이러스 감염과 감기, 천식, 기관지염에 효과가 크며 한기, 몸살, 오한, 기관지염, 비염, 부비강염에 효과적인 에센셜 오일은?
① 카제풋
② 유칼립투스
③ 라벤사라
④ 시나몬(계피)

문제 171 감기, 비염 등 호흡기 질환에 도움이 되지 않는 에센셜 오일은?
① 유칼립투스
② 넛맥
③ 카제풋
④ 라벤사라

문제 172 성경에 나오는 '우슬초'로 인후염, 감기, 기침, 만성 기관지염, 인플루엔자, 거담작용, 그리고 폐 질환에 효과적인 에센셜 오일은?
① 히솝
② 팔마로사
③ 로즈마리
④ 회향

문제 173 필리핀, 마다가스카르가 원산지로 '꽃 중의 꽃'으로 알려져 있으며, 서민을 위한 자스민으로 최음효과가 있고 진정작용, 항우울, 가슴 두근거림 등에 사용하는 에센셜 오일은?
① 베티버
② 바질
③ 벤조인
④ 일랑일랑

문제 174 동물을 대상으로 한 아로마테라피에서 맞는 말은?
① 동물도 인간과 마찬가지로 후각이 상실되면 면역력이 떨어진다.
② 동물에게 아로마테라피를 사용하는 나라는 없다.
③ 아로마테라피는 반려동물에게 아무런 도움이 되지 않는다.
④ 고양이에게 좋은 에센셜 오일은 티트리이다.

문제 175 다음 중 아로마테라피를 사용해도 되는 동물은?
① 새
② 물고기
③ 파충류
④ 개

문제 176 고양이를 위한 스트레스 완화 스프레이에 들어가지 않는 재료는?
① 정제수
② 레몬
③ 캐모마일 워터
④ 네롤리 워터

문제 177 개를 위한 아로마테라피의 적용증이 아닌 것은?
① 비만치료
② 분리불안증 해소
③ 피부병의 보완치료
④ 근육통 완화

문제 178 개를 위한 아로마테라피 적용방법이 아닌 것은?

① 발향기를 사용해 향을 퍼뜨린다.
② 마사지오일을 만들어 피부에 마사지한다.
③ 냄새제거를 위해 에센셜 오일 원액을 바닥에 충분히 발라 놓는다.
④ 연고나 크림을 만들어 발라준다.

문제 179 고양이를 위한 아로마테라피 적용증이 아닌 것은?

① 스트레스 완화
② 근육통
③ 피부병의 보완치료
④ 곤충퇴치, 벼룩, 진드기 방지

문제 180 고양이를 위한 아로마테라피 적용방법이 아닌 것은?

① 목욕 할 때 마지막 헹굼물에 플로럴 워터를 섞어서 사용한다.
② 플로러워터를 희석해서 피부에 발라준다.
③ 스트레스 완화용 플로럴 워터를 공기 중에 뿌려준다.
④ 에센셜 오일 원액을 피부에 마사지한다.

문제 181 맞으면 O, 틀리면 X로 답하시오.

아로마 에센셜 오일을 인체에 적용할 수 있는 가장 효과적인 방법이 바로 마사지이다.

① O
② X

문제 182 맞으면 O, 틀리면 X로 답하시오.

아로마 에센셜 오일을 사용해 마사지를 실행하면 아로마테라피와 마사지라는 두가지형태의 치료법이 합쳐져 더욱 더 강력한 링겔만효과를 볼 수 있다.

① O
② X

문제 183 맞으면 O, 틀리면 X로 답하시오.

아로마 마사지는 신체적인 효과만을 위해 마사지를 했는데도 불구하고 정신적인 문제도 동시에 효과를 보는 Mirror effect를 경험할 수 있다.

① O
② X

문제 184 맞으면 O, 틀리면 X로 답하시오.

정맥류가 있는 직접적인 부위에 마사지를 실시하면 효과가 있다.

① O
② X

문제 185 맞으면 O, 틀리면 X로 답하시오.

골절이나 넓은 피부상처에는 상처치료와 회복을 위해 아로마 에센셜 오일을 블랜딩하여 부드러운 강찰법을 적용하여 마사지하면 효과적이다.

① O
② X

문제 186 맞으면 O, 틀리면 X로 답하시오.

마사지를 실행할 때 마사지사의 자세 중 체중을 실어야 할 경우에는 반드시 직립을 유지한다.

① O
② X

문제 187 맞으면 O, 틀리면 X로 답하시오.

마사지를 실행할 때 마사지사의 양다리는 항상 어깨 넓이만큼 벌려 무게중심을 높여야 한다.

① O
② X

문제 188 맞으면 O, 틀리면 X로 답하시오.

> 마사지 실행 시 느린 동작은 고객을 이완시키고 활기찬 동작은 활성화 시킨다.

① O
② X

문제 189 맞으면 O, 틀리면 X로 답하시오.

> 마사지사는 손톱은 짧게 하고 끝을 일자로 하여 고객의 피부에 흠이 나지 않도록 한다.

① O
② X

문제 190 맞으면 O, 틀리면 X로 답하시오.

> 마사지오일을 한 번에 너무 많은 양을 혼합하는 것은 좋지 않으며 보통 15~20ml 이면 등 마사지에 충분하고 25~30ml 정도면 전신 마사지에 충분하다.

① O
② X

문제 191 피부미용에 영향을 미치는 에센셜 오일의 효과가 아닌 것은?

① 노화과정의 지연
② 항 박테리아 작용
③ 항 출혈작용
④ 노화세포의 성장촉진

문제 192 에센셜 오일이 피부를 통해 혈류로 흡수되는데 소요 되는 시간은?

① 10분
② 1시간
③ 2시간
④ 6시간

문제 193 화학자 출신으로 프랑스에서 아로마테라피를 공부하는 등 피부재생 및 노화방지에 관심이 많아 영국에 아로마 에센셜 오일을 도입한 현대 아로마 마사지의 창시자는 누구인가?

① 마가렛모리(MagaretMaury)
② 아비세나(Avicenna)
③ 히포크라테스(Hippocrates)
④ 아스크레피아데스(Askrepiades)

문제 194 신체적인 몸과 함께 미세에너지 몸체를 가지고 있다는 믿음에서 시작된 것으로 영적상태와 밀접하게 연결되어있는 마사지는?

① 스웨디쉬 마사지
② Auric(or Etheric) 마사지
③ 직감적 마사지
④ 지압(또는 에큐프레서)

문제 195 길고 천천히 부드럽게 움직이는 기법으로 등과 몸 마사지 시작에 적용하는 기법은?

① Effleurage(경찰법)
② Petrissage(유날법)
③ Friction(지압법)
④ Vibration(진동법)

문제 196 아로마 마사지의 주의사항으로 틀린 것은?

① 아로마 마사지 후에는 에센셜 오일이 완전히 피부에 흡수되도록 하기 위해서 오일은 씻어서는 안된다.
② 트리트먼트 후 6~8시간 전에는 샤워나 목욕을 하지 않는다.
③ 심한염증상태, 정맥류, 혈전증, 정맥염, 심한부상, 중증질환, 암, 심한천식, 고혈압, 간질 등은 주의해야한다.
④ 아주 강하고 역동적인 테크닉이 필요하다.

문제 197 마사지를 실행할 때 치료사의 자세로 옳지 않은 것은?

① 자세는 체중을 실을 때를 제외하고는 항상 직립으로 유지한다.
② 무릎을 구부리고 허리는 편다.
③ 불필요하게 고객과의 접촉을 끊지 않고 자연스럽게 연결되게 한다.
④ 시술시 전신을 움직이는 것이 아니라 단순히 팔과 손을 움직이며 동작을 수행한다.

문제 198 아로마 마사지를 위한 준비사항으로 옳지 않은 것은?

① 마사지 시 첫 번째로 고려해야할 것이 온도이다.
② 벽지나 커튼은 단순한 것이 좋다.
③ 가능하면 직접조명을 설치하는 것이 좋다.
④ 마사지에 음악을 사용하는 것은 순전히 개인 취향에 의한다.

문제 199 다음 중 유날법(Petrissage)의 테크닉이 아닌 것은?

① kneading
② Wringing
③ Moulding
④ Friction

문제 200 스웨디쉬 마사지 중 아래에 해당하는 테크닉은?

> 좀더 강한 자극적으로 근막과 근육아래에 놓인 피부를 들어 올리거나 엄지와 다른 손가락을 같이 사용하는 주무르는 듯 한 동작으로 정맥과 림프의 흐름을 촉진하고 근막에 붙어있는 노폐물들을 제거하는 역할을 한다.

① 경찰법
② 강찰법
③ 마찰법
④ 진동법

정답

1. ③	15. ②	29. ①	43. ③	57. ③	71. ①	85. ②	99. ①	113. ①	127. ③	141. ③	155. ③	169. ②	183. ①	197. ④
2. ③	16. ①	30. ④	44. ②	58. ②	72. ④	86. ①	100. ①	114. ①	128. ③	142. ④	156. ③	170. ③	184. ②	198. ③
3. ②	17. ②	31. ③	45. ③	59. ①	73. ④	87. ③	101. ④	115. ②	129. ③	143. ③	157. ③	171. ②	185. ②	199. ④
4. ④	18. ④	32. ①	46. ④	60. ②	74. ①	88. ④	102. ②	116. ③	130. ④	144. ④	158. ③	172. ①	186. ②	200. ②
5. ②	19. ④	33. ④	47. ①	61. ②	75. ③	89. ①	103. ③	117. ③	131. ①	145. ③	159. ④	173. ④	187. ②	
6. ②	20. ③	34. ④	48. ④	62. ④	76. ④	90. ③	104. ③	118. ③	132. ④	146. ①	160. ④	174. ①	188. ①	
7. ②	21. ④	35. ③	49. ②	63. ④	77. ④	91. ②	105. ②	119. ④	133. ②	147. ②	161. ①	175. ④	189. ②	
8. ③	22. ④	36. ②	50. ④	64. ②	78. ①	92. ①	106. ②	120. ④	134. ③	148. ②	162. ④	176. ②	190. ①	
9. ④	23. ④	37. ③	51. ④	65. ③	79. ④	93. ①	107. ④	121. ④	135. ④	149. ③	163. ②	177. ①	191. ④	
10. ④	24. ③	38. ③	52. ③	66. ①	80. ③	94. ①	108. ②	122. ④	136. ③	150. ④	164. ③	178. ③	192. ②	
11. ③	25. ④	39. ④	53. ②	67. ④	81. ③	95. ②	109. ④	123. ③	137. ④	151. ④	165. ②	179. ②	193. ①	
12. ④	26. ①	40. ③	54. ④	68. ③	82. ①	96. ②	110. ①	124. ③	138. ②	152. ④	166. ①	180. ④	194. ②	
13. ④	27. ②	41. ③	55. ③	69. ②	83. ②	97. ②	111. ③	125. ②	139. ②	153. ④	167. ④	181. ①	195. ①	
14. ①	28. ①	42. ④	56. ①	70. ①	84. ④	98. ①	112. ②	126. ④	140. ③	154. ③	168. ③	182. ②	196. ④	

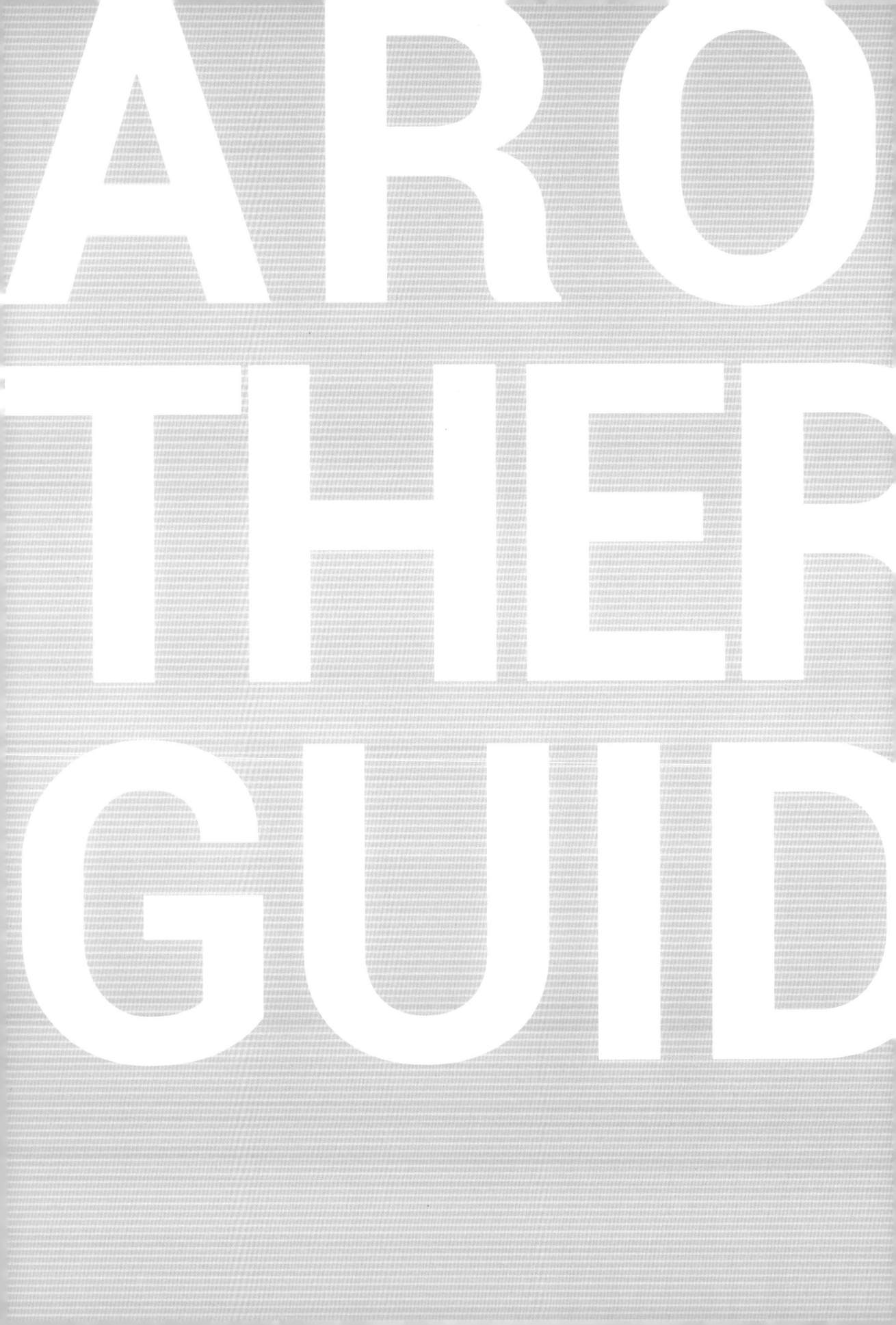

Lesson 12
부록

부록 1 아로마테라피 용어

abortifacient	유산제	aphrodisiac	성욕을 일으키는, 최음제
alterative	체질개선제, 혈액정화제	astringent	수렴제
analgesic	무통성, 진통성의, 진통제, 마취약	bactericide	살균제
		balsamic	방향성, 진통의, 진통제
anaphrodisiac	성욕을 억제하는, 성욕 억제제	cardiac	심장의, 강심제
anthelmintic	구충의, 구충제, 회충약	calmative	진정제
antisudorific	발한억제, 발한억제제	calminative	구풍제, 장의 가스배출
anti-allergenic	항알레르기제	cephalic	두부의 뇌자극제
anti-arthritic	관절염 치료	cholagogue	십이지장 담즙분비제, 상처를 아물게 하는
anticatarrhal	카타르치료제		
anticonvulsant	경련을 방지하는, 경련방지제, 진경제	choleretic	최담약
		cicatrisant	울혈제거제, 반흔형성
anticonvulsive	항경련제	convulsant	경련유도제
anti-emetic	구통억제, 제토제, 구토방지제	cordial	고무 및 촉진제, 강심제
anti-inflammatory	항염제	cytophylactic	세포성장촉진
antidepressant	항우울제	decongestant	충혈완화제, 소염제
antimicrobial	항균성의, 항균제	demulcent	점막 자극 완화제, 진통제
antiphlogistic	소염제	deodorant	방취의, 방취제, 탈취제
antipruritic	항소양증	depurative	정화하는, 정화제
antirheumatic	항류머티즘	diaphoretic	발한성의, 발한제
antiseborrheic	항지루성	disinfectant	살균성의, 살균제
antiseptic	방부제, 살균제, 소독제	diuretic	이뇨제
antispasmodic	경련을 멈추게 하는, 진경제	emetic	토하게 하는, 구토제
antitussive	진해제	emmenagogue	월경촉진제, 통경제

emollient	(피부)유연제, 완화제	rubefacient	피부를 발적시키는, 발적제
expectorant	거담제	sedative	진정시키는, 진정제
febrifuge	해열제	soporific	최면제
fungicide	살균제, 곰팡이 제거제	spasmolytic	진경제
galactagogue	젖분비를 촉진하는, 최유제	splenetic	비장의, 비장강화제, 비장병 환자
germicidal	살균제	stimulant	흥분제
haemostatic	지혈의, 지혈제	stomachic	위의, 위에 좋은, 건위제
hepatic	간장의, 간장제	styptic	수렴제, 지혈제
hypoglycemia	저혈당	sudorific	땀나게 하는, 발한제
hypertensive	고혈압, 고혈압 환자, 혈압상승제	tonic	강장제
hypoglycaemiant	저혈당제	uterine	자궁의, 자궁강장제
hypnotic	최면제	vasoconstrictor	혈관을 수축시키는, 혈관 수축제
hypotensive	저혈압, 저혈압 환자, 혈압 강하제	vasodilator	혈관을 확장시키는, 혈관 확장제
insecticide	살충제	vermifuge	구충제
laxative	설사하게 하는, 완화제, 하제	vulnerary	상처를 낫게 하는, 상처약, 외상치료제
mucolytic	점액용해제		
nervine	신경의, 신경제 진정과 토닉		
oestrogenic	에스트로제닉		
parturient	해산의, 해산에 관한, 분만촉진제		
prophylactic	예방법, 예방약, 질병 예방의		
refrigerant	해열제		
relaxant	이완제		

부록 2 AROMATHERAPY CONSULTING CHART

상담일시			상담장소	
상담자			소요시간	

고객카드					
성명		성별	남 · 여	생년월일	
신장		혈액형		몸무게	
직업		결혼유무	유 · 무	자녀수	
주소				연락처	

생활습관

식습관 :

운동 :

흡연 :

음주 :

수면 :

기타 :

현재 받고 있는 치료 :

현재 복용중인 약 :

약물 부작용 :

신상기록			
수술(상세히)			
피부상태		혈압	
알레르기		당뇨/간질	
두통/편두통		근육/관절통증	
소화기이상		심장질환	
순환기/정맥류/체액정체			
긴장목/어깨통증/걱정			
생리/생리통/임신			
기침/감기			
불면증			
기타질병			

아로마 관리를 받아본 적이 있습니까? 부작용이 있습니까?

아로마 상담과 관리를 통해 가장 해결하고 싶은 점은 무엇입니까?

부록 3 상담 후 기록

날짜	구분	세부내용		고객만족도
	블랜딩	캐리어 오일		상·중·하
		에센셜 오일		
		희석비율		
	사용법			
	관리 목적 및 방법			
	가정에서의 관리			
	치료효과			
	관리자소견 및 조언			
	블랜딩	캐리어 오일		상·중·하
		에센셜 오일		
		희석비율		
	사용법			
	관리 목적 및 방법			
	가정에서의 관리			
	치료효과			
	관리자소견 및 조언			

AROMATHERAPY GUIDE

부록 4 참고문헌

박권우. 『허브및 아로마테라피』 서울: 도서출판 새물결, 1998.
와다 후미오. 『아로마테라피 교과서』 서울: 이아소, 2013. 임정희 옮김
윤정식, 김수경. 『생활의향기 Herb』 서울: 꿈과희망, 2013.
최미경. 『아로마테라피 가이드』 대전: 제이앤씨벤자롱, 2015.
최미경. 『향기로 말하는 여자』 서울: 도서출판 빅애플, 2015.

Andrew Stanway. NATURAL FAMILY DOCTOR. 박지명 옮김.『자연요법백과』서울:하남출판사, 1994.
Patricia Davis. 『Aromatherapy an A-Z』St Edmundsbury Press, 2002
Robert B. Tisserand. The Art of Aromatherapy. 손숙영 옮김. 『The Art of Aromatherapy』 서울: 글이랑, 1997.
Rosemary Caddy. 『Essential Oils in color』 Amberwood Publishing Ltd, 2013
Rosemary Caddy. 『the essential blending guide』 Amberwood Publishing Ltd, 2007
Salvatore Battaglia. The Complete Guide to Aromatherapy. 권소영외 4명 옮김. 『살바토레의 아로마테라피 완벽 가이드』 서울: 현문사, 2008.
Suzanne Catty. 『Hydrosols』 Healing Arts Press, 2001.

강태경. "아로마테라피와 스트레스 관리에 관한 연구." 석사학위논문: 남부대학교 산업정보대학원, 2006.
권미화. "스트레스에 따른 중학생들의 뇌파변화와 아로마테라피." 석사학위논문: 경북대학교 교육대학원, 2010.
김상민. "국내 허브 유전자원 및 허브농원 현황분석." 석사학위논문: 고려대학교 생명환경과학대학원, 2007.
김영수. "사상체질별 아로마테라피 오일의 적용방법에 관한 연구." 석사학위논문: 상명대학교 정치경영대학원, 2005.
김용남. "후각을 통한 아로마 에센스 오일이 항스트레스에 미치는 효과에 대한 연구." 석사학위논문: 경기대학교 대체의학대학원, 2011.
김장순. "아로마테라피가 스트레스 관련 호르몬에 미치는 영향." 박사학위논문: 계명대학교 대학원, 2007
박수미. "아로마 오일을 이용한 얼굴관리가 심리적 안정감에 미치는 영향." 석사학위논문: 건국대학교 산업대학원, 2009.
복영옥. "아로마테라피에 쓰이는 에센셜 오일이 스트레스성 아토피 피부염에 미치는 영향에 대한 조사 연구." 석사학위논문: 중앙대학교 의약식품대학원, 2010.
신수자. "아로마테라피가 갱년기여성의 폐경증상 및 우울에 미치는 효과." 석사학위논문: 을지의과대학교 대학원, 2006.
윤정식. "아로마테라피를 활용한 체질별 자연치유 증진에 관한 연구." 석사학위논문: 서울장신대학교 자연치유선교대학원, 2015.
조은진. "아로마테라피가 직장여성의 수면, 피로, 우울 및 스트레스에 미치는 효과." 석사학위논문: 동덕여자대학교 비만미용향장대학원, 2013.
차봉규. "Eucalyptus와 Geranium이 마우스면역과 암세포성장에 미치는 효과." 박사학위논문: 고신대학교 대학원, 2004.
최승완. "치매행동심리증상에 대한 아로마요법 효과연구." 석사학위논문: 가톨릭대학교 사회복지대학원, 2006.

GZ hospital moazine Dec. 2010. 70-71
네이버블로그: http://jinappp.blog.me/220359319981
http://cafe.naver.com/bahaah/30

Holistic
AROMATHERAPY

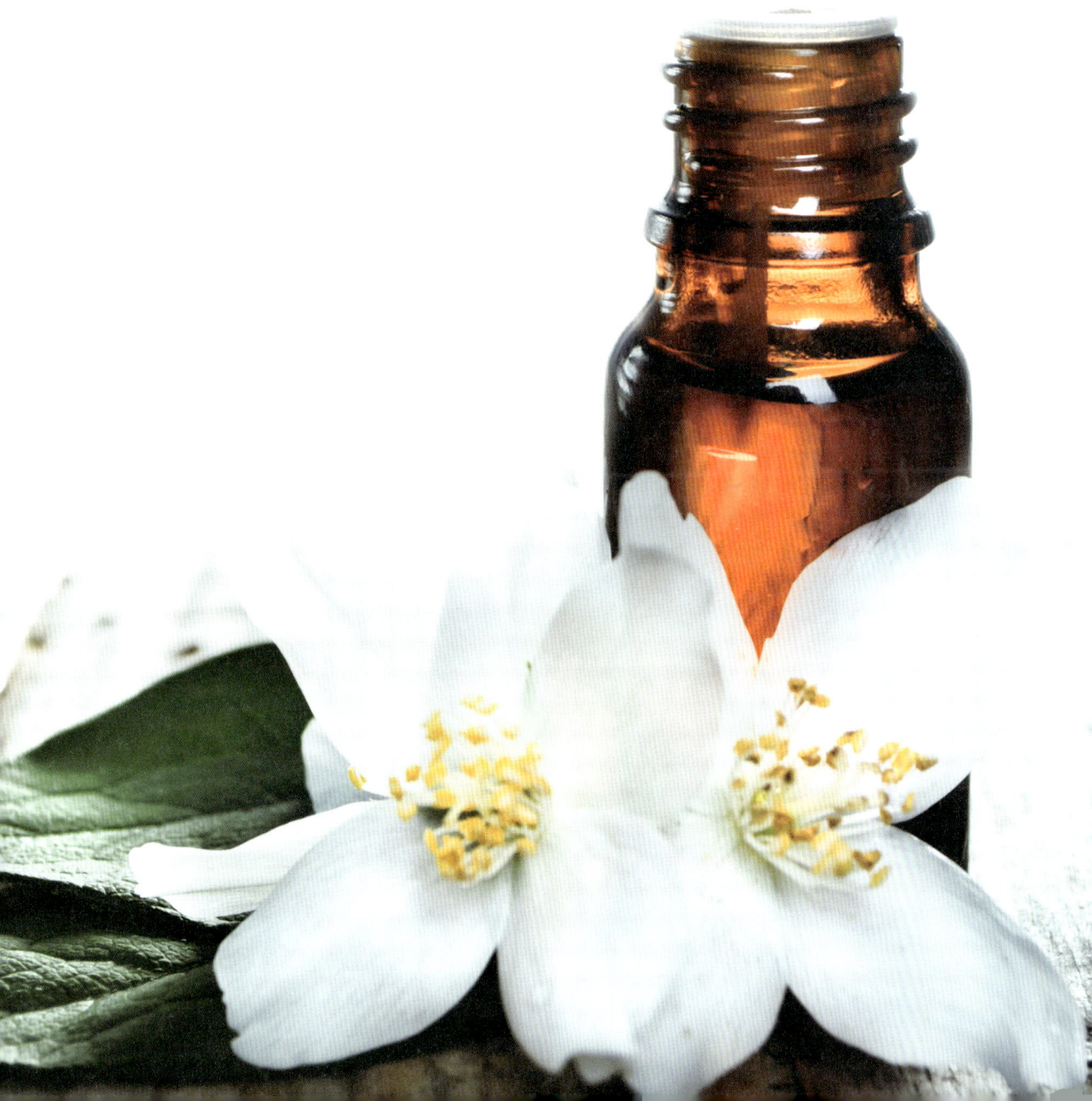

아로마테라피가 당신의 삶을 변화시킵니다